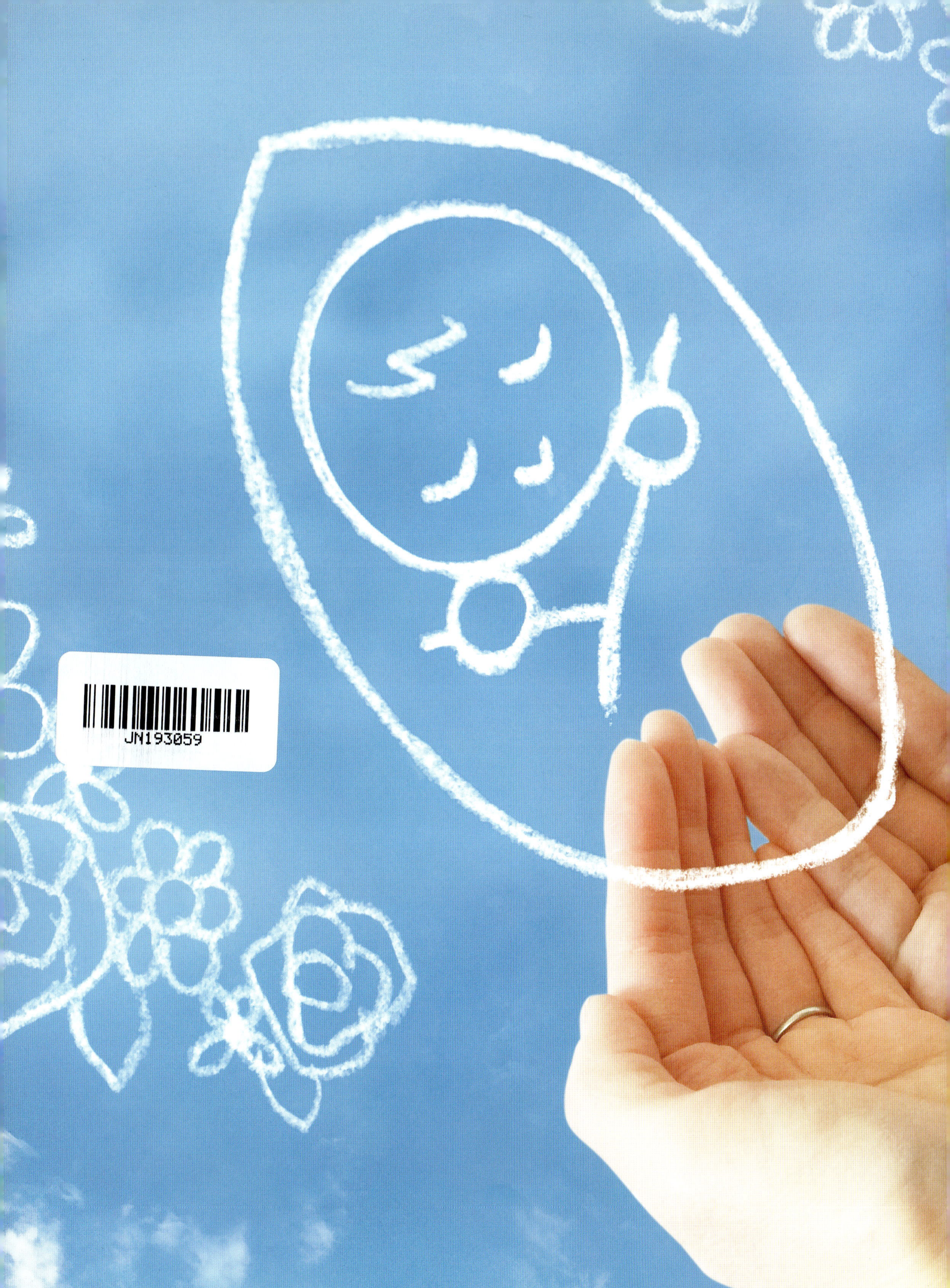

20代・30代・40代の不妊治療

目次

クリニックを訪ねて 006
東京都・新宿区 杉山産婦人科 新宿
杉山 力一 理事長・中川 浩次 院長
よりよい治療環境が実現しました！

特集 010
20代・30代・40代の不妊治療

012 20代の不妊治療
「まずやるべきこと、それは不妊原因が何かをきちんと調べること」

026 30代の不妊治療
「不妊原因が何かをきちんと調べること。そして、30代後半からは卵子の質を理解すること」

038 40代の不妊治療
「卵子の質をしっかりと理解し、不妊原因が何かを調べること」

アンケートの結果 048
アンケートから見えてきたこと
20代・30代・40代の不妊原因

クリニックを訪ねて

050
鹿児島県・鹿児島市 あかつき ART クリニック
桑波田 暁子 院長
20代は、導いて
30代は、励まして
40代は、寄り添って

054
岐阜県・岐阜市 操レディスホスピタル
操 良 理事長
ご夫婦の願いは同じです
個々に適応した治療を施すのに
環境を整え、最善を尽くします

助成金で医療費を取り戻そう！ 070
しっかり知っておこう！
特定治療支援事業のこと

連載 074
深まる秋のレシピ
ママなり応援レシピ

不妊治療を支える 092
子宮内の検査は新時代へ！
3種類の検査を同時解析 アイジェノミクス・ジャパン

新連載 094
ベビ待ちをハッピーに過ごす イマドキ妊活ライフ1
スマホのヘルスケアアプリで
お手軽簡単に健康管理！

発行書籍の紹介 096
i-wish ママになりたいと
ドクターのオリジナル書籍

不妊治療を支援する企業を訪ねて 098
富士ゼロックス 人事部
社会の環境変化に即し、
不妊治療と仕事の両立を
応援する制度を導入

企画・編集／不妊治療情報センターfunin.info（CION corporation） スタッフ／谷高哲也、松島美紀、織原靖子、土屋恵子、飯田早恵、織戸康雄 天野美雪、小林香菜 イラスト／植木美江 ほか

058
東京都・豊島区　松本レディースクリニック
松本 玲央奈　副院長
20代・30代・40代、どの年代でも妊活度に合わせた治療をオーダーメイドで実施します

062
東京都・杉並区　荻窪病院　虹クリニック
吉田 宏之　医師
どうして赤ちゃんができないのかなと、少しでも悩んでいるなら病院へ相談や検査が妊娠への近道になります

066
神奈川県・鎌倉市　矢内原ウィメンズクリニック
黄木 詩麗　院長
患者さんの年代で治療に変化があっても大切にしていることは、みな同じことです

全国で行われている、不妊セミナー・勉強会の紹介
クリニックのセミナーや勉強会に行ってみよう！
夫婦で参加すればさらに理解は深まります …… 78

私たちの不妊治療クリニック
ピックアップ紹介 …… 86

栄養のこと
私のカラダに葉酸が必要なわけ …… 99

i-wish 相談コーナー
全国から届いた 14 件の相談とお返事を紹介 …… 100

全国不妊治療施設リスト …… 113
全国の行政問い合わせ窓口 …… 128

不妊治療情報センターfunin.info オフィシャルサイト

不妊治療に関する情報や全国のクリニック情報が充実しています。あなたのママ&パパになりたいを応援します。

funin.info

治療を考えているご夫婦におススメ！

勉・強・会・情・報

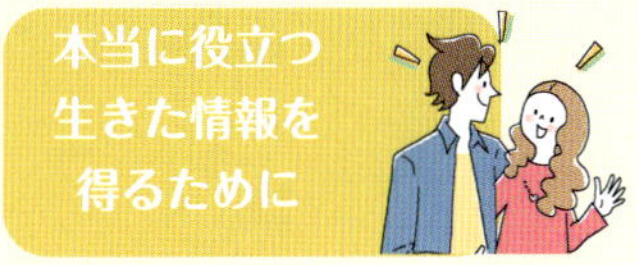

ＩVFセミナー& 説明会 実施施設紹介

生殖医療セミナー
● 恵愛生殖医療医院 …… 78
体外受精説明会
● Natural ART Clinic 日本橋 …… 79
体外受精説明会
● 新橋夢クリニック …… 79
妊活セミナー
● 京野アートクリニック高輪 …… 79
IVF 勉強会
● はなおか IVF クリニック品川 …… 80
体外受精説明会
● はらメディカルクリニック …… 80
不妊治療勉強会
● とくおかレディースクリニック …… 80
体外受精説明会
● 峯レディースクリニック …… 81
体外受精説明会
● 三軒茶屋ウィメンズクリニック …… 81
体外受精講習会
● 杉山産婦人科 新宿 …… 81
不妊治療説明会
● Shinjuku ART Clinic …… 82
体外受精説明会
● 明大前アートクリニック …… 82
IVF 教室（体外受精教室）
● 松本レディースクリニック 不妊センター …… 82
患者様説明会
● みなとみらい夢クリニック …… 83
不妊・不育症学級
● 神奈川レディースクリニック …… 83
不妊学級
● 馬車道レディスクリニック …… 83
不妊治療説明会
● 山下湘南夢クリニック …… 84
体外受精（IVF）無料セミナー
● レディースクリニック北浜 …… 84
体外受精セミナー
● オーク住吉産婦人科 …… 84
体外受精説明会
● 神戸元町夢クリニック …… 85
体外受精セミナー
● Koba レディースクリニック …… 85
ART 説明会
● アイブイエフ詠田クリニック …… 85

Dr. VOICE
i-wish vol.53

よりよい治療環境が実現しました！

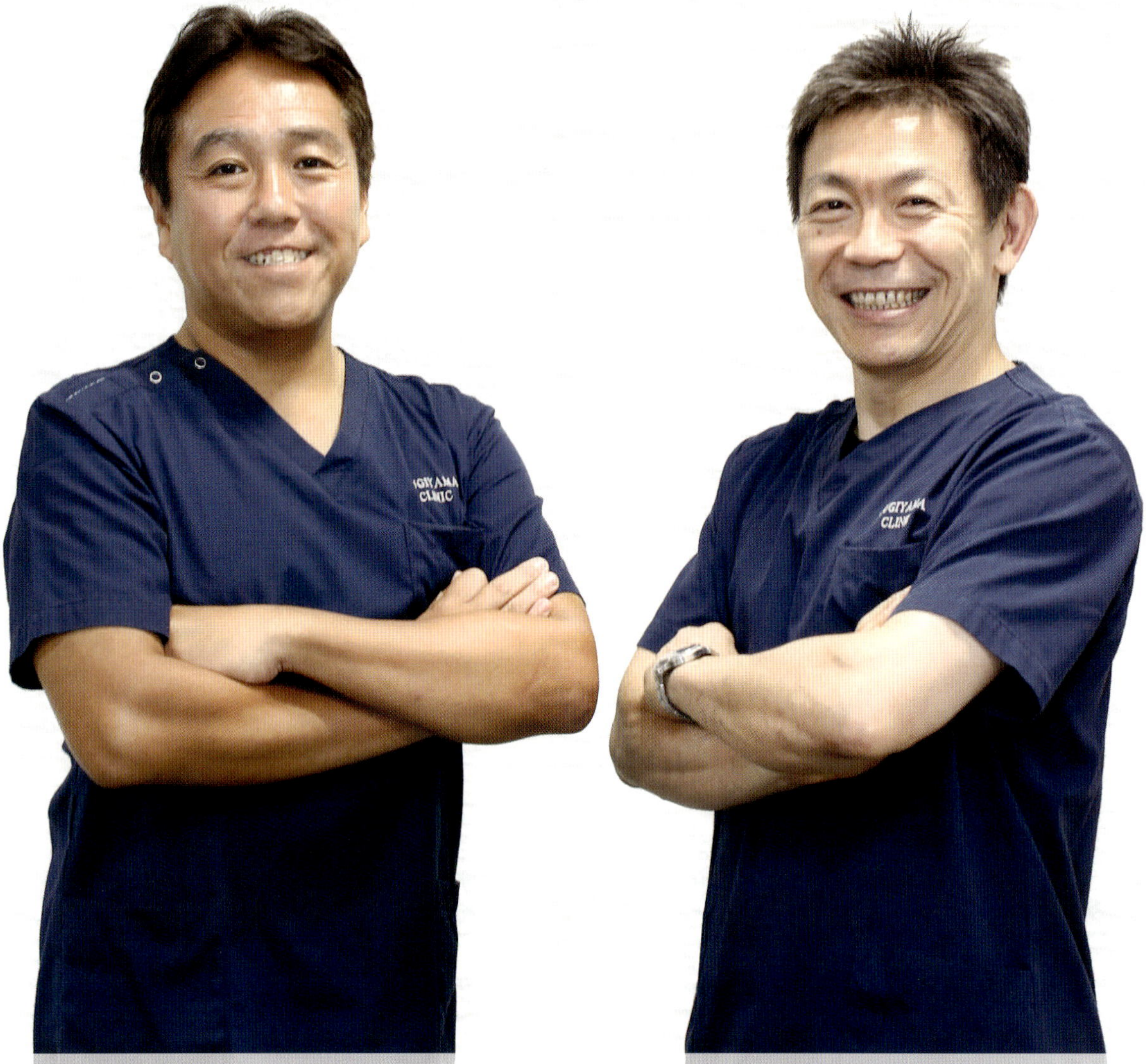

東京都・新宿区

杉山産婦人科 新宿

杉山 力一 理事長　　中川 浩次 院長

CLINIC in Tokyo vol.53

杉山産婦人科スタッフの思い

すべての患者さんを笑顔に、そして不妊治療を思い出に

MAKING EVERY PATIENT SMILE
AND
MAKING INFERTILITY HISTORY

Interview with a doctor

より便利な環境を実現

杉山産婦人科グループに2018年1月、新たに不妊治療を専門に行う杉山産婦人科 新宿がオープンしました。今まで本院となる世田谷に産科とともにあった生殖医療科(不妊治療部門)を新宿駅からすぐ近くの場所へ移転開院したのです。

それは、患者さんにとってよりよく、より便利な環境で治療を受けていただくため、と理事長は話します。

よりよい環境、より便利な環境とは、いったいなんでしょう。

仕事と不妊治療の両立のために

まず、大切に考えたのが「仕事と治療の両立」です。

不妊治療は通院回数が多い上に、長期間に及ぶこともあるため、仕事をやめざるを得ないケースも少なくありません。そこで「仕事を続けながら、無理なく通院できる環境」を考えました。

それにはまず診療時間の改善です。毎朝8時から受付がはじまり、仕事が終わってからも通院しやすいよう、毎週月、水、金曜日には19時まで診療と、18時半まで胚移植を行うこと。そして、土日祝日も診療を行い、夫婦で通いやすい体制を整えるようにしました。

そして、もう1つが立地条件です。新宿駅は、乗り入れ路線も多く、通院されている患者さんたちの多くが利用していました。ですから、新宿駅近くであることも大事な条件でした。

あなたに合った治療を

現在、初診にみえる患者さんの平均年齢は37歳くらいで、通院されている患者さんの平均年齢は40歳近くになります。

年齢が高くなればなるほど妊娠は難しくなり、個々に適した治療をより追求することが必要になってきます。

そのため、杉山産婦人科 新宿では、より個々の状況にあった治療ができるよう、さまざまな専門外来を設けました。

その1つに卵子アンチエイジング外来があります。この専門外来では、血液検査などから個々の栄養状態を調べ、分子栄養学の観点からその人にとっての必要な栄養、足りない栄養の効果的な摂り方と合わせて、サプリメントの案内を栄養療法専門医がしています。個人個人の栄養面や体質面を見直し、卵子の質をあげ、妊娠率のアップを目指すというものです。

また、内視鏡手術では、年齢が若く、ある程度時間的な猶予があり、なおかつ不妊原因がわからないなどの人を主な対象者としています。子宮内膜症などで卵管の通過性に問題がある場合には、腹腔鏡や卵管鏡下卵管形成術（FT）で癒着を剥がして通過性を回復させることで自然妊娠という希望を叶えることもできます。これらの手術は杉山産婦人科 丸の内で、日帰りで行うことができます。今まで腹腔鏡の手術は予約が多く、手術を行うまでに間がありましたが、かなり短縮しました。

また、男性不妊外来もあります。そして、難治性着床不全外来が最大の特徴となります。

診療項目

- 子宮卵管造影検査・子宮鏡検査
- 子宮内膜検査
- 子宮内膜着床能（ERA）検査
- 日帰り内視鏡手術
  - ・腹腔鏡
  - ・子宮鏡　子宮筋腫／ポリープ
  - ・卵管形成術
- 不妊ドック
- 人工授精
- 体外受精・顕微授精
  - 刺激周期／完全自然周期
- 未受精卵凍結保存
- 難治性着床不全専門外来
- 卵子アンチエイジング外来
- 男性不妊症外来
  - 顕微鏡下精巣内精子回収術（MD-TESE）
  - 精索静脈瘤
- 各種書類作成費用

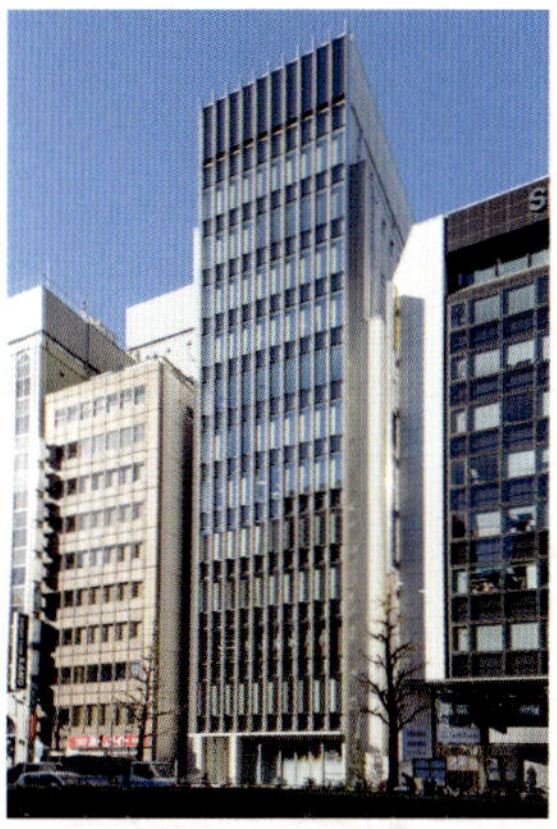

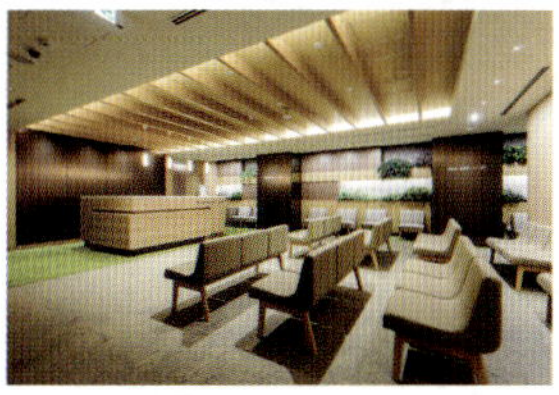

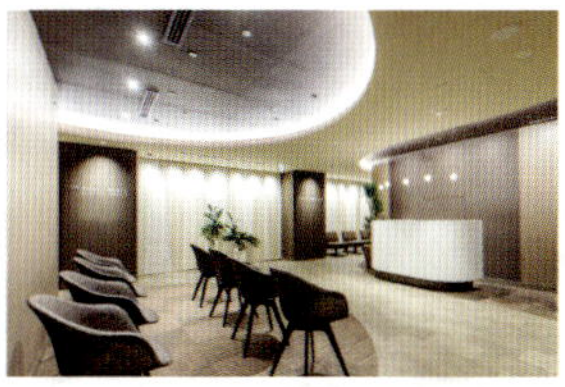

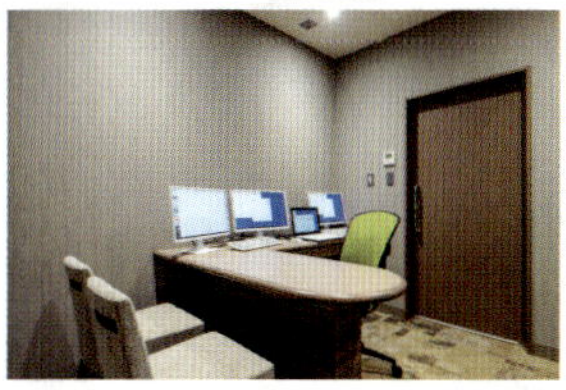

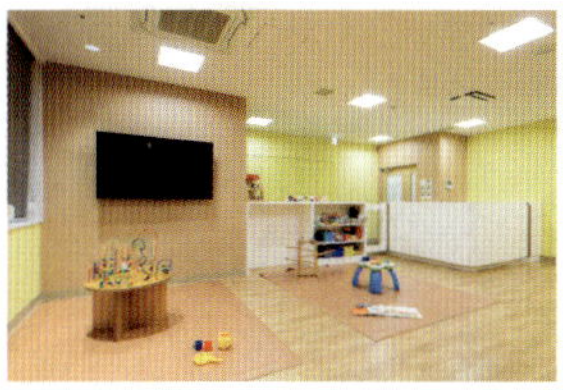

難治性着床不全への新しいアプローチ

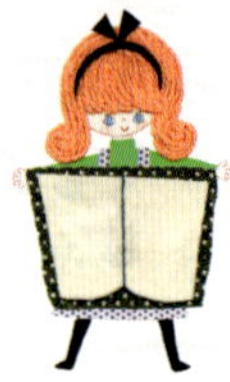

着床不全の原因

1 受精卵側の問題

着床前遺伝子診断
現在は学会の検査許可待ちとなっています

2 子宮内の環境の問題

子宮鏡検査
ポリープ検索以外に子宮内膜炎の診断にも有効です

3 受精卵を受け入れる免疫寛容の異常

免疫検査
胚を受け入れる母体に免疫異常があると着床不全が起こりやすくなります

トピックス

3 免疫検査

難治性不妊・不育症に対するタクロリムスの使用

以前から原因が明らかでない体外受精の反復不成功症例・原因不明の不育の患者さまの中には受精卵・胎児に対する拒絶反応が強く、着床後の免疫学的な受け入れが十分行えない事がその病因の一つと考えられている。そこで、Th1/Th2で異常が認められた場合、この拒絶反応を抑えるために免疫細胞（T細胞）の機能を抑制する薬、「タクロリムス」を用いて、母体の胎児拒絶を抑えることで着床・妊娠の維持が可能と考え、臨床応用で成果を上げています。

難治性着床不全へのアプローチ

体外受精において、40歳未満の方が良好胚（受精卵）を4回以上移植した場合の妊娠率は80%以上といわれていますが、良好胚を4個以上かつ3回以上移植しても妊娠しない場合があり、これを「難治性（反復）着床不全」と呼んでいます。

着床不全の原因には、❶受精卵側の問題、❷子宮内の環境の問題に加え、❸受精卵を受け入れる免疫に関係するものがあります。

❶受精卵側の問題は、胚の遺伝子診断をして、移植胚を選択することで流産予防が可能です。❷子宮内の環境の問題には子宮筋腫やポリープ、子宮奇形などがあり、これに対しては子宮鏡検査で原因を確かめながら、治療して着床環境を整えます。そして❸の受精卵を受け入れる免疫の問題です。免疫とは、自分の体を守るために体内に侵入した異物を排除するシステムです。免疫寛容とは、自己の細胞に対しては免疫反応は起こさないことをいい、これにはT細胞が関係しています。胚は、半分は自己（妻側）ですが、もう半分は非自己（夫側）です。通常であれば、胚は拒絶されず受け入れられて着床していくのですが、難治性着床不全の人の中には、胚を異物として攻撃してしまう免疫反応を起こしている人がいると考えられることから、検査を積極的に行っています。

これは今、私たちの施設でもっともトピックスなことで、この治療の中心となっている中川院長は、診療に加え、講演会にも引っ張りだこです。

免疫検査では、採血でTh1／Th2、ビタミンDの値を調べ、異常が認められた場合には、拒絶反応を抑え、胚が無事に着床して、妊娠が維持できるようにT細胞の機能を抑制する薬を使って治療します。この方法で、これまで何度も胚移植をしたのに妊娠ができず悲しい思いをしてきた多くのご夫婦に赤ちゃんが授かっています。

すべての患者さんを笑顔に、そして不妊治療を思い出に

ある医師から「すべての患者さんを笑顔に、そして不妊治療を思い出に」との言葉を贈っていただき、その言葉を大切にしています。患者さんにとっての笑顔とは何？と思われるかもしれませんね。患者さんを笑顔にするためには、何よりも満足のいく治療、赤ちゃんが授かる治療をすることだと考えています。そして赤ちゃんが授かれば、患者さんご夫婦は笑顔になり、やがて不妊治療は思い出になっていくでしょう。

私たちは、そこに向って今後も努力を積み重ねていくことが、赤ちゃんを願うご夫婦のための診療につながっていくと考えています。

ですから、杉山産婦人科 新宿では、新宿という立地条件を活かし、婦人科、泌尿器科、麻酔科、栄養療法、そして腹腔鏡手術などに腕の立つ医師を多く集め、胚培養士、看護師、受付それぞれが患者さんの笑顔のために努めています。

もっと笑顔を

最近、「アプリ不妊」もいると感じています。スマートフォンにある妊活アプリは、その人個人の排卵日を正確に教えてく

アプリの開発

eggs LAB

専門医師が妊活に向け月経・排卵管理を教えてくれるアプリです。社会で活躍する多忙な女性の排卵・卵子保有数をアプリがマネジメントするというもので、このアプリを使えば、もっとも効果的な妊活タイミングがわかりますから、とても便利です。

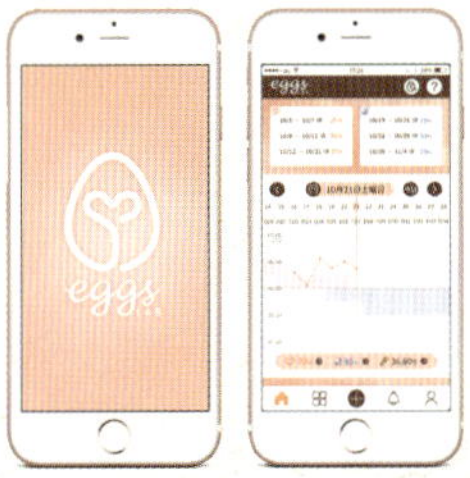

あなただけの予測

問診であなたのことを知り、あなたの毎日に合わせた情報をお届けします！

同世代の平均値ではなく、はじめにあなたの状況を問診でお聞きするため、毎日のあなたの生活の中で、あなたの体に合わせたあなただけの情報を、あなたのことを理解したうえで提供します。

詳しくは、以下をご覧ください。

https://www.eggslab.jp/

App Store からダウンロード　Google Play で手に入れよう

院内の様子

培養室

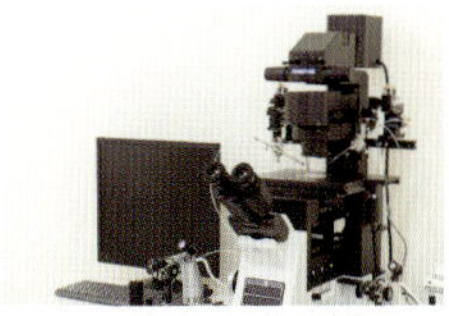
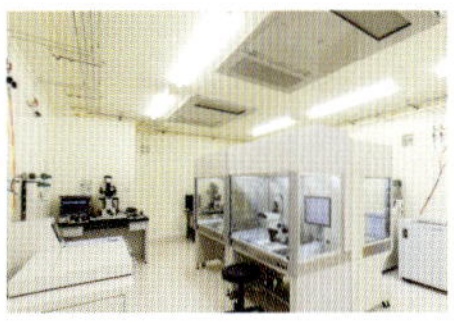
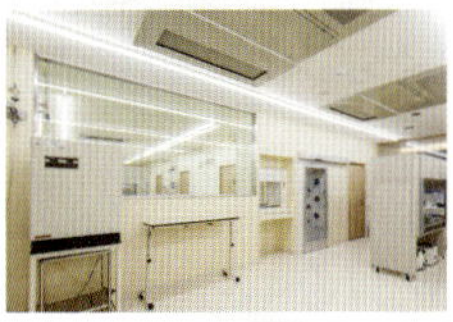
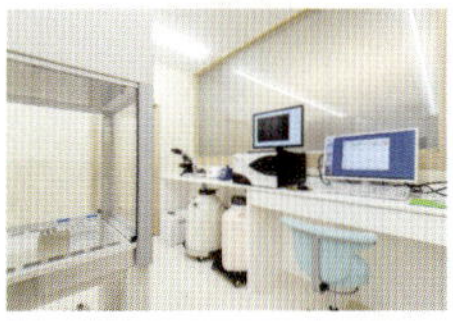

内診台と安静室とアロマ

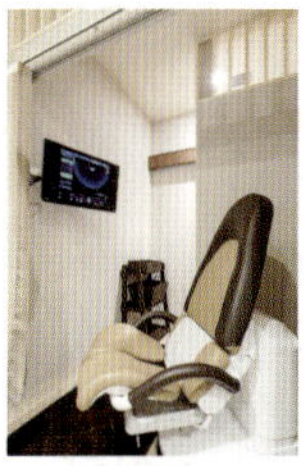
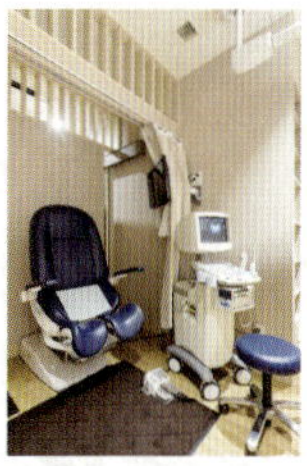
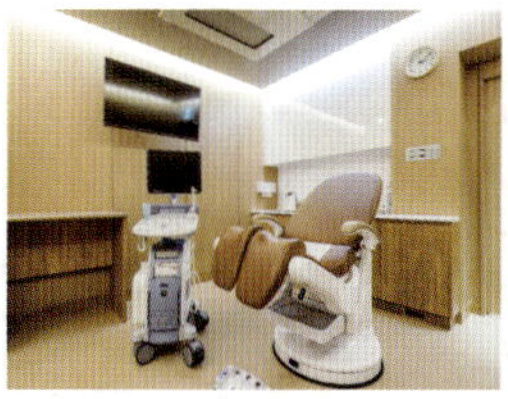
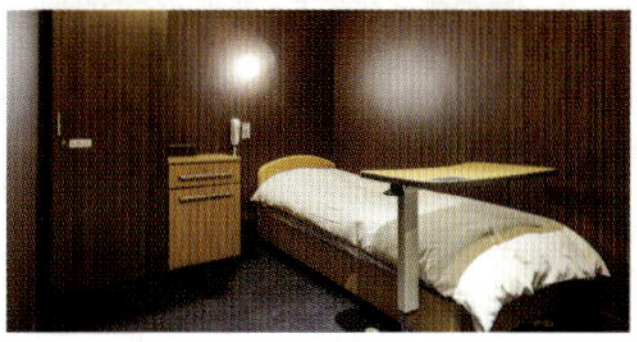
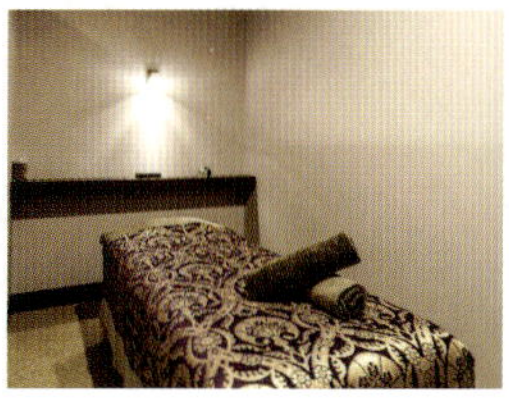

れるものではありません。さまざまな統計から排卵日を示しているだけで、「あなたの排卵日」ではないことも少なくありません。そのアプリを信頼して、これまで性生活を送ってきた人を診察すると、排卵日がアプリで示している日とズレていることがよくあります。
　そこで、「あなたの排卵日」をより正確に出せるようなアプリを開発しました。
　より適切な時期に妊娠、出産していただくためにぜひご活用下さい。そしてもしも、夫婦でタイミングを合わせて性生活を持っても妊娠が叶わなければ、早めに専門の病院へ相談をして下さい。赤ちゃんを望む全てのご夫婦が笑顔になることを願っています。

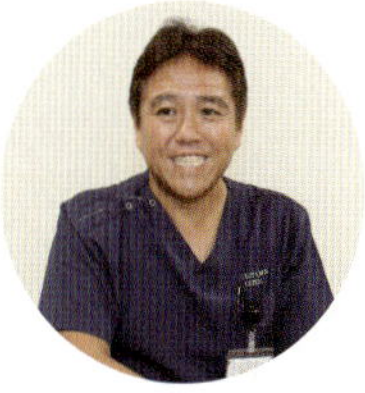

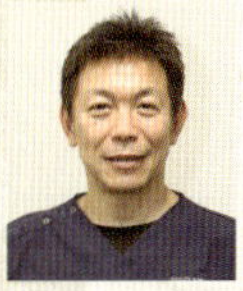

Dr.Nakagawa Koji Plofile

杉山産婦人科 新宿
中川 浩次 院長

1990年、自治医科大学を卒業。徳島大学医学部産婦人科で体外受精の臨床・研究を重ね、愛媛県立中央病院、国立成育医療センターを経て、2008年より杉山産婦人科生殖医療科に勤務。
体外受精反復不成功例や習慣流産・不育症例に対して、独自のアイディアで対策を講じ、数多くの成果を公表している。2018年1月より現職となる。
［所属学会］ ● 日本受精着床学会理事
［専 門 医］ ● 日本産科婦人科学会認定医　● 生殖医療専門医
● 産婦人科内視鏡技術認定医

information

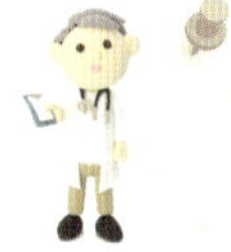

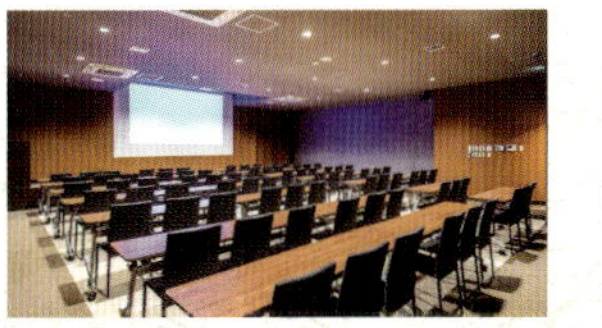

「体外受精講習会」を毎月行っています。
内容は、体外受精、内視鏡手術の必要性、概略等で、教科書的に解りやすい講習会として、土日に開催しています。

杉山産婦人科 新宿

SUGIYAMA CLINIC

●杉山産婦人科新宿では、働く女性にも通院しやすいよう診療時間および胚移植時間を延長し、仕事を休まずに体外受精をお受けいただける体制で診療をしています。

電話番号. 03-5381-3000

診療科目／生殖医療科

診療時間／	月	火	水	木	金	土	日・祝日
午前　8:30～12:00	●	●	●	●	●	●	●
午後❶14:00～16:00	－	●	－	●	－	●	－
午後❷15:00～19:00	●	－	●	－	●	－	－

変更情報等、HPでの確認をお願いします。
https://www.sugiyama.or.jp/shinjuku/index

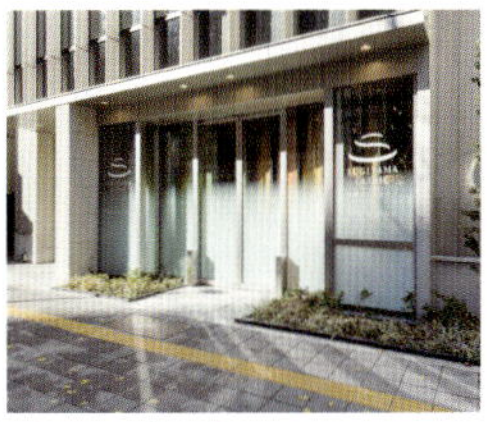
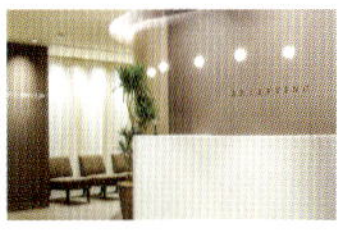
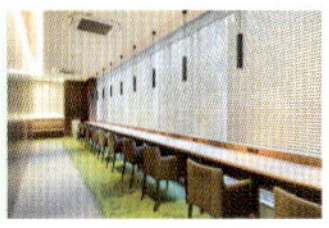

●〒160-0023 東京都新宿区西新宿1-19-6
山手新宿ビル

京王新線・都営新宿線・都営大江戸線
新宿駅地上出口7より徒歩約３分

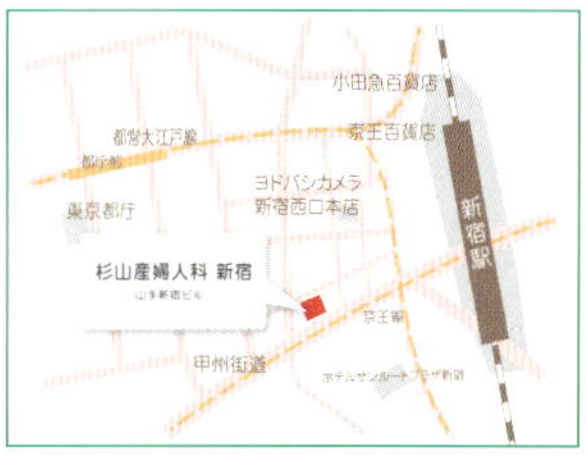

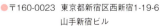

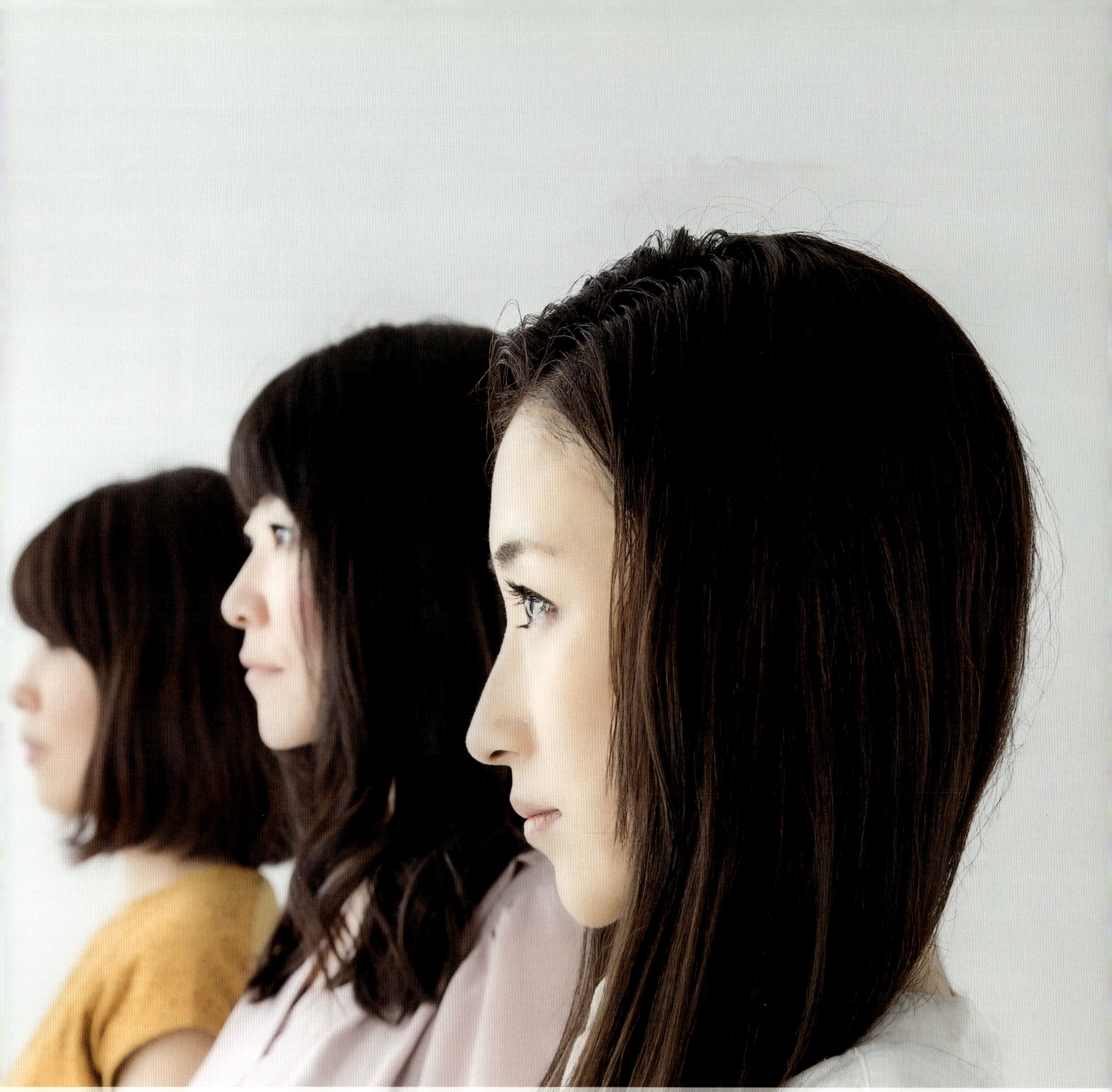

20代のA子さんは、周りの友人夫婦が出産ラッシュで焦りだしました。けれど、まだ20代なので不妊治療はゆっくり進めていってもいいのかな？と思っています。

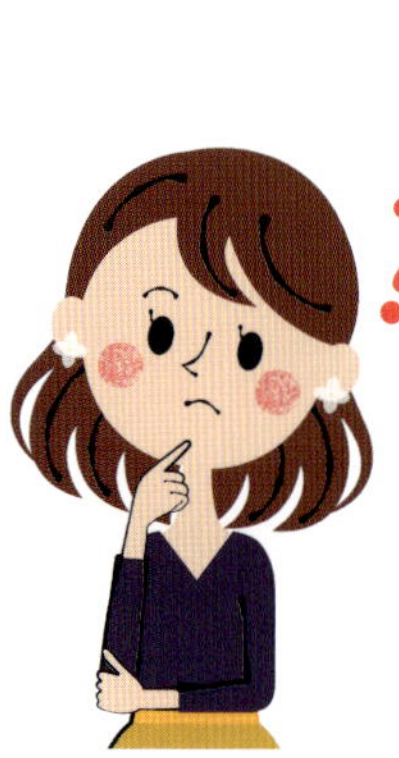

30代のB子さんの友人夫婦には、2人目の子どもを授かりました！という話が多くなってきました。
私たちには、まだ1人も子どもが授からない…。不妊治療は、どう進めたらいいの？と考えています。

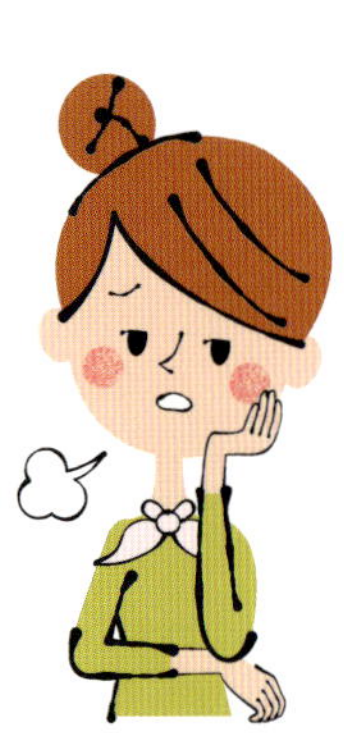

特集 20代・30代・40代の不妊治療

不妊治療は年代に関わらず、それぞれの夫婦に適応する方法で進められます。
けれど、それぞれの年代に合った不妊治療の進め方、受け方、考え方があります。
そこで今号では、20代、30代、40代と年代別の不妊治療の進め方をお話します。

20代の不妊治療「まずやるべきこと、それは不妊原因が何かをきちんと調べること」

30代の不妊治療「不妊原因が何かをきちんと調べること。そして、30代後半からは卵子の質を理解すること」

40代の不妊治療「卵子の質をしっかりと理解し、不妊原因が何かを調べること」

40代のC子さんは、結婚が30代後半だったので結婚と同時に不妊治療を始めました。もう時間的に猶予がないかもしれない！と焦ります。でも、自然に授かりたいという願いもあり、どう進めたらいいの？と悩んでいます。

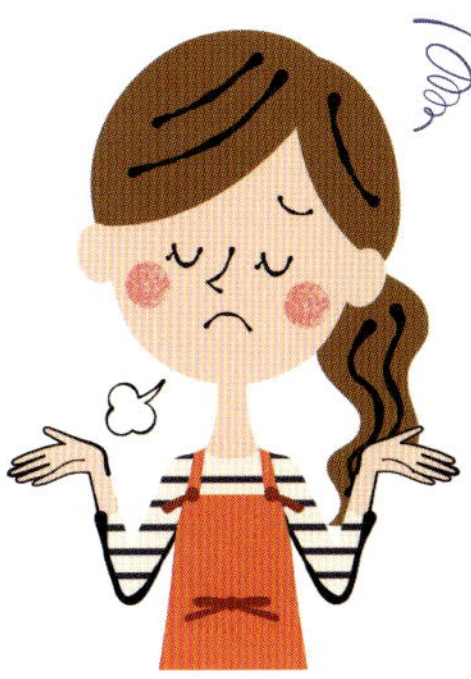

20代

「まずやるべきこと、それは不妊原因が何かをきちんと調べること」

妻が20代である夫婦は、妊娠を妨げる原因や要因をしっかり調べることが重要です。

女性だけ検査をするのではなく、男性の検査ももちろん必要です。むしろ、男性の検査を先にしたほうがいいかもしれません。

というのも、男性の精液検査の結果で、不妊治療の方向性が決まることがあるからです。女性の検査でも、妊娠を妨げる原因や要因が比較的クリアカットに出てきます。そして、それに応じた適切な治療を受けることによって多くの夫婦が妊娠し、子どもを授かることができています。その理由として、20代女性の卵子の質が十分に保たれていることがあげられます。

しかし、それが逆に妊娠を遠ざける結果になることもあります。「まだ若いから大丈夫」と、自然妊娠を望むあまりに、適応しない方法で何度も妊娠にトライをして、妊娠しやすい時期を過ごしてしまう夫婦もいます。「若いから大丈夫」ではなく、若いのに妊娠できていない、そのことが問題です。

まずはその原因や要因を明らかにしていきましょう。

その第一歩が、専門医へ受診する、専門医のもとで検査を受けることなのです。

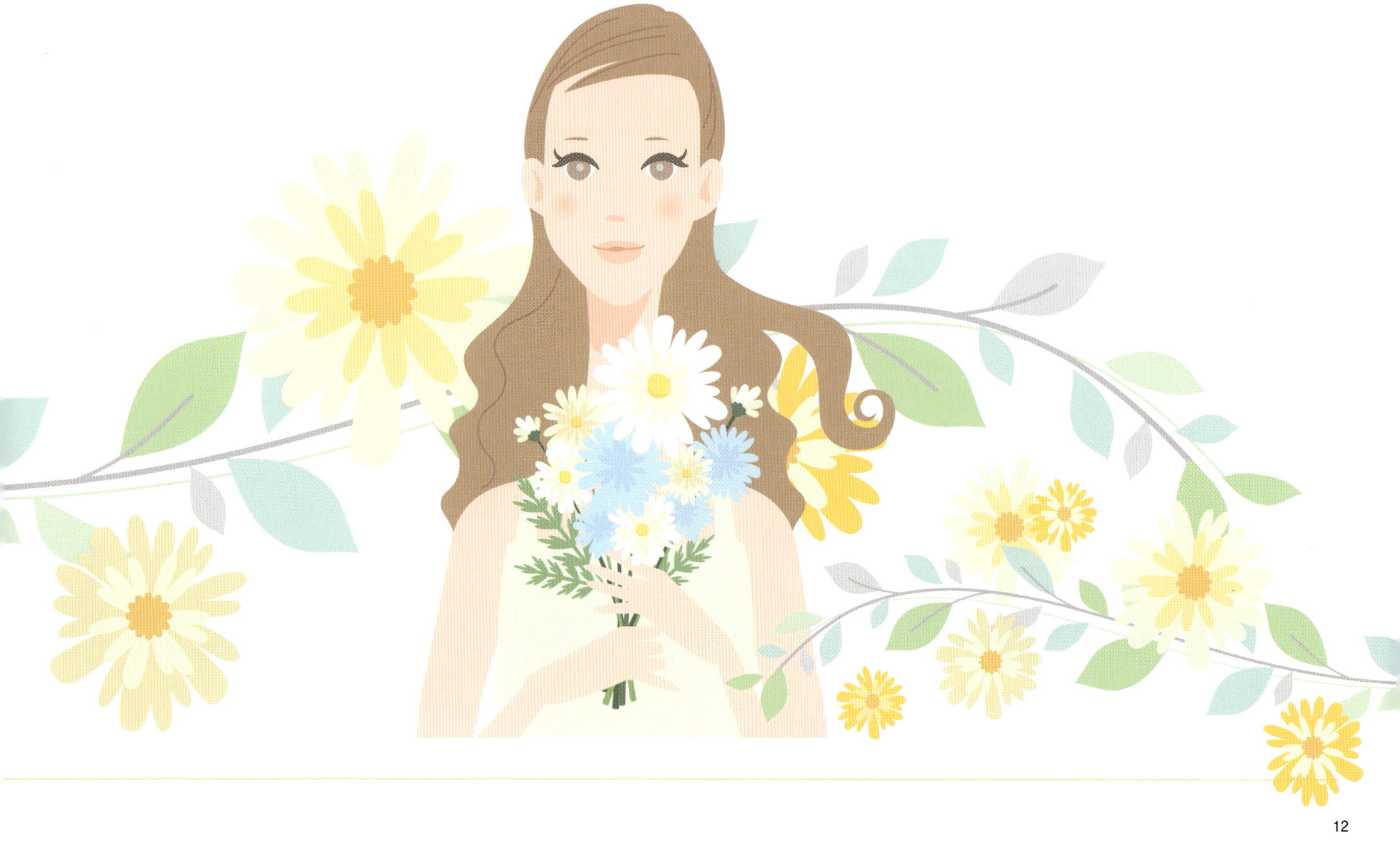

まずは、CHECK！

① 月経不順がある。月経周期が安定しない。

正常月経の範囲は、月経周期日数が25～38日です。その期間内であれば、毎周期同じ日数でなくても大丈夫です。これよりも月経周期が短い、または長い周期が頻繁に起こる場合は、ホルモンバランスが悪いのかもしれません。BMI値を計算し、太りすぎや痩せすぎであれば、適正体重になるように食生活や運動に気を配りましょう。また、過度なストレスも月経不順の原因になります。そのほか、子宮や卵巣、甲状腺などの病気、また脳腫瘍などが関係していることもあります。

② 月経のたびに、かなり強い腹痛がある。

月経痛は、子宮内膜や経血に含まれる子宮を収縮させる物質のプロスタグランジンが影響しています。しかし、毎周期、相当な痛みを抱える場合は、子宮筋腫や子宮内膜症があるかもしれません。月経痛が毎回強く、鎮痛剤が手放せない、出血量が多くて粘膜のようなものが排出され、頻繁にナプキンを交換したり、昼間から夜用のナプキンを常用したりする、そんな人は、一度婦人科を受診しましょう。月経痛があること、出血量が多いことに慣れてはいませんか？ また、そうした人の中には、性交痛に悩んでいる人もいるでしょう。子宮筋腫や子宮内膜症がもとで性交痛が起こっている可能性もあります。子宮筋腫や子宮内膜症が妊娠を妨げたり、流産の要因になったりします。月経痛があること、出血量が多いこと、性交痛があることは当たり前のことではないのです。

③ 不正出血がある。

不正出血は、月経時ではないのに出血があることです。出血量は、下着に少しつく程度から、月経時のように出血がありナプキンが必要になる場合もあります。不正出血は多くの女性が経験し、特に心配のいらないことが多いのですが、病気のサインであるケースもあります。特に心配のいらないケースでは、ストレスやホルモンの乱れなどで１月経周期に起こる出血や排卵日近くに起こる２～４日程度の出血です。しかし、何か病気がある場合には１週間以上と長引くこともあり注意が必要です。子宮内膜症や子宮筋腫、子宮頸がんなどが原因で起こることもあれば、クラミジアなどの感染症が元になって起こる子宮頸管炎の可能性もあります。

④ 精液量を見てみましょう。

精液量を確認するには病院で精液検査をするのが一番です。「でも、その前にちょっと…」と思う男性は、思い切って容器に射精してみましょう。ビーカーなどの目盛りのついた容器に精液の全量を射出してください。まずは1.5cc以上あればWHOの基準値以上はあります。日を置いて、何度か採取してみて、その平均値や中央値でだいたいの精液量を知りましょう。少なかったら要注意。けれど、精液量が多くても、精子が多いとは限りません。最近では、スマホアプリを活用することで自分の精子を見ることもできます。ただし、きちんと精液検査をすることが大切です。（ビーカーは100円ショップにもありますね！）

⑤ 避妊しない性生活が半年以上、または１年になる。

特に排卵日を特定しなくても、月経の出血が治まった頃から２、３日に一度性生活を持っていれば半年から１年以内に多くの夫婦が妊娠します。それでも妊娠が成立しないのは、排卵日と性生活のタイミングが合っていないからではなく、何か妊娠を妨げる原因や要因があるのではないかと考えられます。その原因や要因が何かを調べるためには、なるべく早く専門医で検査を受けてみましょう。

20代に多い不妊原因は？

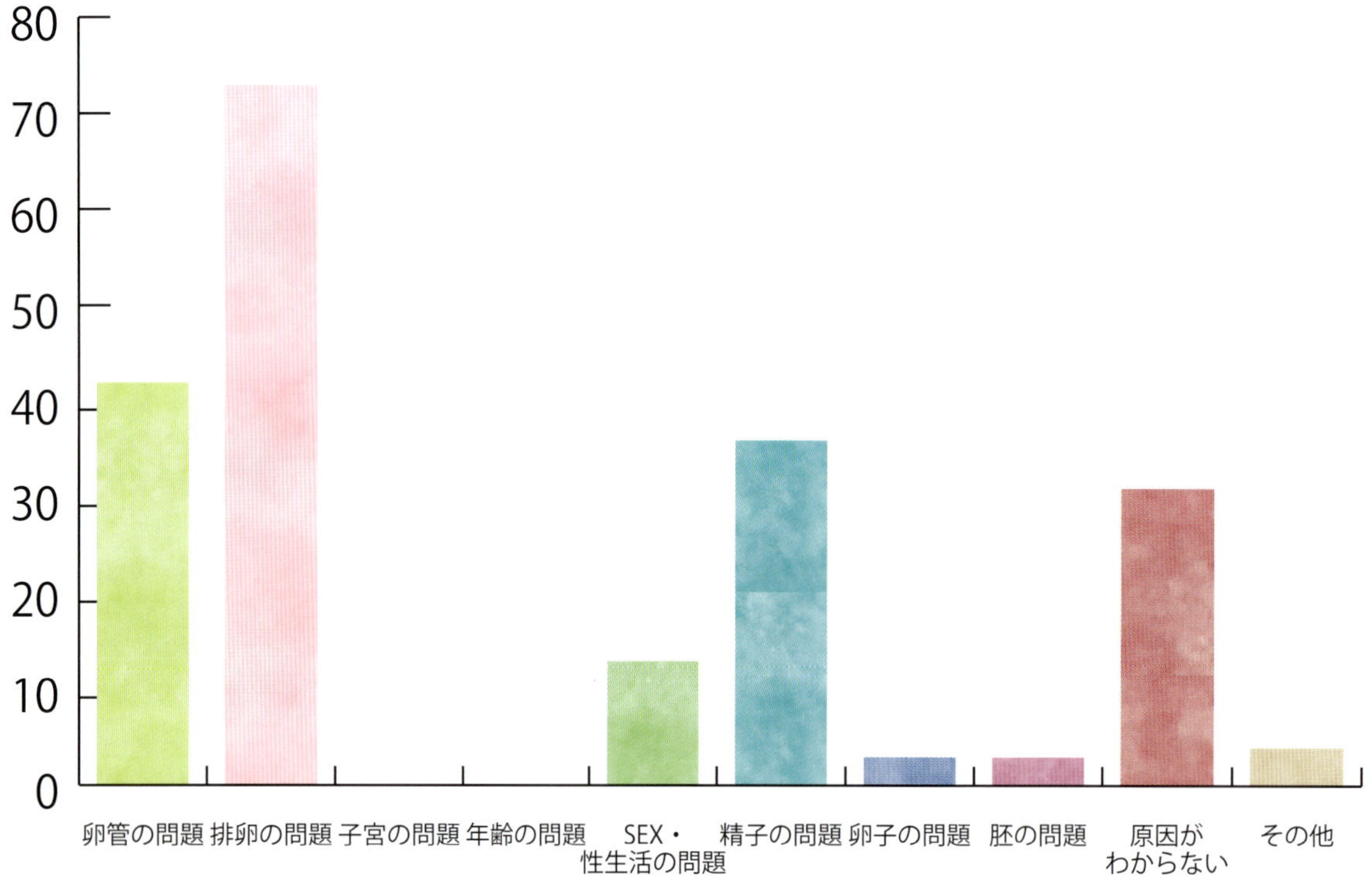

※このグラフは、全国体外受精実施施設に送ったアンケートからつくられています。この設問では、回答いただいた病院で、20代の不妊原因としてあげられる問題に１位～３位まで順位をつけてチェックしていただきました。

1 排卵の問題

20代で、もっとも多いのは排卵の問題。排卵の問題には、脳の視床下部や下垂体に原因がある場合と卵巣機能に原因がある場合などがあります。

2 卵管の問題

次に多かったのが卵管の問題。卵管に極端に細くなっている箇所や、詰まっている箇所があると精子と卵子が出会えなかったり、胚が子宮へと運ばれなくなったりします。

3 精子の問題

３番目に多かったのが精子の問題。精子の数が少なかったり、運動率がよくなかったりすると性生活での妊娠は難しいかもしれません。奥さんが20代という若いうちに、ご主人は積極的に治療に取り組みましょう！

不妊原因1 排卵の問題

排卵が順調に起こり、月経周期が安定していることは、とても大切なことです。

それには月経周期中に卵胞を育てるホルモン、卵胞を成熟させて排卵のきっかけをつくるホルモン、子宮内膜を着床しやすい環境に整えるホルモンなどが十分にバランス良く分泌されることが重要です。

しかし、卵胞が育たない、排卵がうまく起こらないといったケースがあります。原因としては、卵巣機能自体に問題がある場合と脳の視床下部や下垂体に問題がある場合などがあり、それには無排卵月経、多嚢胞性卵巣症候群、高プロラクチン血症などがあります。

病気が元になっている場合には、その治療を優先させることもあれば、不妊治療と並行して行うこともあります。

また、急激なダイエットや過度なストレスが元になっていることもあるようです。

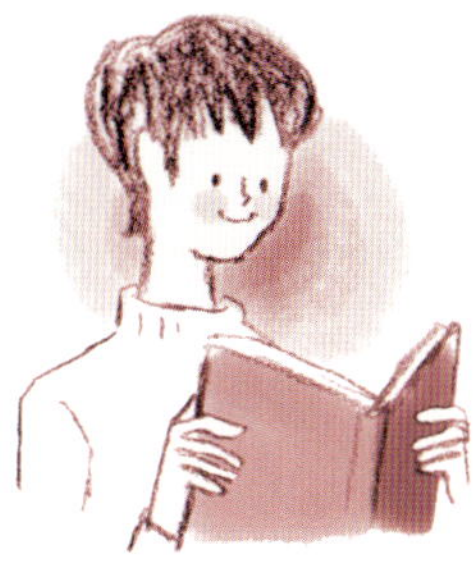

無排卵月経

月経周期、出血している日数、経血量、また基礎体温表から無排卵月経が疑われる場合は、GnRH(ゴナドトロピン：性腺刺激ホルモン放出ホルモン)を注射し、注射前と15分、30分、60分、120分後に採血をして、LH、FSHを測定する。その結果から、視床下部不全型、下垂体不全型、卵巣不全型などにわけられる。

■視床下部不全型

▼原因

視床下部がよく働いていないことから起こる。

▼検査結果

FSHなどの基準値が低いか、または正常値で、GnRH反応は良好。

▼治療

排卵誘発剤を服用、または注射により排卵できるようになるケースが多い。

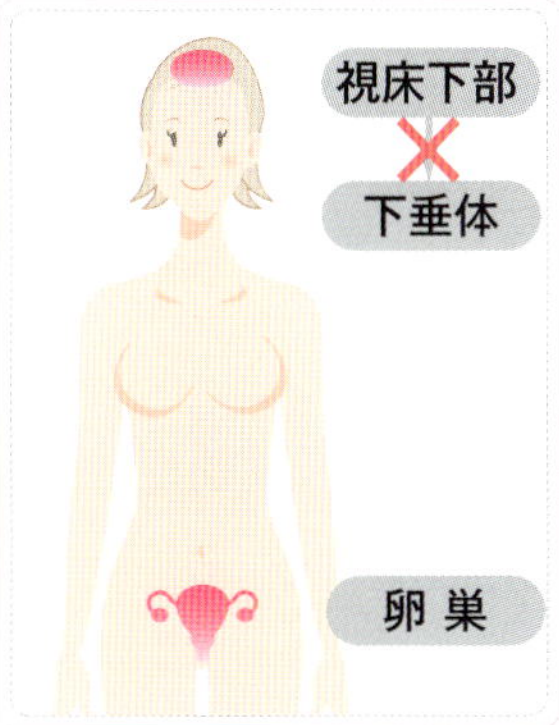

■下垂体不全型

▼原因

視床下部は働いているが、下垂体がよく働いていないことから起こる。

▼検査結果

FSHなどの基準値が低く、GnRH反応の変化があまりない。

▼治療

排卵誘発剤を注射することで多くのケースで排卵が起こるようになる。

または、カウフマン療法(薬を使って人工的に正常な周期にする)を3～6カ月行うことで起こるリバウンド現象を利用して自然な月経周期を取り戻す方法もある。

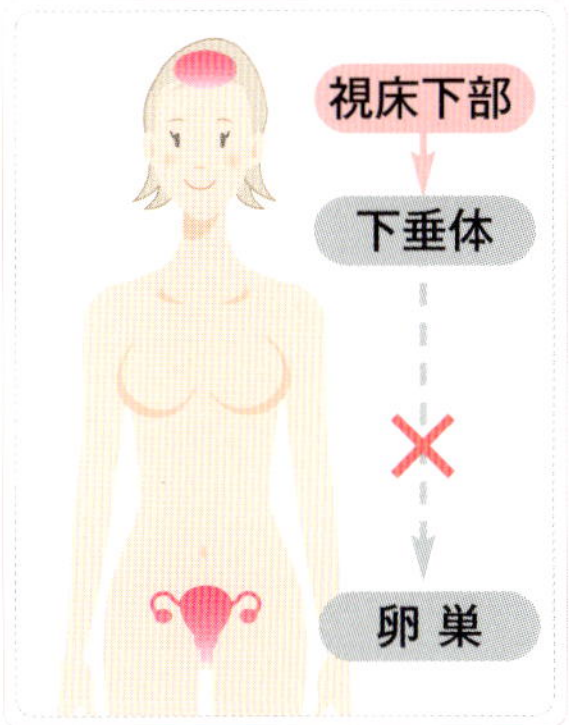

■卵巣不全型

▼原因

視床下部も下垂体も働いているが、卵巣の反応が鈍いことから起こる。

▼検査結果

FSHなどの基準値が高く、GnRH反応の変化も大きい。

▼治療

ターナー症候群（女性の性染色体X染色体が1本少ない）の場合と、43歳未満で閉経する早発閉経などの場合がある。閉経してしまうと、排卵を回復するのが難しくなるため、注射薬やカウフマン療法による排卵の回復を期待するが、難しいケースも多い。卵胞が育たず排卵が期待できない場合には、有効な治療方法をみつけるのは難しい。

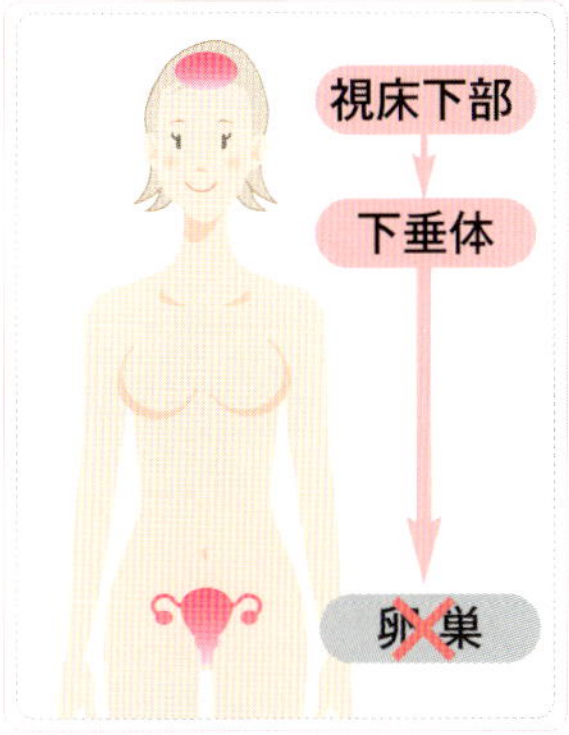

無排卵ではないが、なかなか排卵が起こりにくいこともある。卵胞の成長が遅いなどで、月経周期が安定しない場合には、排卵誘発剤を服薬して順調な排卵が来るように促すこともある。

排卵障害

多嚢胞性卵巣症候群

原因

下垂体から分泌されるホルモンのバランスの乱れ、また糖代謝異常などから起こる。

検査

採血からLH、FSH、男性ホルモンの値を調べる。LHが基準値よりも高く、FSHが範囲内である。また男性ホルモン値が高い、月経異常がある、エコー検査で両側卵巣に多数の小卵胞があるなどがみられる。

治療

症状はさまざまで、無排卵になる人もいれば、卵胞の成長がゆっくりで排卵に時間がかかる人もいる。肥満や体毛が濃いなどの見た目の特徴やインスリン値が高いなどの症状を伴う人もいる。

肥満傾向にある場合には、体重を落とすこと。インスリン値が高い場合には、血糖値を下げる薬を服用することで排卵を伴う月経を回復することが期待できる。

一般的には、排卵誘発剤を服用するが、服用で効果がない場合には注射をして排卵を回復させる。ただし、リスクとして多胎妊娠やOHSS（卵巣過剰刺激症候群）があり注意が必要。また、腹腔鏡下で卵巣表面に小さな穴を20カ所程度あける手術で排卵しやすくなる人もいる。

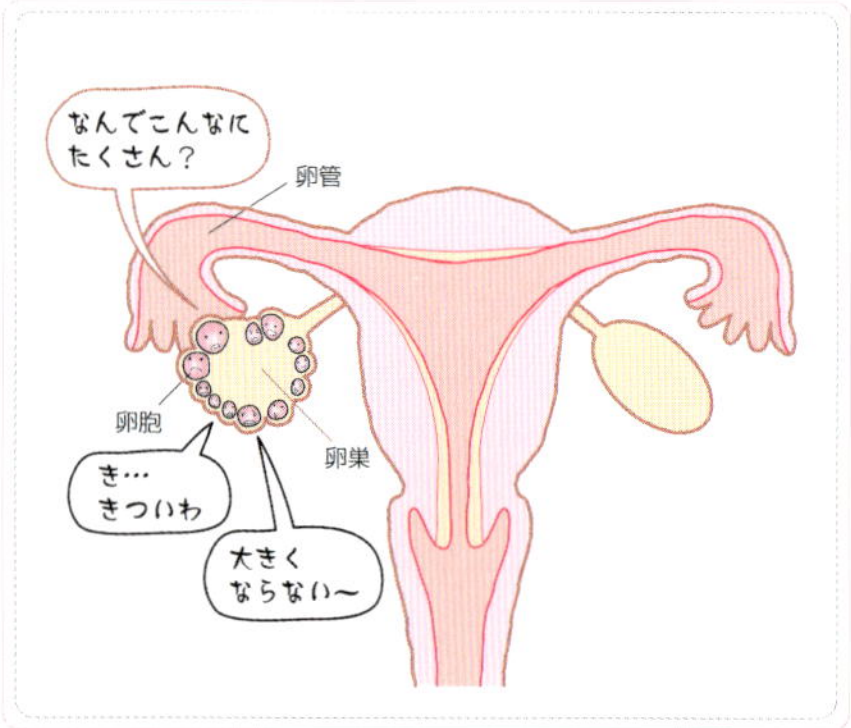

高プロラクチン血症

原因

下垂体にできた腫瘍や視床下部に腫瘍がある。また、過度なストレスなどでホルモン分泌のコントロールができなくなっている。もしくは精神安定剤や胃潰瘍の薬などの長期服用による副作用などが原因となり、プロラクチンが過剰に分泌される。または、視床下部に機能性の問題があることで日中は正常値なのに夜間に高値になる潜在性高プロラクチン血症になる。

検査

採血からプロラクチン値を調べる。妊娠期、授乳期中以外で15ng／ml以上であると高プロラクチン血症と診断される。

治療

プロラクチンの分泌はドパミンによってコントロールされている。ドパミンの分泌が抑えられるとプロラクチン値が上がるため、ドパミンの代わりになる薬を服用することがプロラクチン値を下げることにつながる。週1回程度の服用で効果のある薬を処方されることが多い。副作用でめまいや吐き気を訴える人も多くいるが、だんだんと薬に慣れると副作用が治まってくる。

腫瘍がある場合には、腫瘍を切除する手術を行ったり、服薬により腫瘍を小さくすることもできるが、服用をやめると再びプロラクチン値は上昇する。

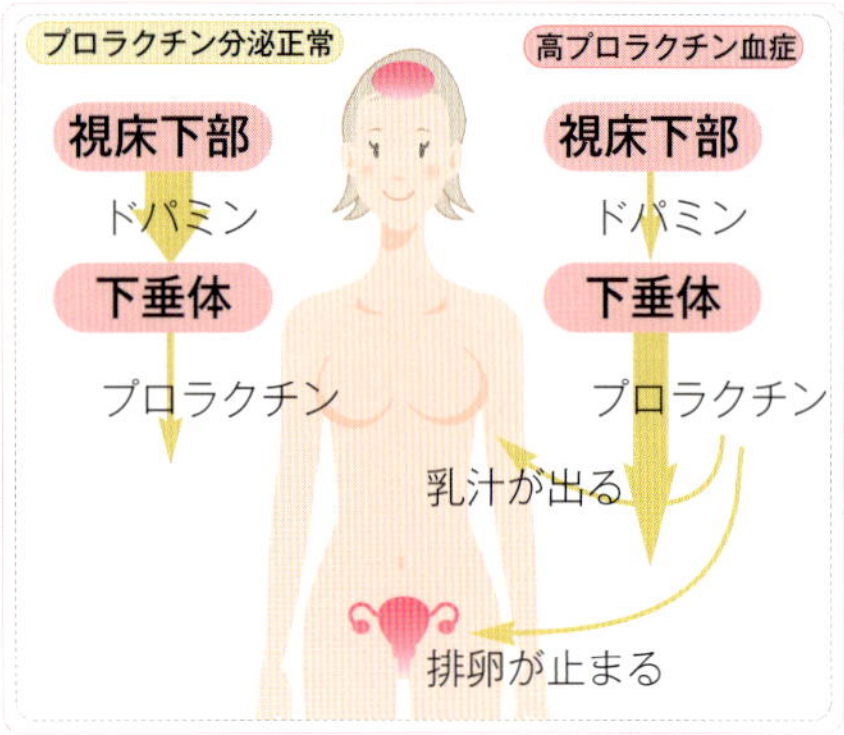

甲状腺ホルモン異常

原因

甲状腺機能が亢進してホルモンの分泌が増加する甲状腺機能亢進症と、甲状腺機能が低下してホルモンの分泌が減少する甲状腺機能低下症がある。どちらも月経不順や無排卵月経、または流産の原因にもなる。前者の代表的な病気にバセドウ病、後者の代表的な病気に橋本病がある。

検査

採血で、T3、T4（甲状腺ホルモン）とTSH（甲状腺刺激ホルモン）の値を調べる。

治療

甲状腺機能亢進症の場合は、甲状腺の働きを抑える薬を服用する。また、大きく腫れた甲状腺は、手術で切って小さくする場合もある。

甲状腺機能低下症は、不足している甲状腺のホルモン剤を服用して助ける。どちらの場合も、内科医（内分泌内科）への受診を勧められ、基本的に甲状腺ホルモン異常については内科で治療することになる。

また、ヨードに過敏になりやすいため、ヨード造影剤を使用する子宮卵管造影検査は、注意が必要。

不妊原因2 卵管の問題

　卵管に狭くなっている箇所がある場合を卵管狭窄、詰まってふさがっている箇所がある場合を卵管閉塞といいます。卵管に狭窄や閉塞があると精子と卵子が出会えなかったり、出会って受精が完了しても胚が子宮へ運ばれなかったりすることが考えられます。卵管狭窄、卵管閉塞になる原因には、クラミジア感染症などの性感染症や開腹手術後の癒着、子宮内膜症などがあげられます。また、卵管の先端で卵子をピックアップする卵管采が閉じてしまっていたり、形が悪かったりすると卵子が卵管へ取り込まれず妊娠することが難しくなります。

　検査については、卵管狭窄、卵管閉塞はわかりますが、卵管采については一般的な検査では正確なことを知ることができません。確定診断には、腹腔鏡検査をする必要があります。

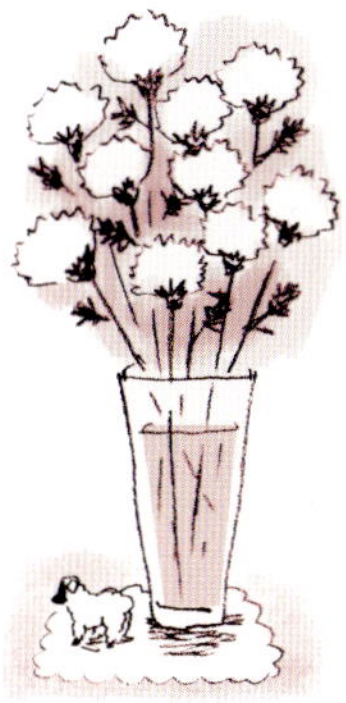

▼検査

　卵管の疎通性の検査は、通気検査、通水検査、造影検査の３種類がある。

１、卵管通気検査

　外子宮口からガスを入れ、その圧の変化から卵管の通過性を診る

２、卵管通水検査

　外子宮口から生理食塩水をゆっくり注入し、通水のスムーズさや患者の痛みの訴えなどから卵管の通過性を診る

３、卵管造影検査

（１）超音波下卵管造影検査

　超音波造影剤を注入し、造影剤の走行状態を確認する。

（２）子宮卵管造影検査

　造影剤を注入し、その後にレントゲン撮影をすることで子宮の様子、卵管の状態を確認する。

▼治療

　卵管検査をすることによって狭窄や閉塞が一時的に開通することがある。そのため、卵管検査が治療の役割をすることもあるが、開通は一時的なもので、ほとんどの場合、ふたたび狭窄や閉塞を起こす。また、どれくらいの間、開通しているかを予測することは難しく症状や個人差による。

　卵管を開通させる治療に卵管鏡下卵管形成術（ＦＴ）がある。

　子宮頸管からファイバースコープとバルーンの入ったカテーテルを入れ、バルーンをふくらませたり縮めたりしながら卵管の中を進めていき、狭くなっていたり、詰まっていたりする箇所を再開通を試みる手術で日帰りが可能。年齢によって差はあるものの、ＦＴ手術後に自然妊娠する確率は約30％、妊娠成立までの平均期間は、7～10カ月といわれている。しかし、すべてのケースで再開通するわけではなく、再開通はしても、また狭窄や閉塞を起こすことが多く、その期間も予測がつきにくく、早期に再閉塞、再狭窄になる人もいる。

　そのほかでは、卵管水腫などで卵管采が閉じてしまっている場合には、腹腔鏡手術にて卵管采を開く形成術を行ったり、癒着を剥離したりすることもできる。

　これらの手術を行わず、卵管を使わずに妊娠を目指す体外受精を選択することも可能。ただし、卵管水腫があり、水腫の内容液が胚の成長や着床に悪影響を及ぼしていると考えられる場合には、採卵手術時に水腫から水を抜いたり、腹腔鏡で卵管采を開口したり、水腫側の卵管を切除したり、またはクリップで留めて卵管へ水腫の内容液が流れないようにするとよいこともある。

　左右の卵管とも閉塞し、再開通ができなければ体外受精が適応となる。そのほかの方法では妊娠は難しく、また体外受精により妊娠する可能性が高いため、なるべく早いうちにチャレンジをして若いうちに出産を目指した方がよい。

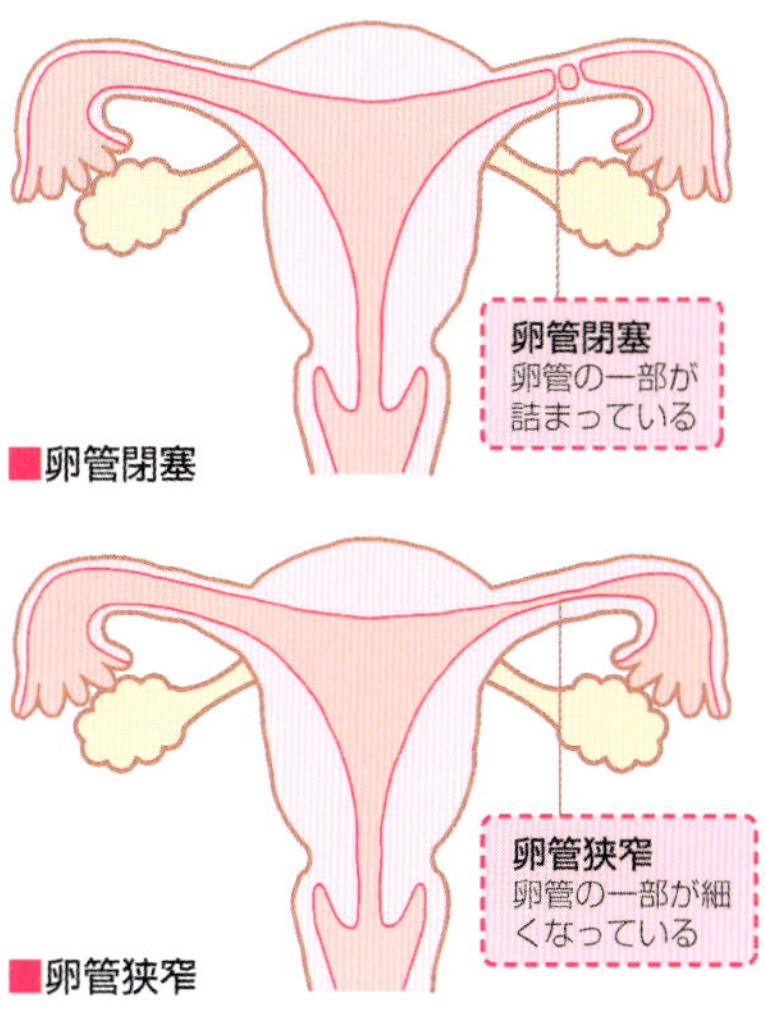

卵管に閉塞や狭窄があることで、卵子と精子が出会えなかったり、受精した胚が子宮へたどり着けなかったりします。性生活やタイミング療法、人工授精では卵管の疎通性に問題のないことが大前提です。閉塞や狭窄に伴って水腫を持っている場合には、体外受精にも影響します。一度は、検査をしてみましょう。

不妊原因3
精子の問題

3

精液検査結果は、変動が大きく、2～4倍の差があることもよく知られています。そのため、一度の検査で決めてしまわず、数回の検査を受けたその平均値や中央値から判断します。

結果の良い時もあれば悪い時もあり、その差が大きいのが一般的です。しかし、なかには毎回、同じように結果が良くない人もいます。精子の数や運動する精子数、形に問題のある精子の数（奇形）などを診ますが、その結果によっては泌尿器科、または男性不妊専門医を受診するように勧められる人もいるでしょう。

正常精液所見　WHO 2010

精液量	1.5ml 以上
総精子数	3,900 万個以上
pH	7.2 以上
精子濃度	1ml 中に 1,500 万個以上
精子運動率	運動精子が 40%以上、 前進運動精子が 32%以上
正常形態精子	4%以上
生存率	58%以上
白血球	1ml 中に 100 万個未満

▼検査

精液検査を行い、全精液量、精子数、運動精子数、奇形精子数などをカウントする。数回の検査を行い、その平均値や中央値で判断をし、必要があれば泌尿器科医や男性不妊専門医でのより詳しい検査を勧められる。詳しい検査では、視診（男性の特徴）、血液検査（ホルモン値など）、精巣の触診などを行う。

▼治療

造精機能障害

精子をつくる機能が低下している、または障害があることで射精精液中に精子が少ない（乏精子症）、または見つからない（無精子症：非閉塞性無精子症）場合を造精機能障害という。原因はわからないことが多くあるが、原因のわかるものの代表に精索静脈瘤がある。

精索静脈瘤は、精巣の静脈が逆流してコブ状に肥大する病気で、男性不妊患者の約30～40％を占める。2人目不妊の患者にはそれ以上に見られるという発表もある。精索とは、精巣の動脈、静脈、リンパ管と精管からなり、この精索内の静脈は、網目状になっている。この網目状の静脈にコブができるのが精索静脈瘤。自覚症状は、ほとんどない。進行すると、特に立っている時間が長くなるにつれて痛みが増すようになり、自分で見てすぐにわかるほど大きなコブができていることもあれば、自分では気づかないこともある。

このコブにより精巣温度が上がり精子をつくる能力が低下してしまう。精索静脈を逆流しないように縛る手術をすることで約50～70％の方の精液所見が改善し、女性に不妊要因がなければ約30％以上で自然妊娠が可能だという報告もあるため、手術の効果は高い。

射精精液中の精子が少ない（乏精子症）、または見つからない（無精子症：非閉塞性無精子症）場合でもホルモン検査で異常があれば、精子をつくる機能に問題があることがわかり、ホルモン療法で改善が見込めるケースもある。ただし、効果が出るのに時間がかかること、または効果が認められないこともあるため体外受精などの治療と並行して男性不妊の治療を行う、もしくは男性不妊の治療を行わず射精精液中に認められる精子数、運動精子数などに応じて人工授精や体外受精、顕微授精を行うことも多い。

非閉塞性無精子症の場合は、ホルモン療法などの改善が見込めなければ、精巣から直接精子を回収する手術（TESEまたはMD-TESE）を行う。手術を行った4～5割程度のケースに精子が見つかるといわれ、その精子と顕微授精をすることで妊娠へ臨む。

精路通過障害

精子の通り道に問題があって、射精精液中の精子が少ない（乏精子症）、または見つからない（無精子症：閉塞性無精子症）場合を精路通過障害といい、ホルモン検査では特に問題は見つからない。

精路再建術で、射精精液中に精子が認められるようになることもある。

また、精路再建術を行わず精巣から直接精子を回収する手術（TESE）を行うことも多く、精子はほとんどのケースで回収できる。

そのほか、射精感が十分あるにもかかわらず射精精液が少ない場合、精液が膀胱へ逆流してしまう逆行性射精が疑われる。

マスターベーションをして、十分な射精感を得た後に排尿してもらい、尿中に精子が認められることでわかる。この場合には、膀胱側の括約筋を閉じる効果のある薬を服用するか、逆行した精液を膀胱から回収する方法で妊娠へ臨む。

男性不妊原因

① 造精機能障害
精子をつくる機能が低下している、または障害がある。

② 精路通過障害
造精機能に問題はなく、精子の通り道に閉塞、または狭窄がある。

③ 副性器機能障害
精嚢、前立腺などの炎症により、精子の運動性が低下している。

④ 性機能障害
勃起不全、腟内射精障害、逆行性射精などがある。

⑤ その他
染色体異常、遺伝性、原因がわからない。

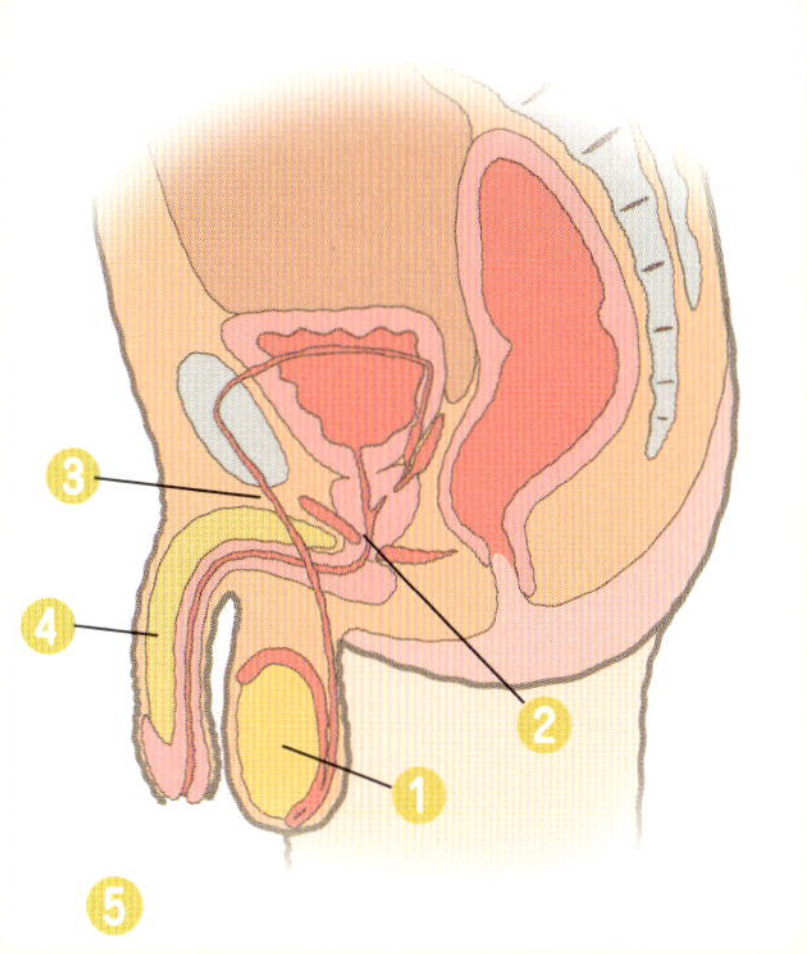

精液検査のほか、ホルモン検査なども行い、どこに問題があるのか、障害があるのかを判断します。

精子の数や状態から見る症状名として代表的なもの

- 無精子症　……　射精精液中に精子を認めない
- 乏精子症　……　射精精液中の精子が極端に少ない

泌尿器科での診察と検査の例

● 視診／触診と超音波（エコー）検査

視診……体格や喉仏、ホルモンの影響や染色体異常により起こる特徴的なこと
触診……精巣の大きさや硬さ、精管の有無や腫れ、痛みなど
精巣の大きさは、オーキドメーターという精巣の模型と比べておおよそのサイズを測定。
精索静脈瘤について直立した状態で精巣の大きさに左右の差や、瘤の有無
超音波…精巣の正確なサイズを計測と精索静脈瘤や腫瘍の有無

● ホルモン検査（血液）

造精機能…FSH（卵胞刺激ホルモン）、LH（黄体化ホルモン）、PRL（プロラクチン）、テストステロン（男性ホルモン）などの値

- 造精機能が低下……FSH、LHが共に低い場合
- もともと造精機能が低い…FSH、LHが共に高く、テストステロンが低い場合
- 性欲や性腺機能の低下、勃起障害（ED）…PRLの値が高い場合
- 精路通過障害…精液検査で精子が見つからないがFSH、LHが正常値だった場合

● 精液検査

精液の全量と精子の数、運動精子の数など。数回の検査を必要とすることもある

● 精子機能検査

治療施設によって精子機能検査に違いがある

e.g.

- 精子を染色して先体反応が正常であるか
- ＤＮＡに損傷のある精子がどれくらいあるのか
- 形態の正常な精子がどれくらいあるのか（クルーガーテスト：正常率15%以上）
- 高倍率の顕微鏡で精子頭部の空胞の確認をしてICSI（IMSI）

Dr.に聞いてみました！

患者さんの希望は、なに？
不妊治療の受け方と、その傾向は？
20代夫婦の場合

先生たちの声

1 自然妊娠を希望！

- 自然妊娠を希望する人が多いです。年齢的にも余裕があるので、ある程度ご夫婦のご希望に添って治療を進めます。
- できるだけタイミング療法をしたいと希望する人が多いです。
- 自然に近い方法で妊娠を希望される人が多いです。

周りの人たちも、性生活で授かっている。私たちも、きっと！！

そう思っている20代の夫婦は多いようです。

まだ若く、十分に妊娠、出産が可能な年齢ですから、なるべく自然に授かりたいし、また授かるだろうと考える夫婦も多いことでしょう。

ただ、現実もよく考えてみましょう。１回の排卵で妊娠する確率は25～30%です。多くの夫婦は、排卵日を特定しなくても月経の出血が治まってから２、３日に一度、コンスタントな性生活を持つことで半年程度で60%以上が妊娠し、１年では８割以上になります。そこから考えると、半年～１年で妊娠していない場合には、なるべく早く検査を受けて妊娠を妨げているような問題がないかを知り、特に問題がないようであればより確実な排卵日を診てもらい、妊娠にチャレンジしましょう！

先生たちの声

2 なるべく自然に授かりたい！

- 卵管の疎通性に問題がある人のなかには、卵管形成術（FT）の希望者もいます。
- なるべく自然な形で妊娠したいと希望する人が多いため、腹腔鏡手術を行うことが多いです。

卵管の疎通性に問題がある人でも、そのほかに妊娠を妨げる問題がなければ卵管鏡下卵管形成術（FT）で狭窄や閉塞の問題を解消することで、30%以上の人が自然妊娠しているとされています。そのため希望する人も少なくないようです。ただ、すべてのケースで再開通するわけではなく、なかには再開通しない人もいます。また、再開通しても、再度、狭窄や閉塞を起こす人が多く、一度、手術を行えばその後はずっと開通しているということではありません。

また、子宮内膜症などで周囲の臓器と卵管が癒着している場合や、卵管采が水腫などで閉じてしまっていると卵管采が卵子をピックアップすることが難しくなります。これを解消するためには卵管采の形成術を行うことでピックアップできるようになることもあります。そのほかには子宮内膜症が卵巣に及んだチョコレート嚢腫や、多嚢胞性卵巣症候群によりうまく排卵できなくなることもあります。このときにも腹腔鏡手術で卵巣に20カ所以上の小さな穴を開けること（卵巣ドリリング手術）で自然排卵できるようになる期待が持てます。

ただし、FTを行っても、腹腔鏡手術を行っても、また卵管が閉塞したり、排卵が起こりにくくなることも多く、手術の効果がどれくらい持続するのかはわかりません。ですから、手術後は病院で排卵を予測してもらい、いいタイミングで性生活が持てるようにしましょう。

先生たちの声

3 ゆっくりがんばる？！

- あまり焦っていないように思います。
- とりあえず検査をして特に何もないなら通院せず、しばらく様子をみたい人が多いです。
- 無駄にタイミング療法を希望して、それを延々と続けたいと希望する夫婦もいます。

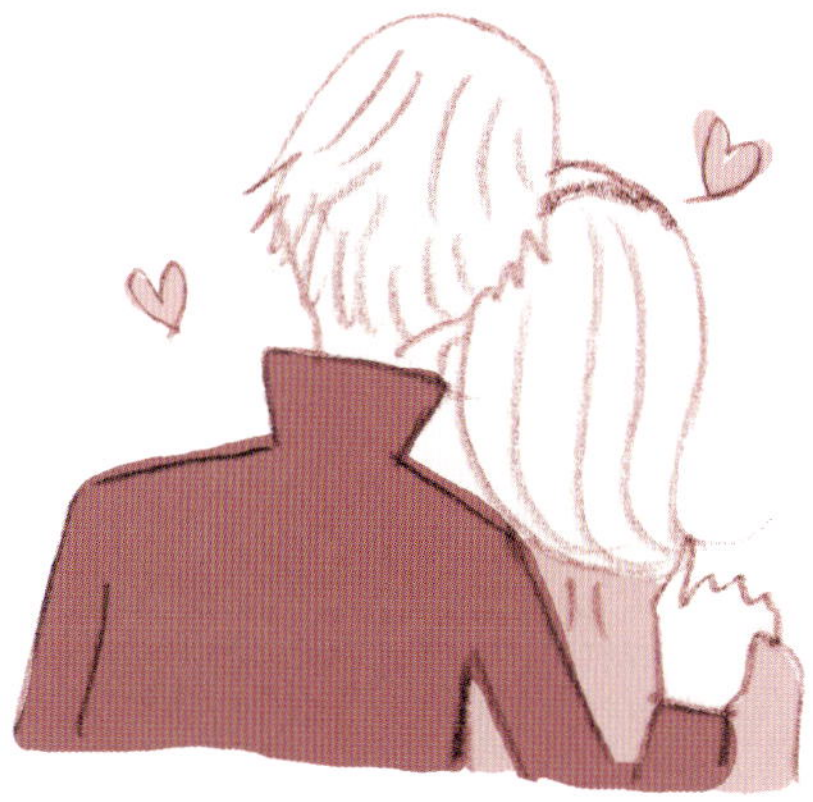

なかなか赤ちゃんができないなぁと思いながら病院に行っても、「きっと、すぐにできるだろう」と考えている人が意外に多いようです。とりあえず検査をしてみて、特に何も問題が見つからなかった場合、「よかった！ 妊娠できるんだ！ もうちょっとエッチの回数を増やす？」と考える人もいるでしょう。

もちろんタイミングがズレてしまっているだけかもしれません。もしかしたら、排卵と思っていた日が、実は違っていたのかもしれません。

では、どれだけ様子をみたらいいのでしょう。不妊症の定義は「避妊しない性生活を送っても１年以上妊娠しない夫婦」とされています。ですから、夫婦が排卵のタイミングを図りながら妊娠を目指す場合、20代であれば半年から１年は様子をみてもいいでしょう。しかし、１年以上経っているなら、不妊症の定義にあてはまることになります。その場合は「検査では何も問題が見つからなかった＝性生活で妊娠できる」ではないかもしれません。検査をしても明らかにならないところに、不妊になる原因や要因があると考えることもできます。

焦る必要はありませんが、検査で問題がみつからなかった場合には、「では、なぜこれまでの性生活で妊娠しなかったのか？」をよく考えてみましょう。

不妊治療に対する考え方は夫婦さまざまで、また年代的な特徴もあるようです。20代は、まだまだ妊娠、出産には余裕があると考えがちです。けれど、夫婦の周囲にいる人たちの中には結婚したらすぐに　「子どもは、まだ？」と聞いてくる人も少なくありません。それだけ、妊娠する、出産するというのは、当たり前にあることだと捉えられている人が多いのでしょう。

しかし、生活は多様化し、仕事に忙しかったり、趣味に忙しかったりと、夫婦仲は良いのに性生活が少ないカップルもいます。排卵日を狙った月１～２回の性生活では妊娠は難しいかもしれません。または、友人や知り合いが妊娠や出産した人がいると、焦り、必要以上に治療を急いだりする人もいるかもしれません。そこには、夫婦が子どもを授かりたいと願う温度差も関係していることもあるでしょう。治療には適応があり、また20代という年齢を考えれば、段階を踏みながら治療を進めることができます。

不妊治療も、人工授精、体外受精には保険が適用されないため、高額になり、なるべく安い治療費でと考えることもあるでしょう。ただ、適応しない治療を続けても、その都度支払う医療費は安くても、トータルで考えれば高額になることもあります。十分に見極めながら治療を進めていきましょう。

先生たちの声

4 たとえば、このようなご夫婦には特に気を配ります。

- 20代でも仕事や生活習慣の影響か、赤ちゃんを希望しているのに月1～2回しか性生活がないカップルによく遭遇します。
  「できるだけ自然に妊娠したい」と「早く妊娠したい」の両立は困難ですが、ご希望やご都合をお伺いして適切な検査や治療を行います。
- 治療に対するカップル間の温度差が大きいと感じることがあります。
- 金額が安い方法を選択する夫婦もいます。

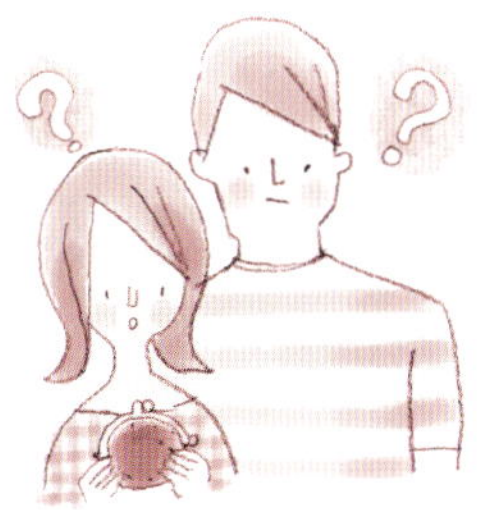

先生たちの声

5 不妊原因、ここに注意！

- 卵管因子や男性因子の有無に注意します。
- 排卵障害がメインの場合には、排卵誘発剤の使用のみで妊娠に至る可能性が高いため、不必要な治療のステップアップはしないようにしています。

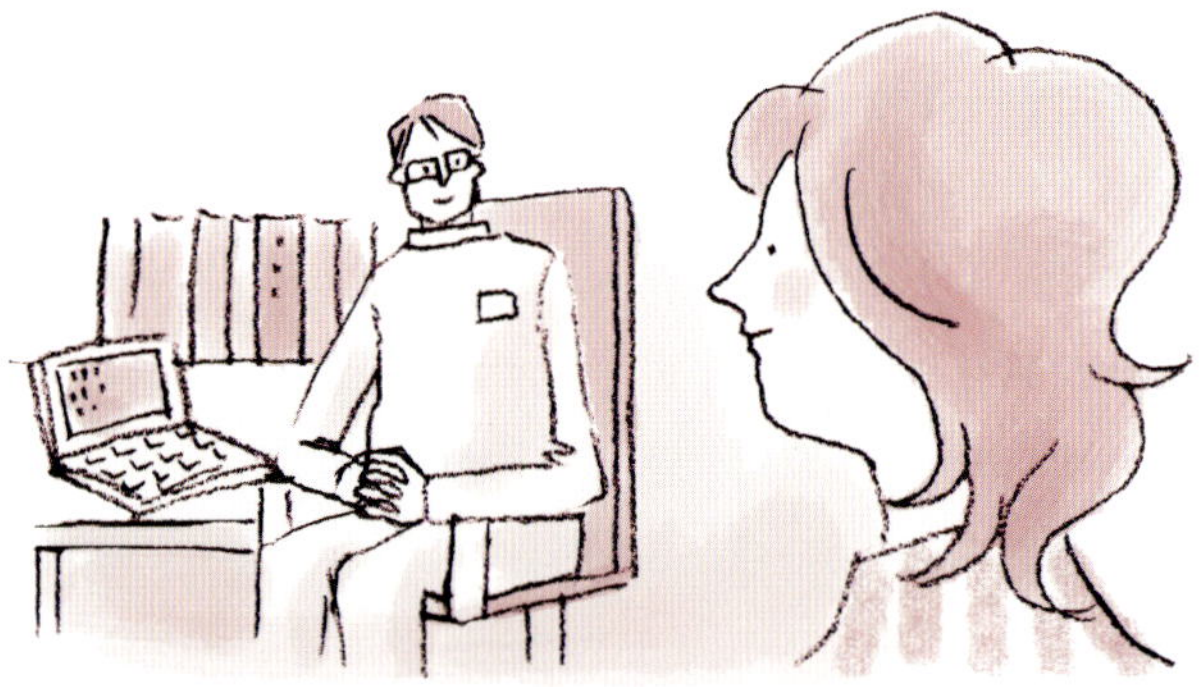

なかなか妊娠しないなと病院に訪れる場合、夫婦揃ってが理想です。なぜなら、不妊の原因は男女半々にあり、子どもは夫婦の間に授かるからです。

最近では、ブライダルチェックや不妊ドックなどを積極的に行う病院も増えてきたので、夫婦揃って受けてみるのもいいきっかけになるでしょう。 また、実際にタイミング療法を行っている夫婦の中には「まだ卵管検査を受けていない」「まだ精液検査を受けていない」という声を聞くこともあります。卵管の疎通性は、自然妊娠をする上ではクリアしていなければなりませんし、精液検査についても、自然妊娠ができるだけの精子の数、運動精子の数がなくてはなりません。

妊娠を目指して検査や治療を受ける夫婦は、できるだけ不妊治療を専門に行う病院で受けるようにしましょう。

そして、実際に治療を受ける際には、自分たちの状態をよく理解しましょう。赤ちゃんを授かるために躍起になってしまうと、何が必要な治療で、どこからが不必要な治療かがわからなくなり、どんどんエスカレートしてしまう夫婦もいます。

足りないところ、問題のあるところを上手に医療で手助けをしてもらって赤ちゃんを授かりましょう。

先生たちの声

6 治療の受け方では

- 自然妊娠に近いタイミング法からゆっくりステップアップを望む人と、早い段階から体外受精等ARTを望む人に分かれます。
- 周囲の友人に子供を出産した人がいるとやや焦る人が多く、わりと早めのステップUPを希望される人もいます。
- タイミング法を希望する患者が多い。子宮卵管造影検査で卵管通過性良好、精液検査で異常なければタイミング法から始める。
- 一般不妊治療希望。ARTまで希望するカップルは少数です。経済的理由による所です。
- 費用面の心配や、処置時の痛みへの不安、恐怖から一般不妊治療からのステップアップを躊躇する場合もあります。
- 自然排卵があり、卵管疎通性が確認された場合、まずはタイミング指導、原因があればそれぞれを治療し、5周期を目処にステップアップします。
- 出来るだけ自然に近い方法での治療からステップアップして治療を進める人が多いです。

治療の受け方には、夫婦それぞれの考え方があるでしょう。なるべく自然に、性生活の延長線上に妊娠や出産があるのがいいと考える人は、年代を通して多くいます。

特に検査に問題がなければ、20代という若さを考えれば、タイミング療法から段階的に治療を進めていくという方法もあります。ただ、「避妊しない性生活を1年続けても妊娠しなかった」ということであれば、それは排卵と性生活のタイミングを合わせても妊娠は難しいのではないかという考え方もできます。

そのため、タイミング療法からゆっくりステップアップする夫婦と、若く妊娠率も高い間に、早いステップアップ、また初めから体外受精を見据えて治療を進める夫婦という考えに分かれるのでしょう。どちらがいいのかは、結果的に妊娠、出産し、子どもが授かってみないとわからないとも言えます。

医療費は、決して安くはありません。日々の生活や先々を考えれば、余裕がないということもあるでしょう。

共働きであれば、何かしら忙しい毎日ですが、ある程度のお金を貯めて、治療に専念する時期、仕事に専念する時期とメリハリをつけながら治療を受ける方法もあります。

Dr.からの

Advice

20代夫婦の治療の受け方

病院へ行く前に！

- 1年間は、経過観察してもいいでしょう。
- 基礎体温をつけましょう。普段から週2回くらい性交をするのが望ましいです。
- 排卵障害に注意すること。排卵のタイミングに合わせて6カ月性生活を送っても妊娠しない場合は、専門の病院に相談しましょう。

病院へ行くなら！

- ARTだけではないクリニックをお勧めします。
- できれば受診は、夫婦で行きましょう。

病院へ行ったなら！

- 一通りの検査をして、特に問題が見つからなかったら夫婦生活を多めにする、食生活、運動、睡眠の基本をしっかりすることが大切です。
- 経済的負担は、ある程度かかると認識して欲しいです。
- 不妊治療を始めて、6ヵ月間、タイミング療法、またAIHを行っても妊娠しなければ体外受精を考えましょう。
- 不安や心配は、ひとつずつ解決しつつ、治療に臨みましょう。「まだ若いから…」という油断は禁物です。

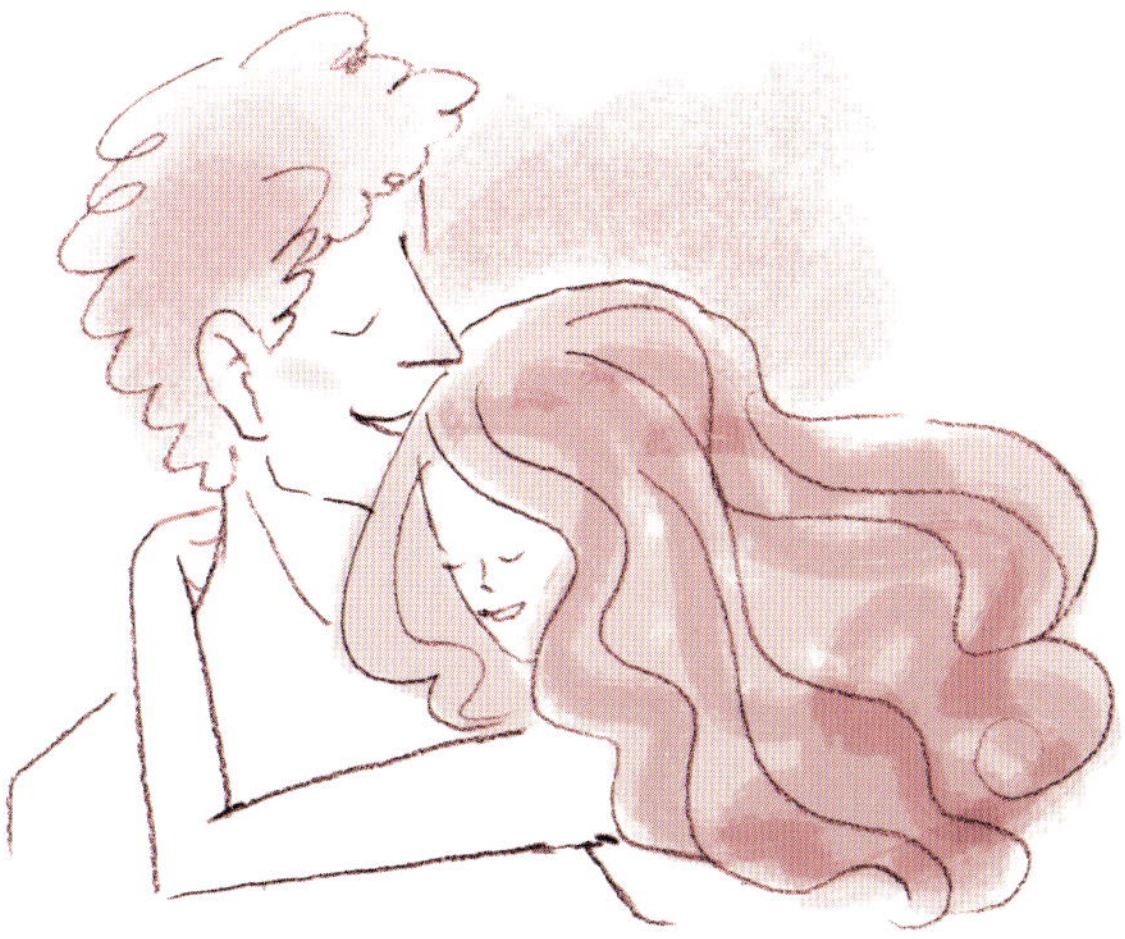

焦る必要はない！だけど…

- 焦る必要はないけれど、時がたつのは早い！
- 若いからこそすぐ妊娠するはず。数ヵ月たっても妊娠しなければ早めに検査を受けることをお勧めします。
- 若い方でも不妊原因を持つこともあります。また、周囲から若いから大丈夫と言われることもストレスになると思います。3～6サイクル程度結果が出ないなら、まずは病院へ相談に行ってみましょう。不妊治療に抵抗があるのであれば、ブライダルチェックを受けてみるのも良いきっかけになると思います。
- 焦らなくてもいいですが、1～2年自然で妊娠しなければ検査だけでも受けましょう！
- 早く妊娠して早く産み終わりを迎えましょう。
- 原因にもよりますが、最終的には妊娠・出産できる人が多いので、気負いすぎずに通院しましょう。
- 20代で不妊症かな？と思って受診するのは抵抗があるとは思いますが、無精子症などで生殖補助医療が必須となるケースもあるので不妊期間が1年以上ある場合は受診をお勧めします。

検査をお勧めしたい人！

- 20代のカップルは一般に自然妊娠率が高いですが、月経不順や月経痛が高度な女性や、妊娠中絶歴・クラミジア罹患歴のある女性の中には治療が必要な場合もあります。
  専門医に相談し、必要な検査を受けてみるとよいでしょう。
- 月経不順を「生理が来なくて楽だ」と思わず、早めに受診をしましょう。近年、多嚢胞性卵巣症候群（PCOS）の人が増えている印象があります。
- 性交回数を増やしても妊娠しない場合には、卵管因子や男性因子を持っている可能性があるので、早めに検査をしましょう。
- 不妊かな？と悩んでいるのなら、早めに検査を受けてみましょう！

治療をする前に
夫婦で話し合おう！
家族計画をしよう！

妊娠しやすい20代なのに妊娠しない…それをよく考えてみよう

妻が20代の夫婦は、不妊治療が必要であっても、多くの夫婦が妊娠し、赤ちゃんを授かっています。

卵子の質に問題がないこと、比較的不妊原因がクリアカットになることから、原因に対する治療を行うことで妊娠がしやすい傾向にあります。

原因や要因に応じた治療をすることが、妊娠への近道ともいえるでしょう。

一通りの検査をしても何も問題が見つからなければ、タイミング療法。

運動精子の数が若干少ない、また子宮頸管粘液が少ない場合などには人工授精。

卵管が閉塞している、または精子数が極端に少ない場合などには体外受精。

と考えられますが、この通りになるとは限りません。なぜなら、不妊原因は男女のどちらにもあり、またいくつも重なっている場合があるからです。

ただし、夫婦とも一通りの検査をしても特に不妊原因が見つからず、なおかつ半年以上性生活をしているにもかかわらず妊娠をしたことがない。そんな場合には、「若いから様子をみましょう」ではなく、妊娠を妨げているだろう原因や要因をよく追求、推測して考え、妊娠へのチャレンジ方法を検討しましょう。

焦らず治療にチャレンジを！

妊娠や治療に対して焦る必要はありません。なぜなら、年齢的に妊娠する可能性が高いということが前提にあるからです。

しかし、タイミング療法を6周期、人工授精を6周期行っても妊娠が成立しないようであれば、卵子と精子が出会っていない可能性があります。その場合は、治療方法を体外受精へ切り替えることを検討してみましょう。医師によっては、1年、性生活を続けても妊娠していないという事実と一通りの検査をしても妊娠したことがない場合にも体外受精を勧めることがあるかもしれません。

20代の不妊治療

1、まず検査！

2、原因に応じた治療をする

例えば…

① タイミング療法 → 特に不妊原因が見つからない

② 人工授精 → 運動精子の数が若干少ない
子宮頸管粘液が少ない場合など

③ 体外受精 → 卵管閉塞がある。または精子が極端に少ない
不妊原因が見つからないが、妊娠しない期間が長いなど

↓

不妊原因は、男女のどちらにもあり
また、いくつも重なっている場合もあり！

↓

自分たちにあった原因に
対する治療を行いましょう！

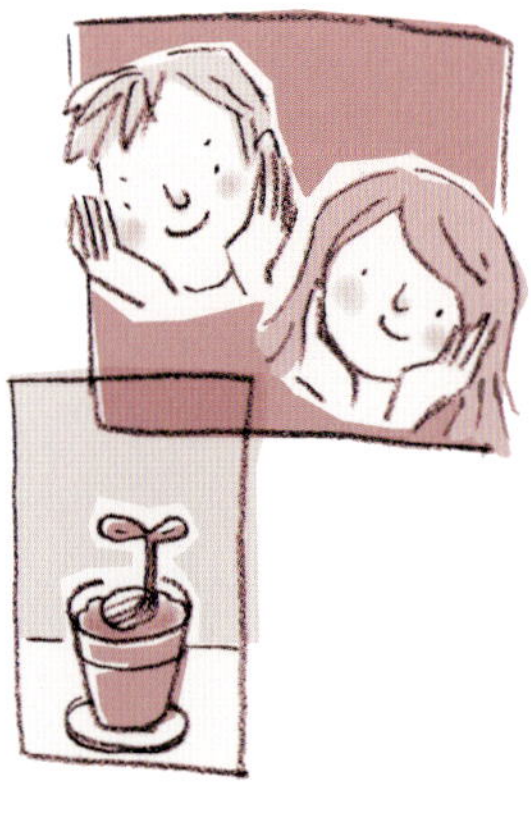

「まだ若いから大丈夫じゃない？」と安易に考えず、「まだ若いのに1年性生活を持っても妊娠しなかった」「タイミング療法、または人工授精で妊娠しなかった」ということを冷静に考えることが大切です。なぜなら、これまで妊娠しなかったタイミング療法や人工授精という治療法を繰り返し行うことで、妊娠しやすい時期を逸してしまうこともあるからです。

不妊治療は高額。
まず、医療費を見積もろう！

ただ、夫婦ともに20代であれば、給与所得に余裕がなく、体外受精にかかる高額な費用を捻出することが難しい夫婦もいるかと思います。そうした場合には、医療費を見積もること、そして特定治療支援事業などで助成される医療費、自治体独自の不妊治療助成制度などを活用しながら、「高額だから体外受精を受けられない」と考えずに、「高額でも体外受精を受けるためには、どうしたらいいか」という視点から考えましょう。

　不妊治療を受けるのは、「子どもを授かるため」です。その方法として、何が必要だとされているのかをよく理解することが大切です。そのために月経の仕組み、妊娠のメカニズム、不妊の原因とその適応治療を客観的に理解をすることから始めてみましょう。

　妊娠や出産に適した年代のうちに子どもを授かることは、妊娠中のリスクも低く、母体にとっても子どもにとっても安心です。

子どもは、何人欲しい？

　不妊治療が必要となったら、まずは家族計画、ライフプランを立てましょう。

　夫婦の年齢から、何歳までに子どもを授かりたいか、何人子どもを授かりたいか、何歳までに産み終わりたいか。家族計画、ライフプランを立てることで、不妊治療に取り掛かる目安、取り組み方などもより具体的になるでしょう。

　友人の妊娠、出産で自分だけが取り残されてしまうという焦りを感じることもあるでしょう。しかし、妊娠や治療に対して焦る必要はありません。焦る必要はありませんし、タイミング療法、人工授精、体外受精、顕微授精など自分たち夫婦に適応した治療を受けることで、1人ではなく2人、3人の子どもを授かることもできるでしょう。

体外受精にかかる費用の一例

通常媒精	￥200,000～
顕微授精	￥300,000～

※ 上記は、初期胚培養まで含むケースで紹介しています。
※ 排卵誘発法や採卵個数などで違います。

胚盤胞培養	￥ 30,000～
胚凍結	￥ 50,000～

※ 上記受精方法により加算される場合もあります。
※ 凍結胚数によって違います。

凍結保存の更新	￥ 10,000～
凍結融解胚移植	￥100,000～
精巣内精子回収術	
TESE	￥150,000～
MD-TESE	￥300,000～

※ このほかに、排卵誘発剤、治療周期中のホルモン検査や胚移植後の黄体管理、アシステッドハッチング（AHA）などの料金がかかります。
※ 実際の医療費は、通院するオフィシャルサイトなどでご確認ください。

20代の不妊治療 ここがPoint

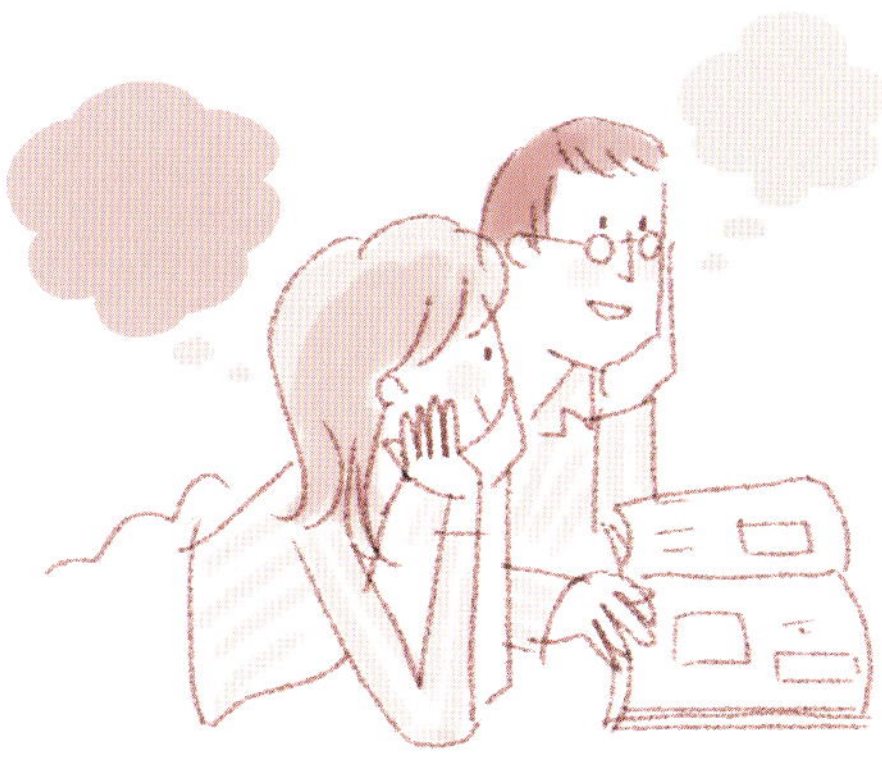

1、焦らなくていいけれど、
若いから大丈夫と過信しない！

2、適切な治療を受けましょう！

3、医療費を見積もろう！

特集 20代・30代・40代の不妊治療

30代

**「不妊原因が何かをきちんと調べること。
そして、30代後半からは卵子の質を理解すること」**

妻が30代の夫婦は、30代前半までは卵子の質が保たれていると考えられます。ですから20代の夫婦同様にしっかりと不妊原因を調べて、それに適応した治療を進めましょう。30代後半からは、卵子の質を十分に理解して治療を進めることが大切になってくるでしょう。

なぜなら、30代後半になり、40歳の声が聞こえ始める頃には卵子の質に個人差が出るようになってくるからです。比較的卵子の質が保たれている人もいれば、年齢相応の人、また年齢以上に質が低下しているのではないかと考えられる人も出てくるようになります。

つまり、卵子の質が、ゆっくりと低下していく人、年齢に応じて低下していく人、また駆け足で低下していく人もいるということです。

卵子の質については、どれくらい低下しているのかを検査することはできませんが、体外受精をすることでわかることもあります。たとえば、受精しても胚が成長しない、着床しても流産しやすいなどから推測します。また、卵巣に残っている卵胞数も少なくなってきますので、妊娠へチャレンジできる周期がだんだんと少なくなっていきます。平均閉経年齢は50歳くらいですが、卵子の質の問題から、その10年くらい前から妊娠が難しくなってきます。

そして、男性も35歳くらいから精子の質が低下する人もいるといわれています。特に妻よりも夫が年上の場合で、精液検査に問題がある場合には更に詳しい検査が必要になる人もいますので、検査は夫婦そろって受けましょう。

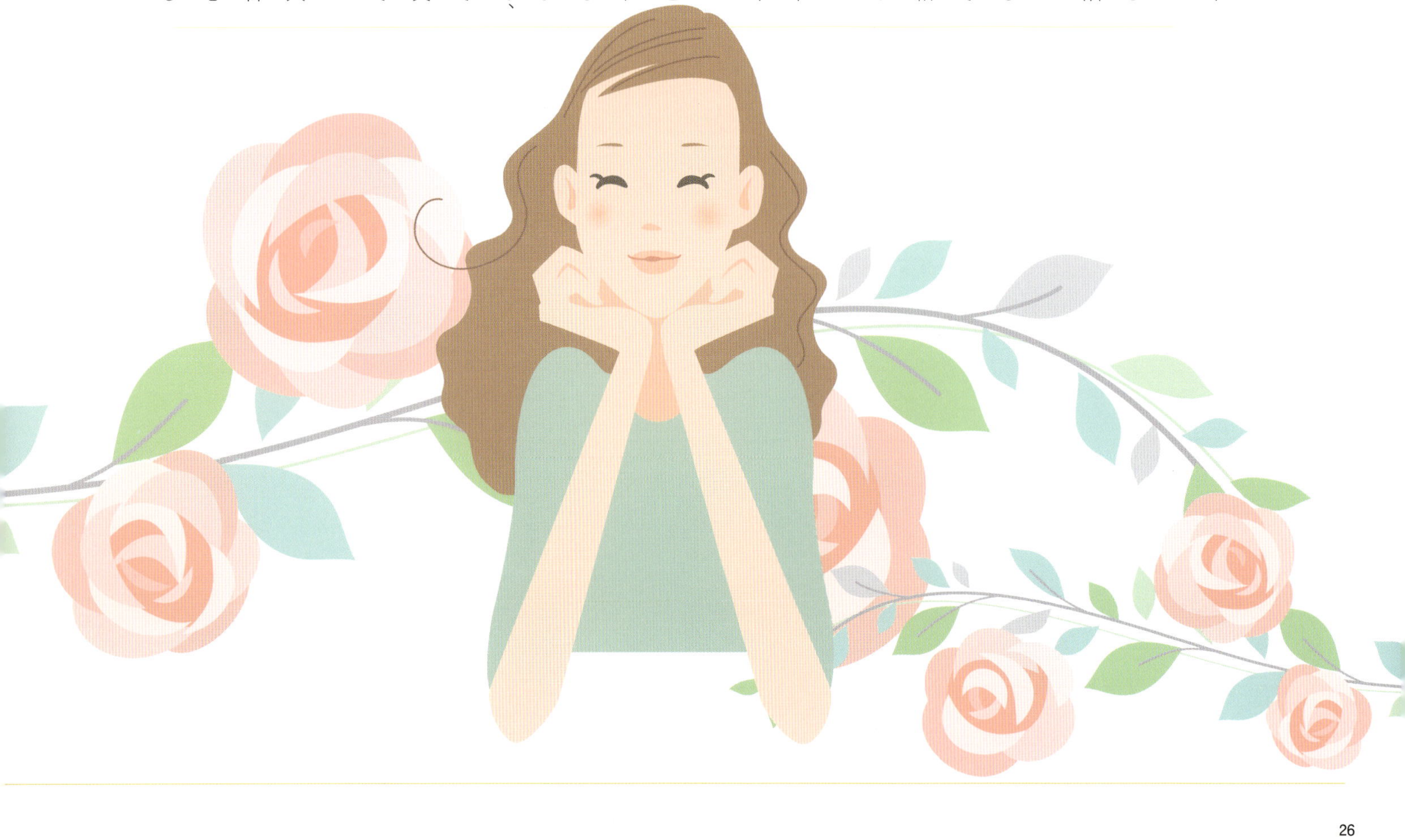

まずは、CHECK！

① 35歳未満？ 35歳以上？

35歳未満は、比較的卵子の質については保たれていると考えてもいいですが、うかうかしてはいられません。35歳以降になると、卵子の質の個人差が出始め、その差は年々開いていく傾向にあります。そのため、30代夫婦が妊娠を望む場合には卵子の質を十分に理解していることが大切です。

卵子は、もともと染色体異常を起こしやすく、約25%、４周期に１回は染色体異常の卵子が排卵されているという確率で起こっているといわれています。この確率は、30代後半になってくると特に高くなることを覚えておきましょう。

② 婦人科系の病気はない？

30代女性は、妊娠にも出産にも適した時期です。しかし、子宮筋腫や子宮内膜症などの婦人科系の病気の好発年齢でもあり、これらの病気が妊娠を遠ざけていることもあります。また、子宮頸がんや乳がんなどの検査も重要です。不妊治療をしていても、婦人科検診は必ず受けましょう。

月経時の出血量が多い、強い月経痛がある、性交痛がある、不正出血があるなど心配な症状がある人は、なるべく早く婦人科で診てもらいましょう。婦人科系の病気がある場合には、妊娠よりも治療を優先させる必要があるケースや妊娠後に胎児の成長に問題を起こす可能性があるケースもあります。

③ １年くらい夫婦で頑張っているけれど妊娠しない。

30代前半であれば、１年程度コンスタントな性生活を持てば妊娠する可能性が高いです。けれど１年以上経っているのに妊娠していないのであれば、何か問題があるのかもしれません。35歳以上になったら、卵子の質のことも考えて、半年から１年ほどで病院に相談をする、検査をすることを考えましょう。

検査に問題があれば、それに応じた適切な治療をすることで妊娠が期待できます。検査に問題がない場合には性生活と排卵日のタイミングを合わせることでは妊娠は難しく、体外受精などの治療が適切ではないかと勧められる夫婦もいるでしょう。性生活で妊娠しなかったという事実を踏まえて、妊娠の仕組み、妊娠するまでに起こることを十分に理解することも大切です。

④ セックスする回数が減ってきた？

夫婦の関係は、結婚生活が長くなるに従って、だんだんと変化してきます。また、仕事も長年続けていれば部署が変わったり昇進したりと社会生活の環境も変わり、30代夫婦はストレスの多い世代になってきます。これに従って性生活を持つ回数が減ったり、排卵日を狙った性生活を繰り返すことにストレスを感じる夫婦もいるでしょう。セックスは、子どもを授かるためだけでなく、夫婦のコミュニケーション、愛情の確認としても大切なことです。セックスの回数が減ってきたなと感じたら、一緒にお風呂に入ってみる、旅行へ出かける、ラブホテルへ行ってみるなどの工夫をしてみましょう。たとえ不妊治療をしていても、セックスは大切です。治療周期が始まり、医師から指示がない限りはセックスしても大丈夫です。

⑤ 旦那さんが35歳以上

個人差はありますが、男性も35歳くらいから精子の質の低下が認められるようになります。DNAに傷を持つ精子の数が増えることで、卵子と精子が出会っても受精が完了しない、胚が順調に成長しないなどの要因になり、妊娠が難しくなります。また、さらに年齢を重ねることで精液中の精子の数、運動する精子数が減る傾向にあり、タバコを吸う、飲酒の量が多い人などはますます心配です。これから生まれてくる赤ちゃんのためにも、タバコは早急にやめましょう。そして、30代になったら特に、精巣にいいことを心がけましょう。ピッタリした下着やズボンを避け、熱いお風呂や膝の上でのパソコン使用に気をつけ、精巣を必要以上に温めないことに気を配りましょう。

30代に多い不妊原因は？

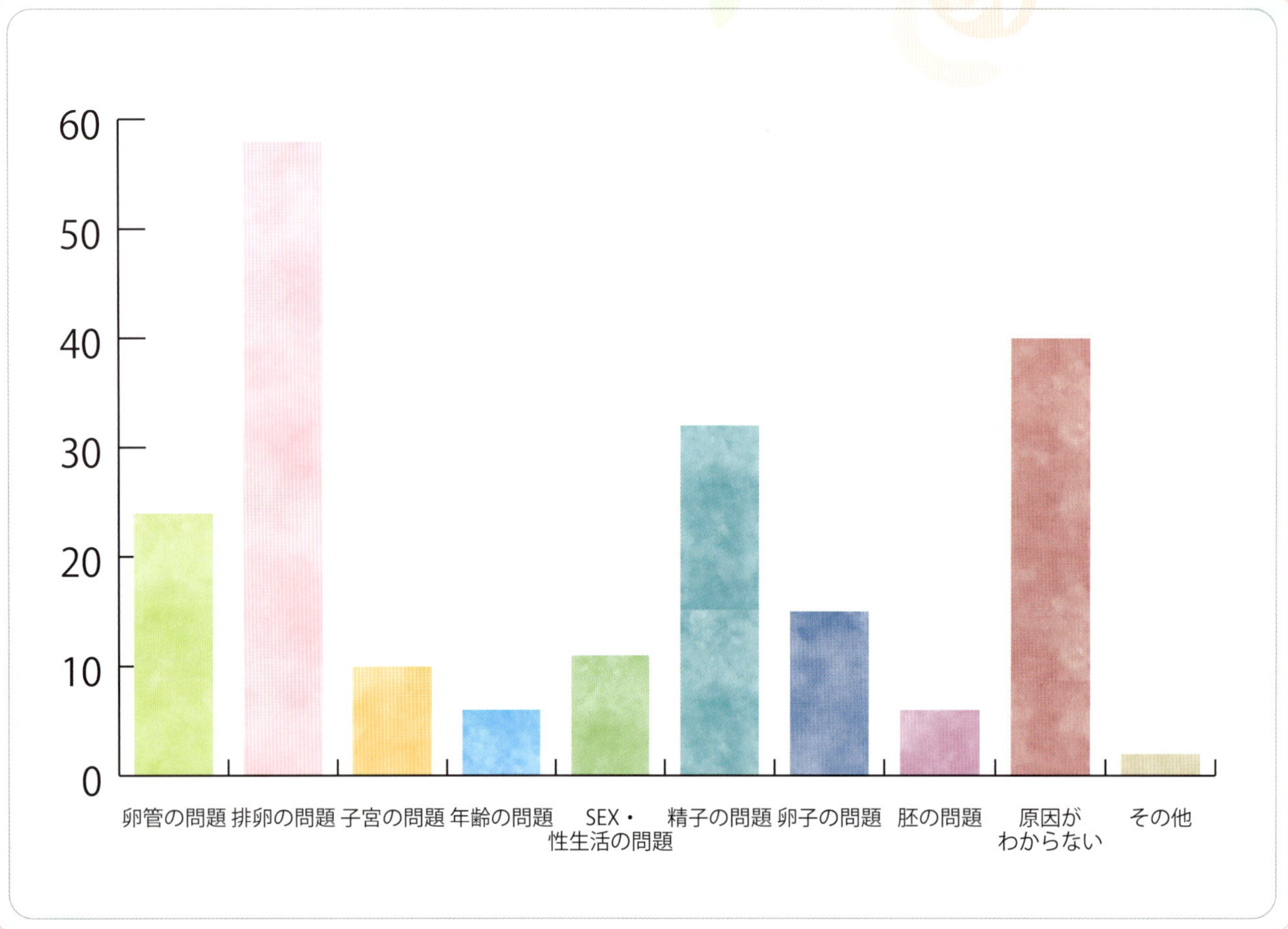

※このグラフは、全国体外受精実施施設に送ったアンケートからつくられています。この設問では、回答いただいた病院で、30代の不妊原因としてあげられる問題に１位～３位まで順位をつけてチェックしていただきました。

1 排卵の問題

30代で、もっとも多いのは20代と同様に排卵の問題でした。排卵の問題は、脳の視床下部や下垂体に原因がある場合と卵巣機能に原因がある場合などがあります。

2 原因不明

次に多かったのは原因がわからないこと。一通りの検査をして、特に問題がないにもかかわらず性生活では妊娠していないという夫婦。問題が見つからないのが問題です。

3 精子の問題

３番目に多かったのが精子の問題。精子の数が少なかったり、運動率がよくなかったりすると性生活での妊娠は難しいかもしれません。奥さんが30代のうちに、ご主人は積極的に治療に取り組みましょう！

不妊原因1
排卵の問題

20代の不妊原因と同様に30代のトップ1も排卵の問題でした。

排卵に関する問題は年代にかかわらず起こり、その原因となること、また検査方法に変わりはありません。ただ、20代と同じように排卵の問題を考えていいわけではありません。なぜなら、30代後半になってくると卵子の質が心配になってくるからです。

そのため、排卵さえできるようになれば自然妊娠できるとは限らず、また相当の時間がかかる可能性もあります。期を逸すると、その後は卵子の質の低下から妊娠がさらに難しくなっていくので不妊治療を始めるタイミング、検査を受けにいくタイミングは早め早めに考えましょう。

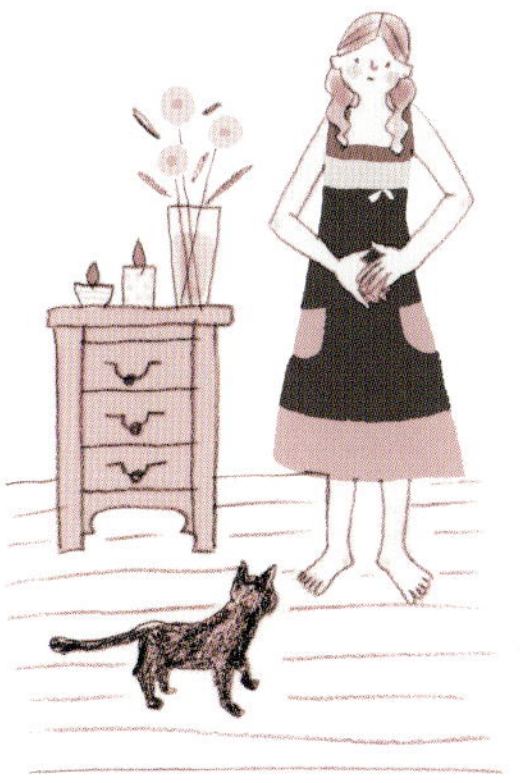

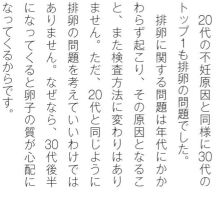

▼検査

検査の方法は、20代の検査と同じ。ホルモン検査やエコー検査などを行う。

▼治療

治療方法も、20代と同じように進めることが多い。ただ、30代後半になってくると卵子の質が心配になってくるので、排卵が起こるようになって性生活ですぐに妊娠できる人と、なかなか妊娠できない人にわかれる傾向にある。その理由として卵子の質は30代後半頃から個人差が大きくなってくることがあげられる。そのため、「排卵できたら妊娠する」と過信せずに、卵子の質もよく考えて治療を検討することが大切。

日本産科婦人科学会が毎年発表している体外受精の妊娠率、生産率（生きて赤ちゃんが生まれてくる率）、流産率では39歳になると妊娠率と流産率が逆転し、妊娠率よりも流産率が上回ってくることからも、卵子の質の低下が妊娠に影響を及ぼしていることがわかる。

まずは、十分に卵胞が育ち、成熟した卵子が排卵されるようになることが大切で、その方法として自分にどのような治療が適しているのかを医師とともに十分に検討しながら治療を進められるよう考えることが肝要。

どこが問題になって排卵が起こらないの？

卵巣機能不全型

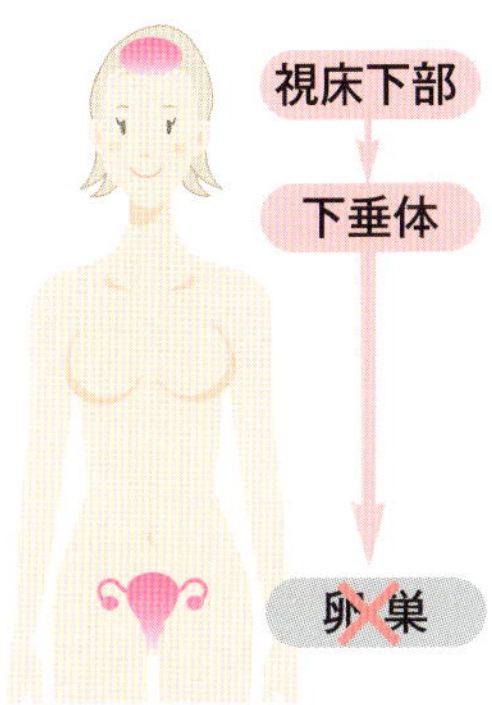

視床下部や下垂体は働いていても、卵巣がそれにうまく反応できずにいます。

下垂体不全型

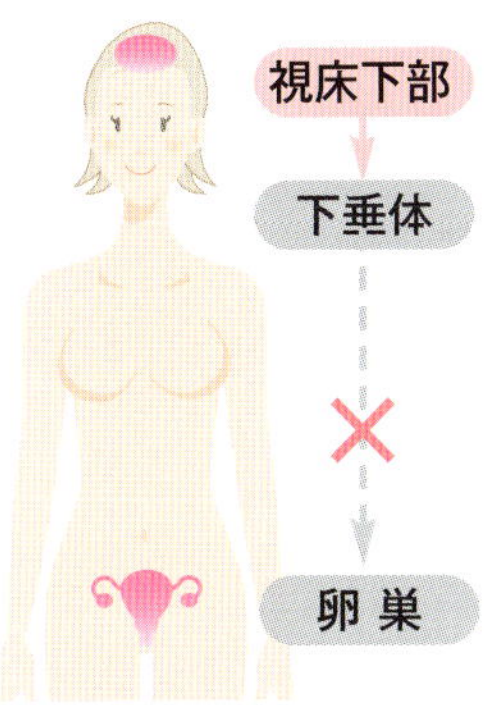

ホルモン分泌の司令塔になる視床下部は働いていても、下垂体に問題があることで卵巣がうまく働きません。

視床下部不全型

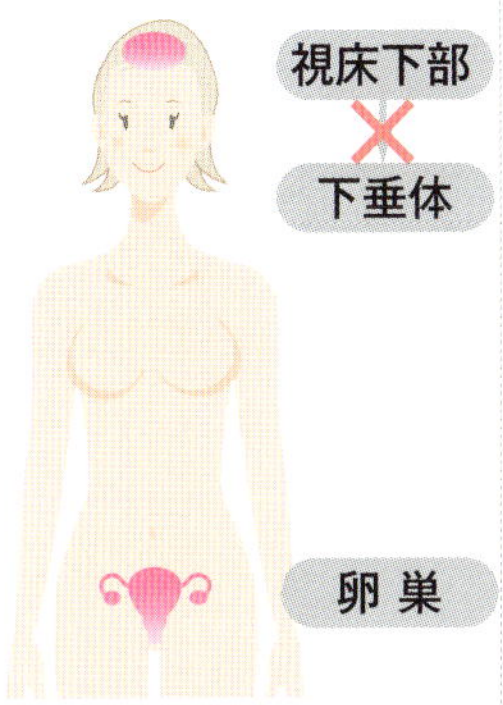

ホルモン分泌の司令塔になる視床下部に問題があると、下垂体や卵巣もうまく働きません。

高プロラクチン血症

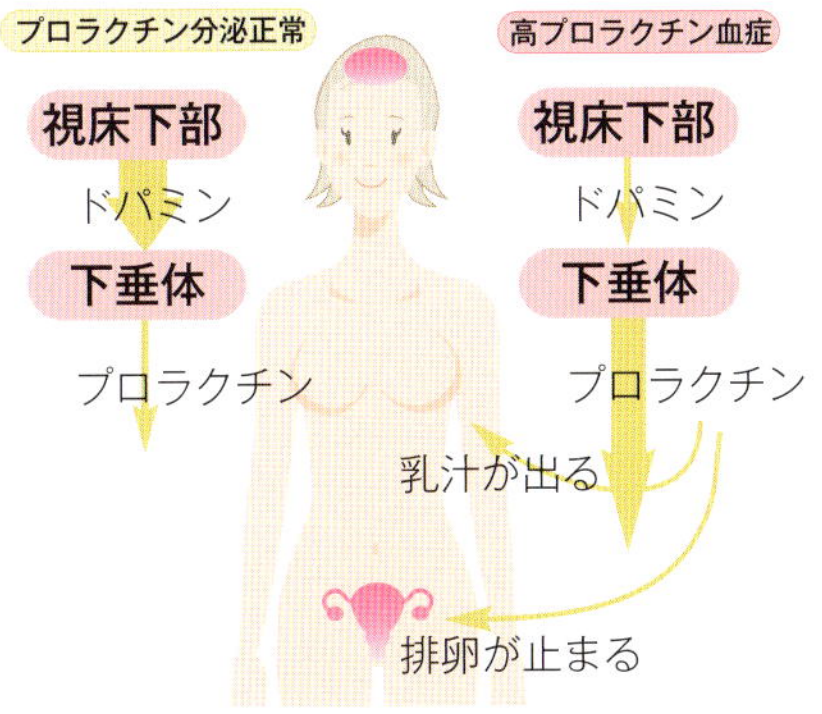

下垂体に腫瘍や過度なストレス、精神安定剤や胃潰瘍の長期服用による副作用などでプロラクチンが過剰に分泌され排卵に問題が起こることがある。

多囊胞性卵巣症候群

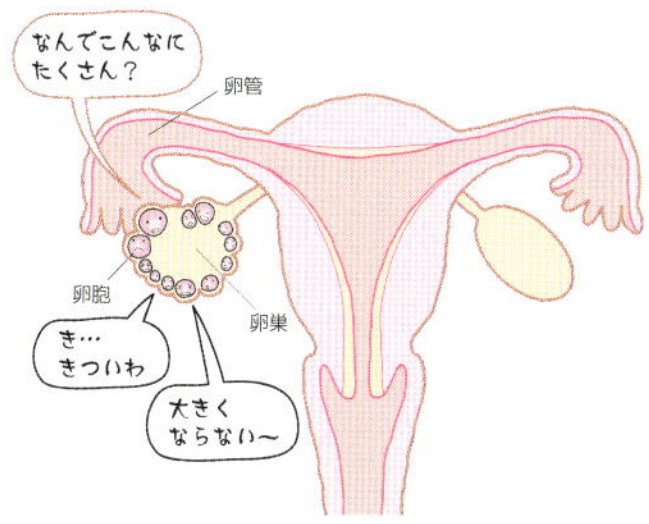

下垂体から分泌されるホルモンのバランスの乱れ、また糖代謝異常などがあり、卵胞が十分に育たない。

不妊原因2 原因がわからない

不妊の検査は、女性では卵管の疎通性の検査、エコー検査と、月経周期に合わせて行うホルモン検査などがあります。男性では、精液検査が主になります。

それらの検査を一通り行っても特に問題が見つからない場合、原因がわからないことから原因不明となります。

特に問題が見つからないわけですから、性生活で妊娠できるのではないか？と考えがちですが、本当に問題がなければ、これまでの性生活で妊娠できていたのではないでしょうか。

原因がわからないという結果が出るのは、検査が万全ではないということでもあります。例えば、卵管采が卵子をピックアップできるかどうかは、これまでの検査ではわかりません。また、卵子の質や精子の質もこれまでの検査ではわかりません。そして、卵子と精子が出会っていても、実際に受精が起こっているかどうかを判断する検査もありません。

考察

これまで行った検査で、妊娠を妨げる問題は見つからないが、性生活では妊娠してないということから、検査では明らかにならないところに妊娠を妨げている問題があると考える。それには、いくつかあり、

① ピックアップ障害
卵管采が卵子をピックアップできていない

② 卵子の質、精子の質
卵子や精子の質（染色体）に問題があり胚が成長できない

③ 受精障害
卵子の透明帯が硬く、精子が卵子の中に入れない。または、多くの精子が進入し、多精子受精が起こる

などが考えられる。

治療

不妊の原因がわからない場合、タイミング療法や人工授精などで妊娠できる可能性はあるが、多くのケースで体外受精がいいのではないかといわれている。

検査で明らかにならないことは、体の中で起こる排卵や受精、胚の成長に関わることがほとんどで、体外受精をすることによりわかることもある。

ピックアップ障害と受精障害については、体外受精をすることで回避することができる。また、卵子の質や精子の質については、受精と胚の成長を体外環境で助けることで、どのように受精が起こり、どのように胚が成長するのかを確認することができる。このことから、どのように卵子を確保するか、胚の成長を助けるかを体外環境で整え、胚移植をすることで妊娠へ臨むことが大切となる。

30代後半になると、卵子の質の低下が心配される。

原因不明不妊の割合

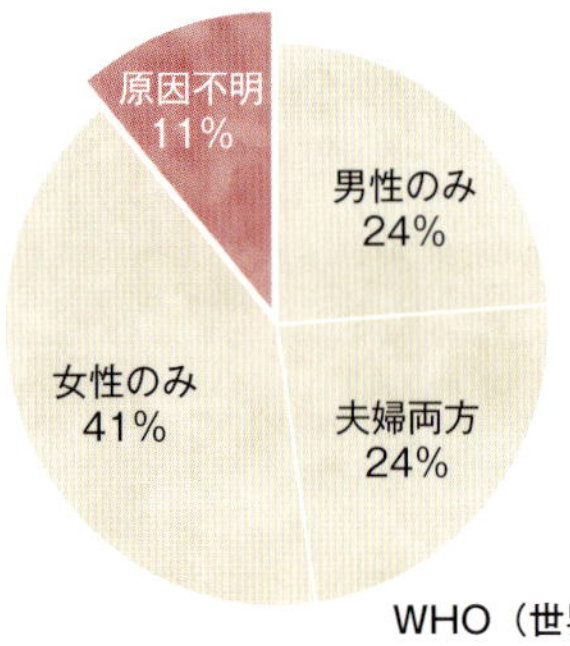

不妊原因の中で、原因不明が占める割合は、約1割です。検査をしても、問題や障害となることが見つからない場合に原因不明となり、多くのケースで体外受精が勧められます。

WHO（世界保健機関）調べ

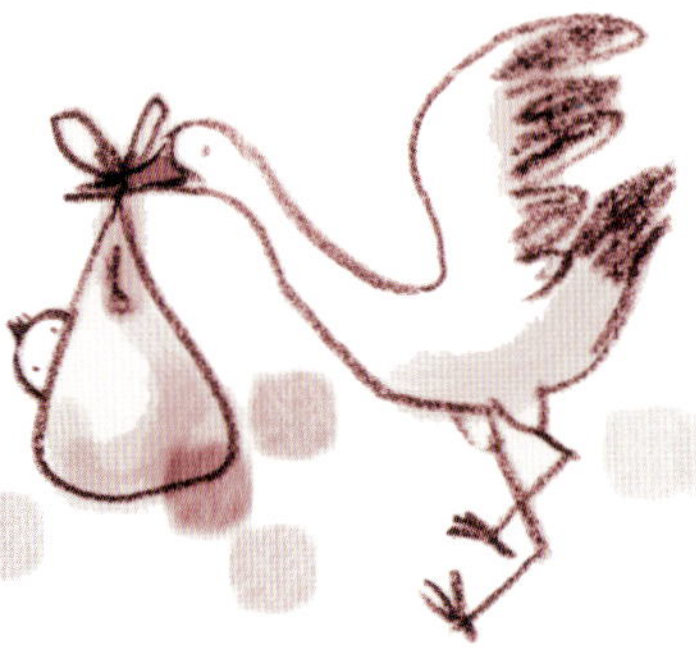

不妊原因3
精子の問題

30代の精子の問題は、20代で説明した原因や要因、検査方法や治療方法と基本的に変わりはありません。しかし、前グラフを見てわかるように、20代には不妊原因の上位にはあげられなかった子宮の問題や年齢の問題が、30代になるとあげられるようになってきます。

そのため、精子の問題がクリアできても、女性側の不妊原因が複雑化してくる傾向があり、治療が難しくなっていくことが考えられます。更に30代後半になると年齢の問題に加え、卵子の問題が関係するようになり、単に男性不妊だとは言えなくなってきます。

また、男性も35歳以上になると、精子の質が低下する人もいることがわかってきています。個人差があり、すべての男性の精子の質が低下するとは言えませんが、DNAに傷を持つ精子が増えることで受精後の胚の成長などに影響を及ぼすとされています。

精子のDNAの傷は検査をすることもできますが、精子にも質の低下があることを覚えておきましょう。これについては、妻が20代であっても夫が30代後半の場合には関係してくるでしょう。

▼検査

検査の方法は、20代の検査と同じ。精液検査を行い、全精液量、精子数、運動精子数、奇形精子数などをカウントする。数回の検査を行い、その平均値や中央値で判断をし、必要があれば泌尿器科医や男性不妊専門医でのより詳しい検査を勧められる。詳しい検査では、視診（男性の特徴）、血液検査（ホルモン値など）、精巣の触診などを行う。

▼治療

基本的に、20代夫婦で行う治療法と変わりはない。ただ、男性不妊治療については、効果が現れるようになるまでに時間がかかることが多い。精索静脈瘤手術後、精液所見に改善が見られるまでに3カ月程度を要し、造精機能に障害があるケースのホルモン療法については、その効果に個人差がある。そのため、男性不妊の治療を優先せずに、精液所見に応じた方法で人工授精、体外受精、顕微授精を行うことも少なくない。ただし、精索静脈瘤については、手術により50～70％で精液所見が改善し、精液所見、精子のDNA損傷率なども改善することがわかっている。よって体外受精の妊娠率、流産率、出生率も向上するという報告も多く、精索静脈瘤の状態と妻の年齢や不妊原因などを鑑みて手術を行うかどうかを判断する。

正常精液所見と検査からみた症状

精液量	1.5ml 以上
総精子数	3,900 万個以上
pH	7.2 以上
精子濃度	1ml 中に 1,500 万個以上
精子運動率	運動精子が 40%以上、前進運動精子が 32%以上
正常形態精子	4%以上
生存率	58%以上
白血球	1ml 中に 100 万個未満

正常精液	表 1 の基準を満たすもの
乏精子症	総精子数が 3,900 万個未満
精子無力症	精子運動率が 32%未満
正常形態精子	4%以上
奇形精子症	形態正常精子が 4%未満
無精子症	射精液中に精子が無い

正常精液所見（WHO の下限基準値、2010 年）

Dr.に聞いてみました！

患者さんの希望は、なに？
不妊治療の受け方と、その傾向は？
30代夫婦の場合

先生たちの声

1 夫婦の思いや希望

- できるだけ早めに妊娠したいと希望しつつも、身体への影響を気にされ(ご夫婦とも)ます。また、妻が年齢を気にして夫とギクシャクしてしまうこともあります。
- 「なぜ妊娠しないの？」と原因を知りたいという人が多いです。

不妊治療は、さまざまなホルモン剤を使うこともあり、体に負担がかかることもあります。また、治療をする上でも「なぜ妊娠しないの？」という原因を問いながらにもなるでしょう。

たとえば、検査で原因がわかって、それに応じた治療をしても必ず妊娠できるとは限りません。そのため、治療したにもかかわらず「なぜ妊娠しないの？」と思うこともあるでしょう。

それだけ妊娠の仕組みは複雑であること、また未解明の部分もあること、そして治療による妊娠率は100%ではなく、体外受精でも約30%で、年齢とともに低下することを理解しましょう。

先生たちの声

2 治療方法では？

- 生殖補助医療まで一通り行いたいカップルがほとんどですが、検査、一般不妊治療から始めていきます。
- 物理的なハンディキャップ（卵管閉塞など）や極端な乏精子症などを除けば、基本的には低侵襲な治療から開始します。全年齢層を通して患者さんの要望をできる限り考慮して方針を決定してゆきます。

不妊治療の始まりは検査です。検査の結果から不妊原因がわかれば、それに応じた治療からスタートするのがいいでしょう。しかし、特に不妊原因が見つからなかった場合には、これまでの不妊期間や妻の年齢、夫婦の希望などを聞きながら、タイミング療法や人工授精などの一般不妊治療から始めることも多いようです。

先生たちの声

3 焦る人、焦らない人

- 「少々焦っている」という人が多くいます。
- 35歳を超えるとかなり焦ってステップアップする人が多いが、35歳超えてから初診で来る人はのんびり構えている人も多いです。
- 30代前半までは生殖補助医療を希望する人、しない人が極端です。
- 結婚がわりと遅く、仕事が忙しい人が多く、また治療に対して難しい人も多くいます。そして、30代後半で焦り、ステップアップする人が多くいます。

焦るあまりに過剰な医療を受けることにならないことも大切なことです。また、のんびりし過ぎて妊娠が難しくなってしまっても困ります。

適応する治療を適切に受けるためには、自分の置かれている状況を理解すること、自分の症状を理解することが重要です。

年齢的にも、また友人、知人夫婦の妊娠や出産からも、焦りを感じている夫婦が多くなってくるでしょう。

最近では、「卵子の老化」「精子の質の低下」も叫ばれ、年齢と妊娠の関係を理解している人も多くなってきています。けれど、自分ごととして捉えていない人もなかにはいます。

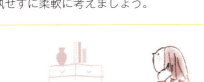

できるだけ自然に妊娠したいという希望については、当然ある思いです。しかし、検査の結果によっては、体外受精などの生殖補助医療が適応になることもあります。夫婦によっては体外受精はやらない、やりたくないという希望を持っている場合もありますが、体外受精を希望しない場合でも一度は説明を受け、客観的に理解しておくことが大切です。妊娠する方法、赤ちゃんを授かる方法は、夫婦ごとそれぞれで、自然妊娠が優で、体外受精が劣ではありません。大切なことは子どもを授かることですから、１つの考えに固執せずに柔軟に考えましょう。

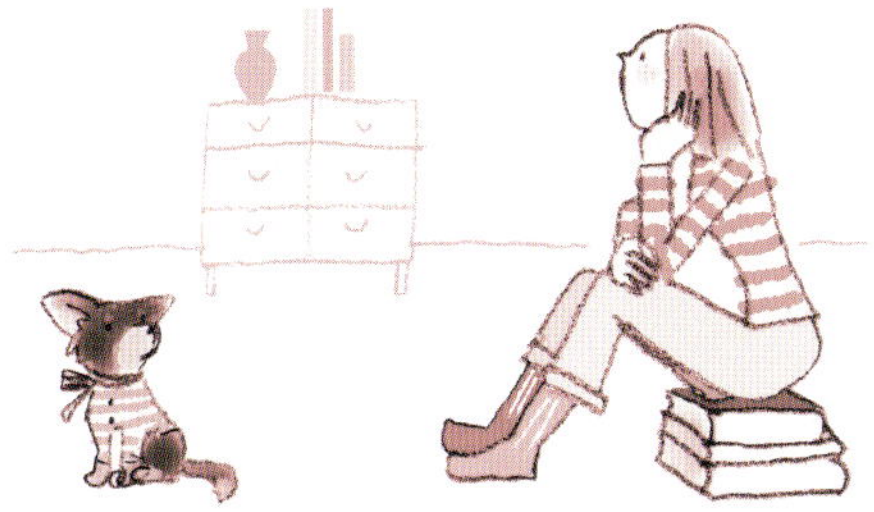

先生たちの声

4 なるべくなら自然妊娠を希望！

- 自然妊娠の希望も強いです。
- 卵管鏡下卵管形成術と体外受精-胚移植を同時に進める人もいます。
- 基本自然。35歳以上だと生殖補助医療を考える人も多いです。
- 30代もタイミング療法を希望する患者さんが多くいます。AMHを検査して卵巣機能が年齢相当であればタイミング療法から開始し、３カ月みて人工授精にステップアップを検討します。
- 30代前半、後半によって少し違いますが、7割方の人は自然に近い治療から検討されます。
- 自然に近い妊娠を希望される方が多いが、ステップアップする期間は20代に比べて早いです。
- 治療の始めは、なるべく体外受精を使わずに妊娠したいということから必要に応じて腹腔鏡手術を行います。術後半年～１年で妊娠成立しない場合には体外受精を考慮します。

先生たちの声

5 30代前半か？それとも後半か？

- 30代前半であれば20代の人と同じように希望に沿っても良いかと思いますが、出産年齢が35歳以上となる人はテンポの良いステップアップが必要と考えます。
- 結婚して1年以内ならタイミング療法と言うが、38歳、39歳となるとそれでは遅いです。時間(時期)を決めて治療するのがよいでしょう。
- 原因に対しての治療は、30代前半なら20代と同様に。30代後半では早めのステップアップを。40歳に近づいている場合は、筋腫、卵管等の手術も考慮します。
- 30代前半か後半（35歳～）によってステップアップのスピードを変化させます。
- 基本的な考え方は20代と同様ですが、タイミング療法の経過観察期間は６カ月程度にした方がよいと思います。なお35歳以降で卵管閉塞が認められた場合は積極的に体外受精を勧めます。
- 卵巣機能の個人差が出る年齢なので、排卵誘発は、卵巣機能に合わせて低刺激か自然周期を勧めます。

30代前半と30代後半では、治療の進め方は卵子の質や卵巣機能への考慮から違いが出てきます。見た目が若くても、卵子と卵巣機能は正直に年齢を重ねていると考えた方がよいでしょう。

また、30代後半になると、卵子の質と卵巣機能の個人差が目立つようになり、比較的保たれている人と、そうでない人の差は、年齢を追うごとに開いてくるようです。そのため、30代後半になってきている人、また30代後半ですでに不妊治療歴が長い人などは、一般的にいわれるタイミング療法６回、人工授精６回などよりもテンポよく治療の段階を進めていくことが大切になってくるでしょう。

特に、すでに性生活で妊娠へトライしてきた期間が１年以上ある夫婦は、検査結果と治療歴を元に、これからの治療方法をよく検討しましょう。

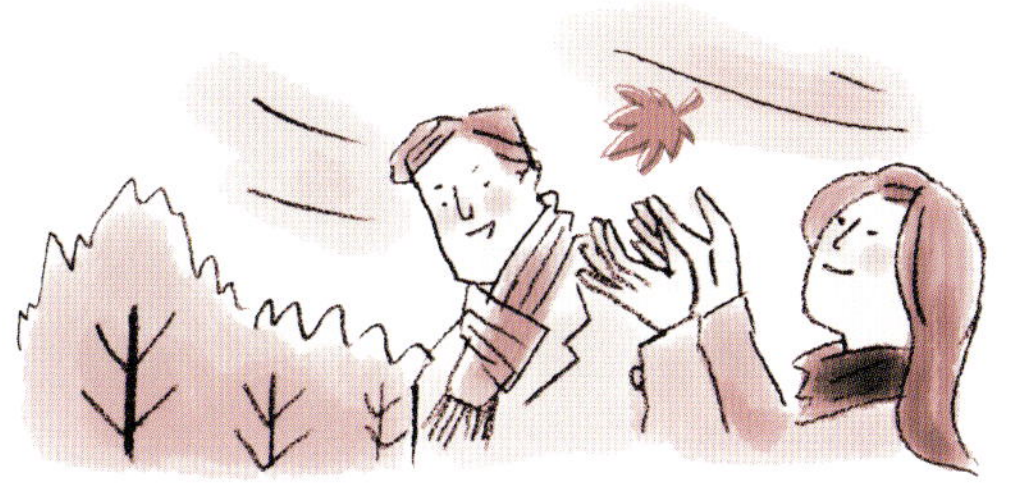

先生たちの声

6 ２人目に挑戦中の夫婦は？

１人目が自然妊娠だったから、２人目もきっと授かると思っていたのに、なかなか授からないという夫婦もいれば、１人目も不妊治療をして、やっと授かったという夫婦もいます。

また、１人目が不妊治療により授かっていても、「もしかしたら、体質が変わって…」という思いや経済的な理由も手伝って、自然妊娠からスタートさせたい、１人目は体外受精で授かったけど、人工授精からスタートさせたいと思う夫婦も意外と少なくないようです。

30代、特に30代後半になると、２人目、３人目に挑戦する夫婦も出てきますが、１人目の妊娠、出産時よりも年齢は上がり、卵子の質にも変化があります。また、１人目が自然妊娠だったという人でも、１人目の出産時、またその後に、不妊になるような体の変化が夫婦に起こっているかもしれません。もしくは、不妊原因が同じようにあったけれど、１人目は運よく妊娠が叶ったのかもしれません。１人目、２人目ということではなく、治療歴があってもなくても、きちんと検査を受け、必要な治療を受けましょう。

- 2人目不妊の人も多数いらっしゃいます。
- 2人目不妊の場合は一般不妊治療を希望する人が多いです。

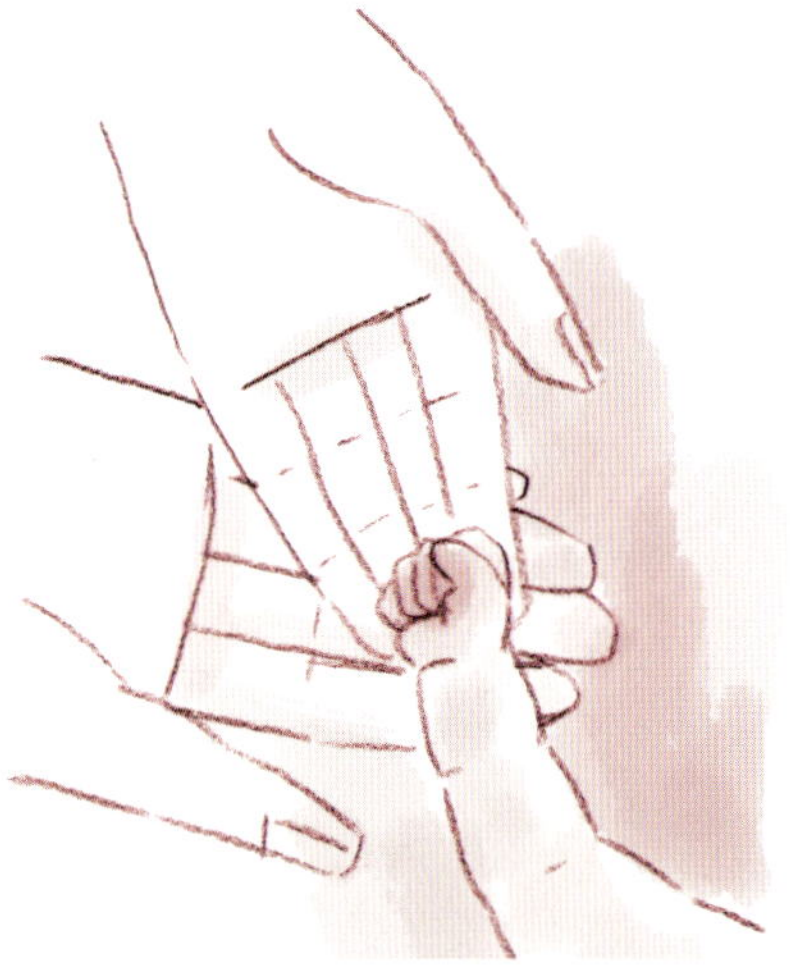

先生たちの声

7 心がけていること

- 妊活アプリなどインターネットの影響が強く、ご自分の「体質」をサプリ等で「改善」しようとする傾向も見受けられますがけれど、現代の日本に栄養状態や体質が悪くて妊娠しない女性がいらっしゃるとは思えません。男女共に検査を行い、仕事と両立しつつも早く妊娠できるよう積極的に治療します。
- 不妊の原因が不明なケースは多いですが、できる限り不妊原因を明確にしてそれぞれに対応した治療をするように心がけています。

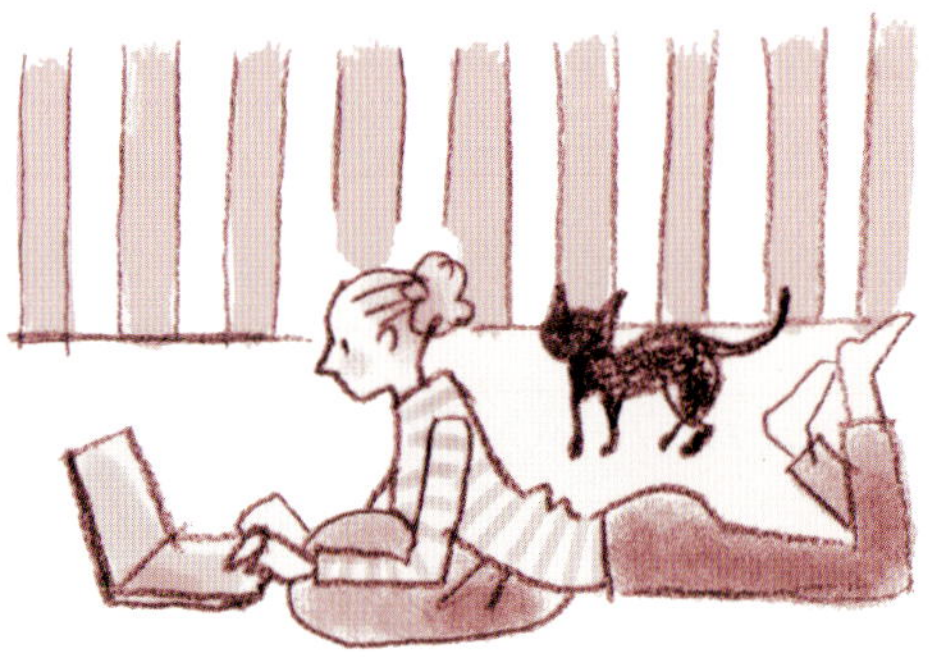

今は、スマホが手元にあれば、いつでもどんな情報でもインターネットから手に入れることができます。また、妊活アプリも増え、基礎体温の管理や次回の月経開始日や排卵日の予測などもできると謳っています。しかし、妊活アプリに対して警鐘を鳴らす医師もいて、アプリで特定した排卵日は、実際の排卵日と違ってズレていることも少なくありません。鵜呑みにするのではなく、あくまでも参考値とすること、また個人差があり、人にはそれぞれ排卵に至る癖があることも知っておきましょう。

ホルモン環境や卵胞成長の様子は月経周期ごとに違いがあり、また人によって卵胞の成長の仕方や排卵に至る癖はそれぞれです。アプリや基礎体温表からだけでは計り知ることができません。

避妊しない性生活が１年になろうとしているのなら、夫婦揃って一度、検査を受けることが一番です。原因がわかれば、それに適応した治療を。原因がよくわからなければ、これまでの状況などから、より適した方法で妊娠にトライすることができるでしょう。

Dr.からの

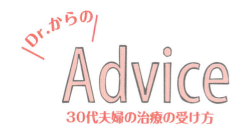

Advice

30代夫婦の治療の受け方

時は金なり！

- 仕事も乗ってくる年代なのですが、どうしても折り合いをつけて治療を優先する必要はあります。
- 時間との勝負になります。１周期、１周期をムダにすることがないよう、治療を受けてください。
- 体外受精も念頭におきながら期限を設けて適切にステップアップしましょう。
- あまり長期にスタンスを構えずに、ステップアップを行った方が良いと思います。
- 必要となったら、早めにARTへ挑戦しましょう！

30代前半なら。30代後半では

- 30代前半なら4～6ヵ月、30代後半なら3～4ヵ月妊娠しなければステップアップを考える。
- 35歳をこえるまでに治療を開始すべき。
- 結婚されている方は、30代前半からの不妊外来受診をお勧めします。のんびりされている人がいますが、卵子の質の低下は想像以上に早いものです。
- 30代後半になる方は早めにステップアップを。
- 周囲にご出産なさる人も増え、なぜ妊娠しないのか？と不安になる人が多いと思います。年齢というファクターは大変大きなものですし、出産経験があっても30代後半からはどの人も妊娠しずらくなります。2人以上のお子様を望むのであれば30代前半から積極的にお一人目をトライする事が大事です。

注意してほしいこと、知っていてほしいこと

- 卵子年齢や現状をきちんと理解させる。仕事の両立が大変。
- 精子の状態に注意すること。卵巣の状態(FSH、AMH)にも注意すること。
- まずはAMHを評価し、自分の卵巣機能がどの年齢に相当するのか認識することが大切です。
- 卵子の老化は30代からすでに始まっています。特に35歳を過ぎる頃から顕著になるので、6ヵ月ほどタイミングをとって妊娠しなければ、早めの受診をお勧めします。
- 基本的には妊娠率が高いグループなので治療を受けるときは集中的に受診してもらいましょう。

自分は自分！

- 他人と比較しない方がいいです。
- 年齢ではありません。個人個人によります。

治療との向き合い方は？

- 体外受精を視野に入れながら、どこまで治療するか夫婦でプランをたてましょう。
- 普段の生活に通院など治療に関することをうまく組み込んでいきましょう。治療に関する希望があれば積極的に医師と相談しましょう。

とにかく検査をしてみよう

- 自然妊娠へのトライが可能かスクリーニング検査をおすすめします。
- ルーチンな検査は必要です。40歳近くなる前に検査、治療をしましょう。
- 妊娠歴の有無や月経不順の有無などによって治療の方針が変わるので、1年以上不妊の場合、一度、受診をしてみましょう。
- 妊娠率が低くなる前に最小限の治療で妊娠できるよう、２人目３人目がほしくなる可能性も踏まえて、思い立ったら早めに夫婦共に専門医で検査を受け、無理なく仕事と治療を両立できるよう相談しましょう。

２人目を希望する夫婦は

- 2人目不妊の方も増えております。1人目が自然に授かっても、加齢による影響や、育児によって性交渉の頻度が減ることも原因になります。年齢のファクターが大きくなる前に相談にいってみましょう。

35歳までに！　35歳からは！
と力を入れすぎず、
ストレスを溜めずに

35歳がターニングポイント

妊娠の要は、卵子の質にあるといわれ、この卵子の質は35歳が1つの節目になります。けれど、卵子の質の低下は、35歳を境にしてハッキリとあるわけではありません。ただし、卵子の質は低下する、卵胞の数は減るということには変わりはありませんので、治療が必要になった時には、なるべく早い段階から適応する治療に取り組むことが大切です。また、30代後半になってくると、卵子の質や卵巣機能には個人差が大きくなってくるといわれています。

これまで特に月経周期に変化がない場合には、卵子の質や卵巣機能の低下は、見た目や基礎体温表からも判断することは難しく、また、一相の基礎体温表や卵胞期（低温相）が長いなどから示唆される卵巣機能低下については、治療が難しくなるケースも少なくありません。そのため、少しでも変化が見られる場合、もしくは卵胞期が長く心配な場合には早めに医師へ相談をしましょう。

ただし、35歳を意識しすぎると、ストレスが溜まってしまいます。がんばることはいいこと。でも、力を入れすぎて、体や心が硬くならないようにゆったりと構えていきましょう。

30代の不妊治療

1、まず検査！

2、卵子のこと、卵巣のことについて理解する

例えば…

① 35代後半から卵子の質の個人差が大きくなってくる

② 30代後半から卵巣機能の個人差が大きくなってくる

③ 卵巣に残されている卵胞が少なくなってくる

↓

妊娠を妨げている要因や原因があれば、早くに適応した治療を開始する。少しでも若いうちに妊娠にトライしないと年齢による卵子の質や卵巣機能低下から、さらに妊娠が難しくなってしまう

↓

原因に適した治療を早い段階から行いましょう！

妊娠と仕事。時間を大切に！

仕事では、責任のあるポストにつく人も増えてきます。日々の生活もストレスのたまりやすい年代となってきますが、妊娠しやすい時期は待ってはくれません。

赤ちゃんを授かるために、また1人でなく、2人、3人の子育てを希望する場合には今できることにチャレンジしておくことが、この年代の治療では特に重要になってきます。

妊娠の基本的な知識を身につけましょう！

また、治療方法を決定する際には、夫婦の希望についても医師と良く相談しましょう。なかには、希望する治療と適応する治療に違いがあるかもしれません。それを理解するためには妊娠の仕組み、自分たち夫婦の検査結果と、これ

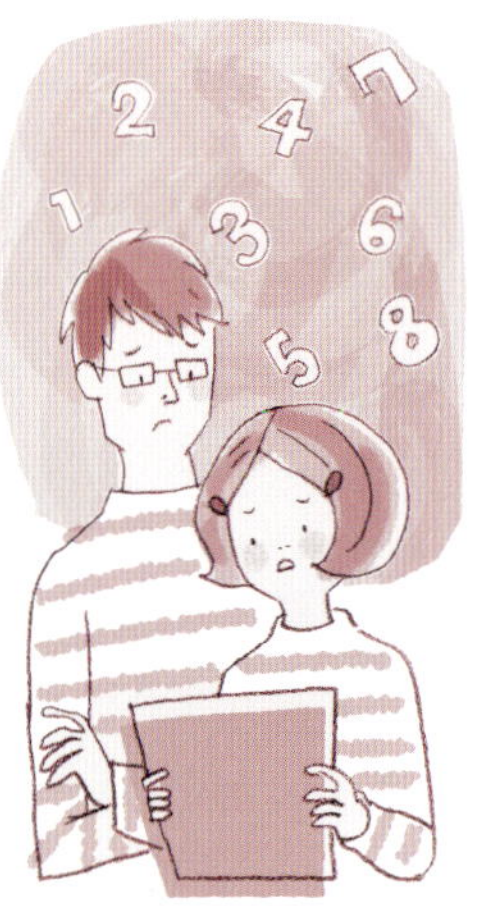

までの性生活でのトライや治療歴を客観的に理解することが先決です。たとえば、性生活で1年以上妊娠せず、また検査結果に何も問題がなかった場合、体外受精を勧められる夫婦もいるでしょう。いきなり体外受精をといわれた時には、まずは妊娠の仕組みを理解すること、そして検査結果に問題が見つからないこと、そして性生活で1年以上妊娠できていない事実を受け入れていくことが大切です。

妊娠の仕組みを再勉強する、不妊の原因や治療の方法についての知識を得るには、さまざまな病院で開かれている説明会や勉強会に夫婦で参加するといいでしょう。

夫婦で参加することでお互いに共通の知識を持つことができ、治療を進めるにあたってお互いが持つ知識で補い合うことができます。

夫婦ふたりで支え合いましょう

そして、妊娠するためには夫婦で取り組むことが大切です。妊娠は妻だけの問題ではなく、夫が自分の精子を預けなければ新しい命は宿りません。妊娠は、男性にも女性にも大切な役割があり、不妊治療もまた同じようにそれぞれの役割があります。妻が治療のメインにはなりますが、不妊は夫婦の問題です。どちらかに不妊原因があり、どちらかに責任があるということではなく、私たち夫婦に起こっていることと考えましょう。認め合って惹かれあって夫婦になり、ふたりが「この人」と決めたから結婚をしたはずです。どちらかが一生懸命がんばることではありません。

なぜなら、治療を受けるにあたって夫のサポートは妻にとって重要だからです。妊娠が成立した夫婦のアンケートでは、妻が夫の協力があったと答えた夫婦の方が妊娠成立までにかかる期間が短かったという報告もあります。妻の治療に夫が協力するという意識よりも、お互いが支え合う、助け合うことが日頃の生活からあるといいですね。食事、洗濯、掃除と日常生活を送る上で必要なことも、お互いができることを助け合って、補い合っていきましょう。

治療は夫婦で決めるもの

また、治療の受け方については、夫婦に最終決定権があります。より妊娠を近づけるためには、医学的に根拠のある治療方法にチャレンジすることが肝要ですが、状況を客観的に理解はできても心が追いつかない時には、無理に治療を進めず納得できる方法から治療を進めましょう。

基礎的な知識は、どこで？

1、不妊治療施設で開かれている勉強会や説明会

不妊治療施設で開かれている勉強会や説明会に参加してみましょう。土日に開かれていることが多いので、ぜひ、夫婦で出かけてみましょう！

2、不妊治療施設のオフィシャルサイト

通院する、または通院を希望する不妊治療施設のオフィシャルサイトを確認してみましょう。最近では、妊娠や不妊の基礎知識、不妊治療方法などが公開されています。

3、書籍などから

不妊治療を専門に行う医師が発行する書籍や不妊治療情報センターが発行する「i-wish ママになりたい」シリーズなどを読んでみましょう！

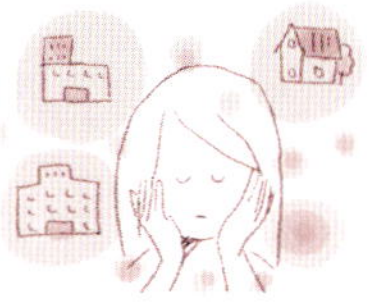

!! 注意 !!

個人のブログは、その人だけのものです。メンタル的な支えとして活用するのはOK！でも治療に関しては、ほどほどに。

30代の不妊治療 ここがPoint

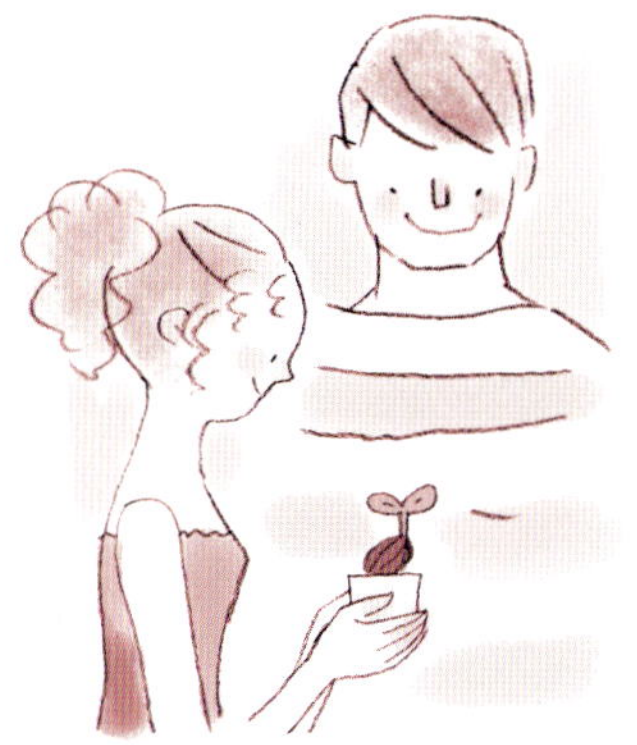

1、まだ大丈夫！は、禁物
若いから大丈夫と過信しない！

2、妊娠や不妊に関する正確な知識を持ちましょう！

3、治療はふたりで支え合いましょう！

特集 20代・30代・40代の不妊治療

40代

「卵子の質をしっかりと理解し、不妊原因が何かを調べること」

妻が40代の夫婦は、避妊しない性生活を半年送って妊娠しないようなら、なるべく早く検査を受けましょう。不妊原因が見つかった場合は、すぐに治療に取り掛かることができます。不妊原因が見つからない場合は、妊娠を希望した期間や年齢、そして夫婦の希望から妊娠へのチャレンジ方法を選択しましょう。

そのためには、妊娠の仕組みや、卵子の質と年齢の関係、卵胞の残存数などの基礎的な知識を持っていることが大切です。40代の妊娠は、最近では珍しくないと思いがちですが、体外受精でも妊娠率は低く、そのうち出産までとなると、さらに低くなります。40歳で体外受精の治療周期数に対しては妊娠率は15％前後、赤ちゃんが授かるのは7％程度で、1歳追うごとに妊娠率も生産率（生きて赤ちゃんが生まれてくる確率）も下がります。40歳以降の妊娠、出産は非常に厳しく、簡単に「妊娠できるから大丈夫」とは言えません。しかし、確率は確率でしかありません。なぜなら、一人ひとりが同じ確率というわけではないからです。卵子の質は、30代後半くらいから個人差が目立つようになり、それは40歳以上になるとさらに広がりを見せます。

この卵子の質を推し量る検査はなく、体外受精をしてみることでわかることもあります。ですから、できる限り妊娠にチャレンジすること、しかもなるべく多くの周期でチャレンジすることが40代の不妊治療には大切になってきます。

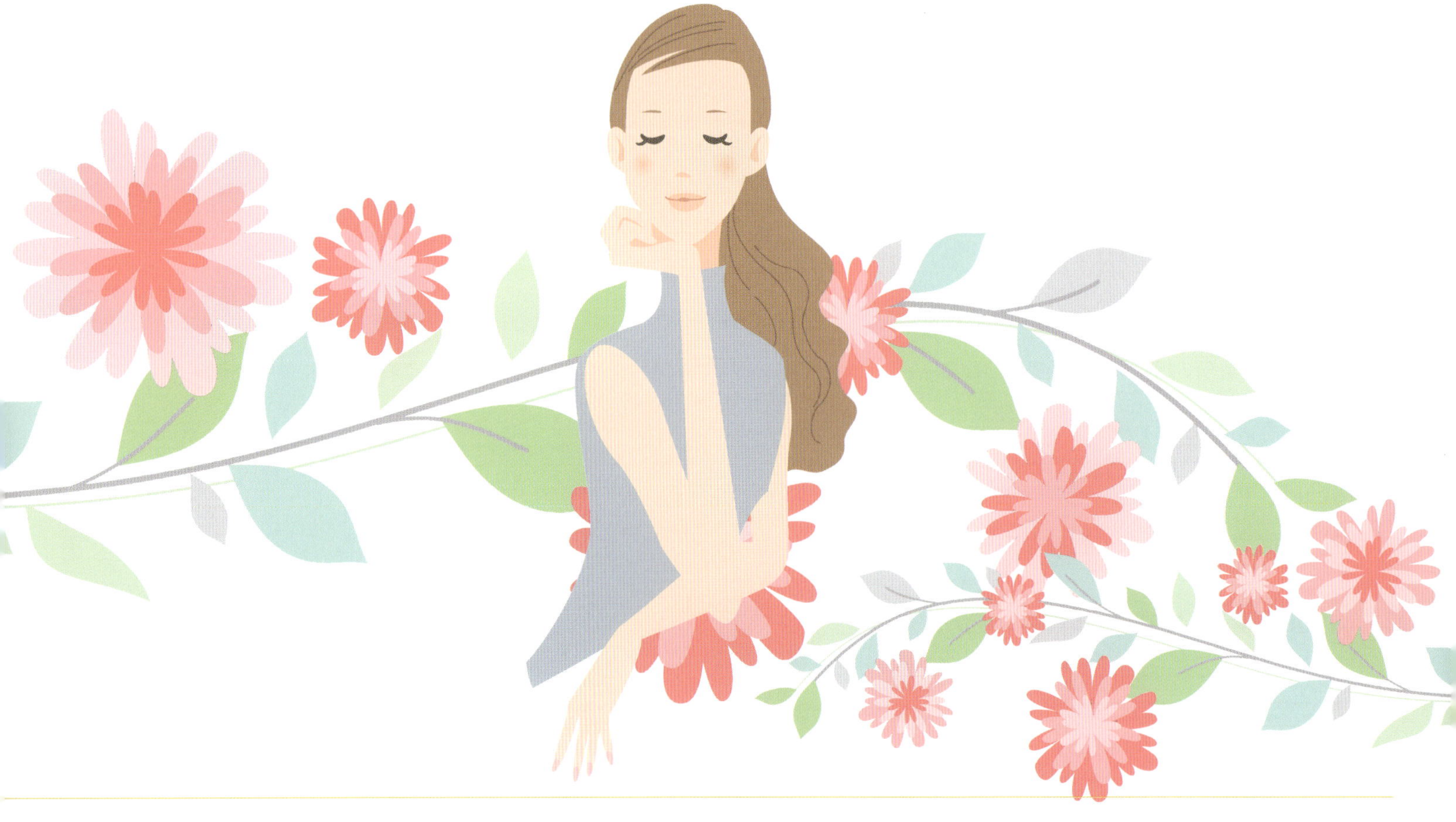

まずは、CHECK！

1 卵子の質は、年齢とともに低下する

40歳で妊娠を希望することは、厳しい現実との向き合いになります。卵子がどのように排卵されてくるのか、また卵子の特徴なども理解して妊娠に臨みましょう。

体外受精を参考にすると、38歳くらいから妊娠が難しくなり、39歳になると妊娠率よりも流産率の方が上回ってくるようになります。流産は、卵子の質が低下することから起こりやすくなります。妊娠するには厳しい現実があり、治療が長期に渡ることもあります。また、妊娠が叶わないこともあるかもしれません。ただ、厳しいからといって可能性がないわけではありません。赤ちゃんを授かっている夫婦もいます。希望を持って治療に臨みましょう。

2 卵巣に残されている卵子の数が減っている

卵胞は、生まれた時にすでに卵巣の中に一生分を蓄え、新しく作られることはないので使い切ったら終わりになります。一般的には１日に30個、１カ月に1000個のスピードで減るとされています。初経が始まる思春期には50〜70万個程度が卵巣にあり、約38歳くらいで卵胞が枯渇する計算になりますが、実際に閉経を迎える50歳くらいまでは卵胞は卵巣にあります。AMH検査を受けることで、卵巣に残されている卵胞数を予測することができるので、ぜひ検査を受けてみましょう。卵胞数が減るということは、妊娠にチャレンジできる回数も減ってきているということになります。月経があれば大丈夫ではないので、半年、１年を待たずに、一度、不妊治療を行う専門の病院で相談をしてみるといいでしょう。

3 月経周期に変化はない？

平均閉経年齢は約50歳です。閉経が近くなると、月経周期に変化が見られるようになり、その多くは月経周期が短くなることから始まります。

月経があれば排卵もあると考えがちですが、だんだんと排卵が伴わない月経周期も現れ始めるようになります。基礎体温からだけでは判断できないことも多くあります。AMH検査で卵巣予備能を調べることも大切ですが、月経周期初期のFSH値も重要です。この値が高くなると、卵巣機能が低下してきていることがわかります。

これまでより月経周期が短くなったと感じることがあったら、早めに妊娠にチャレンジすること、そして一度、病院へ相談に行きましょう。

4 流産率が上がってくる

卵子の質の低下から、妊娠しても流産する確率が上がってきます。やっと妊娠ができても、生化学的妊娠になったり、流産になったりと出産までたどり着けないことが40歳以上の半数以上に起こります。この要因には、染色体異常を持つ卵子が増えることがあげられます。また、男性についても、年齢による精子の質の低下があります。最近では、年齢を重ねることで精子のDNAの傷が増え、これが流産の要因になるといわれています。年齢を重ねれば、体力の維持、肌のキメ、髪のツヤなどが20代、30代の時よりも衰えてきたなと感じることがあるかもしれません。それと同じように卵子や精子にも年齢による質的低下が起こり、これは避けようがありません。ただ、卵巣に残されているすべての卵子に問題があるわけではなく、染色体異常のない卵子が排卵される周期もあります。その周期を逃すことないよう妊娠へチャレンジしていくことになるでしょう。

5 特定治療支援事業が受けられるのは43歳未満まで

体外受精の医療費は、健康保険が適用されず全額自己負担になります。高額な医療費を少しでも取り戻せる特定治療支援事業も43歳未満と決められています。43歳以上になると体外受精を行っても赤ちゃんを授かることができない夫婦が多いなどが助成対象から外れた理由です。そのため、43歳以上からは助成金が受けられないので、高額な医療費が一気にのしかかってきます。

ただし、確定申告の医療費控除は受けられますから、ほかの医療機関にかかった分、また市販の薬などの領収書は捨てずに取っておきましょう。

金銭的負担がかかるようになる43歳が、治療を続けるかどうかの１つの目安にはなりますが、それを過ぎたからといって絶対に妊娠しないというわけではありません。確率は低くても、妊娠する可能性はありますので、十分に治療方法について医師と相談し、夫婦で検討をしながら進めましょう。

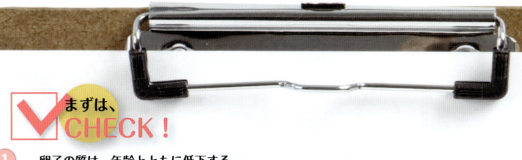

40代に多い不妊原因は？

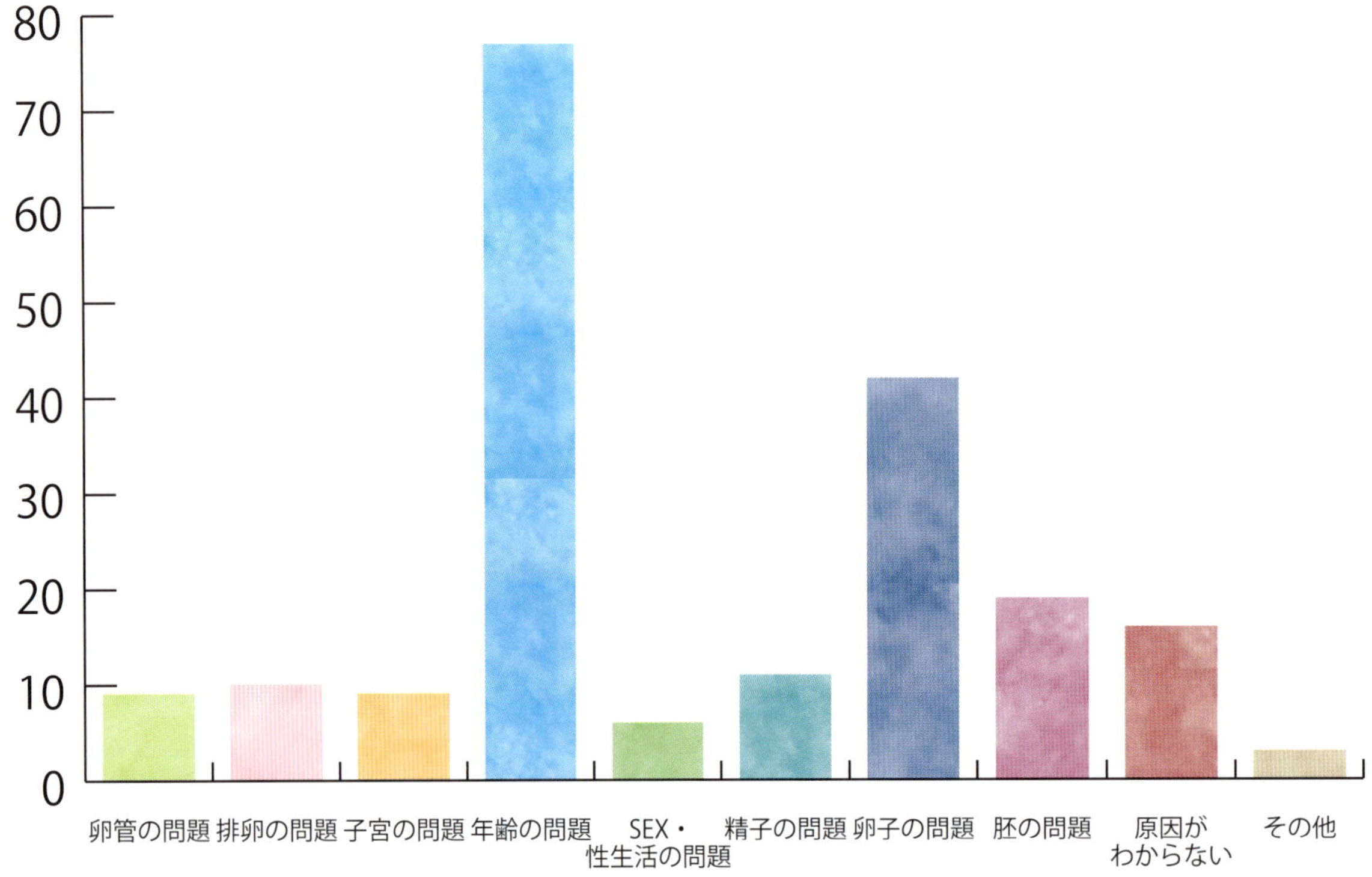

※このグラフは、全国体外受精実施施設に送ったアンケートからつくられています。この設問では、回答いただいた病院で、40代の不妊原因としてあげられる問題に1位～3位まで順位をつけてチェックしていただきました。

1 年齢の問題

40代の問題で一番多いのは年齢の問題でした。誰でも重ねる年齢が妊娠の一番の大敵になるということです。

2 卵子の問題

卵子は、染色体異常の起こりやすい細胞で排卵した卵子は約25%の確率で染色体異常があるといわれています。この確率が年齢とともに上昇することが卵子の問題につながります。

3 胚の問題

卵子と精子が受精したその後に、胚が成長する過程でも染色体異常が起こることもあります。卵子や胚に問題があると成長を止めてしまったり、着床しても流産することが多くあります。

不妊原因1 年齢の問題

40代になると妊娠へのチャレンジは時間との勝負ともいえます。卵子の質が低下し、卵巣に残されている卵胞数も少なくなり、卵巣機能も低下してきます。

月経があるから大丈夫と考えている人もいますが、月経があっても排卵が伴わない、排卵されてくる卵子の質に問題があるなどの周期も年齢を追うごとに増えてきます。特に以前よりも月経周期が短くなってきた人は注意が必要で、卵巣機能が低下し閉経に向かっていることがうかがえます。ただ、排卵されてくる卵子の質がすべての周期で問題があるわけではなく、質のいい卵子、赤ちゃんに結びつく卵子が育つ周期もあります。その周期がいつの周期かは誰にもわかりませんが、1周期1周期を大切に妊娠にチャレンジしていくことが赤ちゃんを授かる方法の1つといえます。

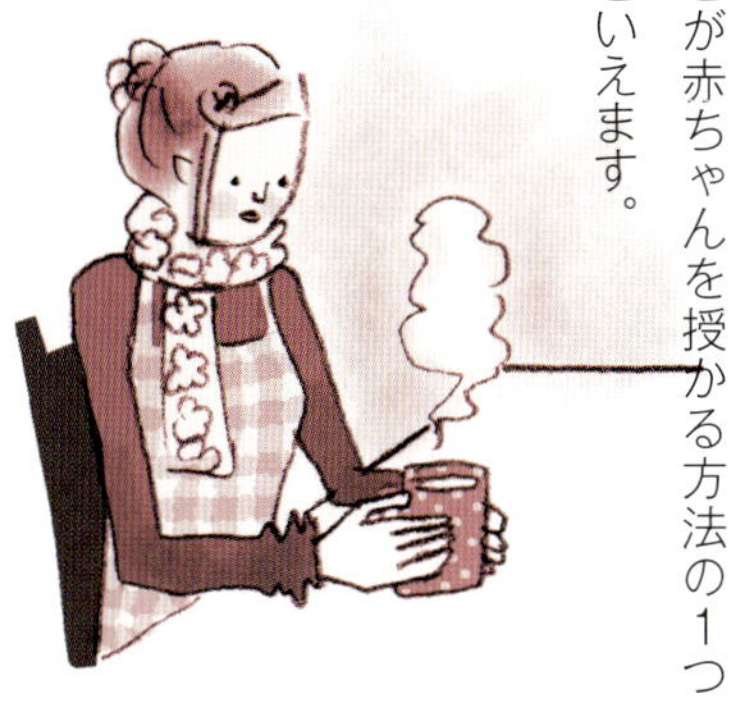

検査

年齢に関することは、問診、カルテなどで確認する。卵巣予備能については、AMH値を調べることで卵巣に残されている卵胞数を予測できるが、卵子の質については一般的な検査ではわからない。体外受精をすることで、受精、胚の成長を観察し、グレード評価をする、胚移植をしてみることから卵子の質が推測できることもある。

治療

排卵や卵管などに問題がなく不妊の主な要因が年齢と考えられる場合、夫婦の希望を聞きながらタイミング療法、人工授精、体外受精を行う。タイミング療法や人工授精では、卵子の状態、受精、胚の成長がわからないことから、実際には体外受精を勧められる夫婦も多い。

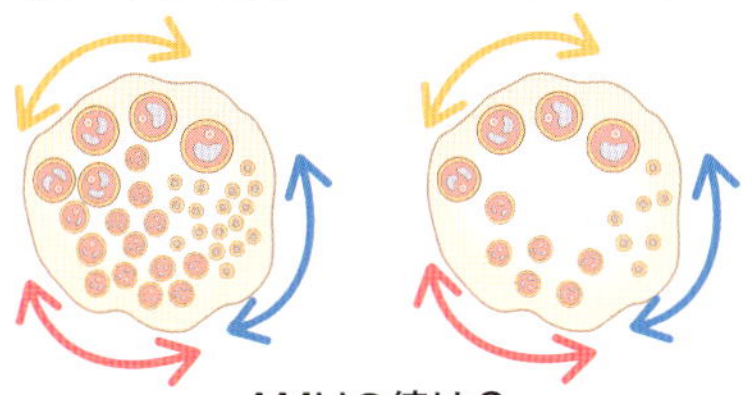

AMHの値は？
ピンクの領域にあるのがAMHを分泌している卵胞です。この数が多いとAMH値は高く、青い領域にある卵胞の数も多いだろうと予測をしています。
また、黄色の排卵周期に入った卵胞の数も多い傾向にあります。

AMH（抗ミュラー管ホルモン）とは？

Anti-Mullerian hormone

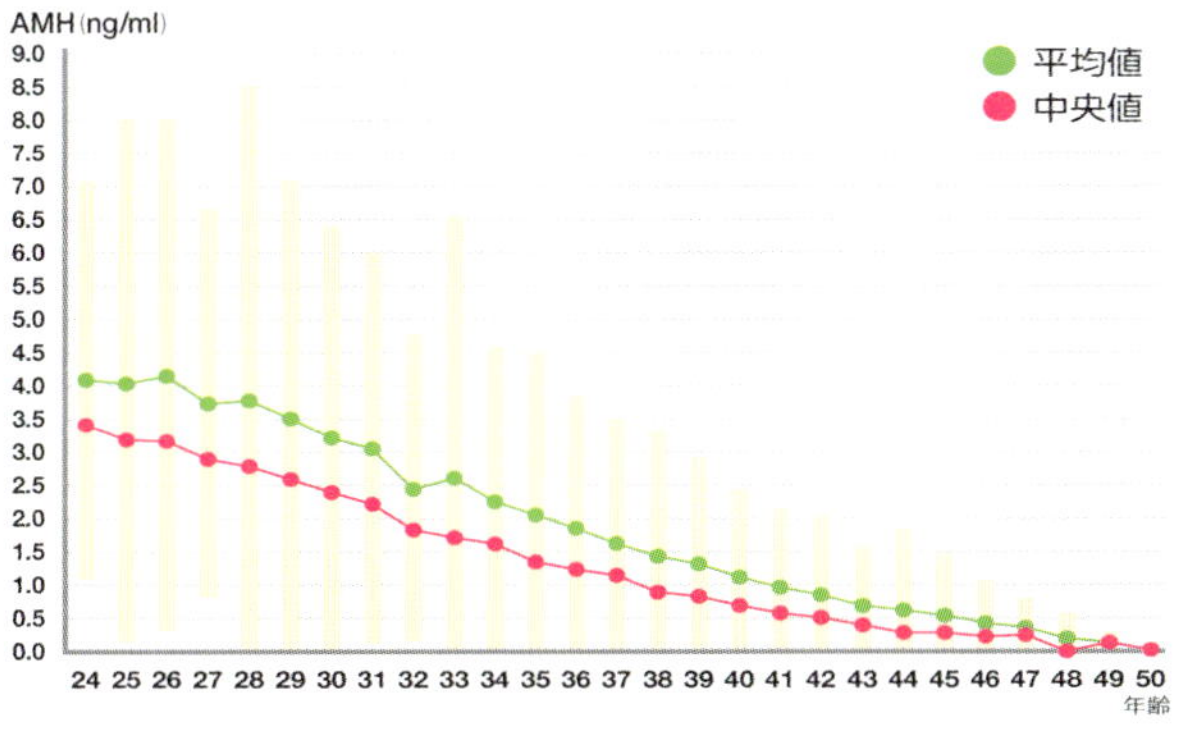

年齢	中央値	平均値	年齢	中央値	平均値
30	2.4	3.2	40	0.7	1.1
31	2.2	3.1	41	0.6	1.0
32	1.8	2.5	42	0.5	0.9
33	1.7	2.6	43	0.4	0.7
34	1.6	2.3	44	0.3	0.6
35	1.3	2.1	45	0.3	0.5
36	1.2	1.8	46	0.2	0.4
37	1.1	1.6	47	0.2	0.4
38	0.9	1.4	48	0.0	0.2
39	0.8	1.3	49	0.1	0.1
(ng/ml)			50	0.0	0.0

Seifer. Age-specific AMH values for U.S. clinics. Fertil Steril 2010.

卵巣に残された卵胞数の指標となるホルモンがAMHです。ただ、AMH値には、年齢に対する正常値はなく、中央値や平均値から年齢に相応しているのかを参考にします。グラフは、2010年にアメリカの学会誌に発表されたもので年齢ごとの中央値と平均値になります。グラフの高低線を見るとわかるように、AMH値の幅は広く、またどの年齢にも大変低いケースが存在します。

全体的に見ると年齢を追うごとに低下することがわかり、その低下の速度、程度は高低線からも個人差があることがみてとれます。グラフの右には、30歳以上を抜粋した年齢ごとの中央値と平均値を示しましたので、参考にしてください。

AMH値は、卵巣に残っている卵胞数の指標になり、それが妊娠へのトライを早めた方がいいか、また積極的に治療に取り組んだ方がいいのかなどの目安にもなります。またAMH値の高さは、妊娠を保証するものではありません。妊娠は卵子の質が大きく関係し、これは年齢と相関します。AMH値が低くても年齢が若ければ妊娠する可能性は大いにありますが、40歳を過ぎてAMH値が高くても、卵子の質が問題となり妊娠が難しいケースもあります。

不妊原因2
卵子の質

卵子は、生まれた時はすでに原始卵胞として卵巣の中にあり、持ち主の女性と同じように年を重ねます。その中には、平均閉経年齢である50歳まで、50年もの間、長生きをするものもあります。

あなたとあなたの卵子は同い年で、あなたが妊娠に臨む年齢が、卵子の年齢ということになります。

また、あなたに老化現象が起こるように卵子にも老化現象があり、これを卵子の質と捉えて考えています。

卵子は、年齢に関係なく、もともと減数分裂の失敗も多く、染色体異常を持つ卵子が排卵されることがあります。この染色体異常率が38歳くらいからだんだんと高くなることから、妊娠率が低くなり、逆に流産率が高くなっていきます。

いくら外見が若くても、卵子は正直に歳を重ねていると考えたほうがいいでしょう。

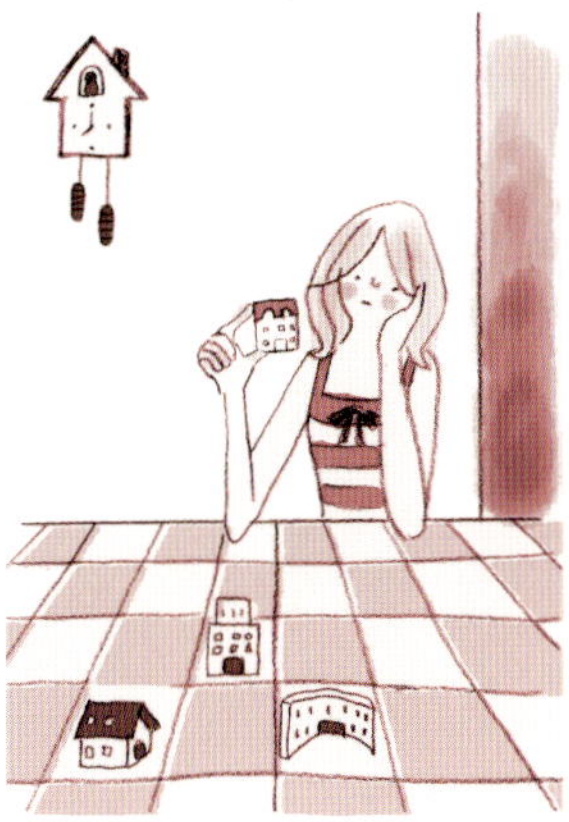

▼考察

平均閉経年齢である50歳の10年くらい前から妊娠が難しくなり、だいたい43歳くらいからいっそう難しくなる。

そのため40歳以上の治療は、より厳しい現状を理解する必要があり、なかには治療しても子どもが授からない夫婦もいる。

また、変性卵や未成熟卵子も増える傾向にある。受精できるのは成熟卵子のみ。この成熟卵子（MⅡ期）には、卵子の細胞質の外側、透明帯の内側に1個の極体（第一極体）がある。卵子は、卵子の細胞質内に大きな核が1個あるGV期から細胞質内の大きな核がなく、極体が見えないMⅠ期を経て成熟卵子へと成長をするが、このGV期やMⅠ期の未成熟卵子の状態が増える傾向にある。

実際に、体外受精で採卵手術を行うと未成熟卵子だったり、変性卵（卵子の形が崩れている、変形しているなど）だったり、卵胞内に卵子のない空胞だったりと、いわゆる質に問題のある卵子が採卵されることが増える。これには年齢が関係しているといわれている。

▼治療

一般的な検査で特に問題がなく、避妊しない性生活が半年以内である場合には、タイミング療法から人工授精、体外受精へと治療を進めていく方法がある。避妊しない性生活が半年以上ある場合、また一般不妊治療を半年以上行っている場合は、積極的な治療を行うほうが妊娠への近道かもしれない。

卵子の質の低下は、どの卵胞にも一様に起こっているのではなく、比較的、質の保たれている卵子が排卵されることもある。しかし、どの周期に質の良い卵子が排卵されてくるのかがわからないため、なるべく多くの周期に妊娠にトライすること、また、卵巣機能が低下しFSHの基礎値が高い人は十分に下げてから妊娠へトライするなどの工夫が必要な場合もある。

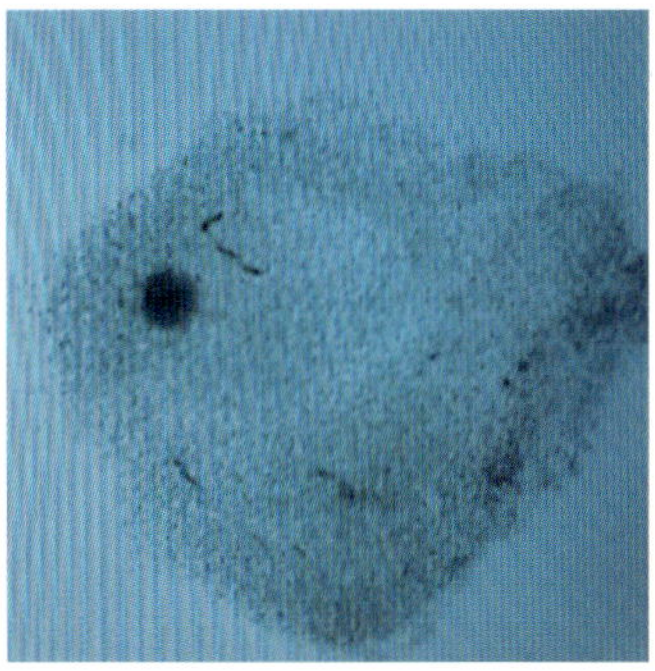

採卵したばかりの卵子
黒く見えるのが卵子。その周りを卵丘細胞がある。

卵子の成熟過程

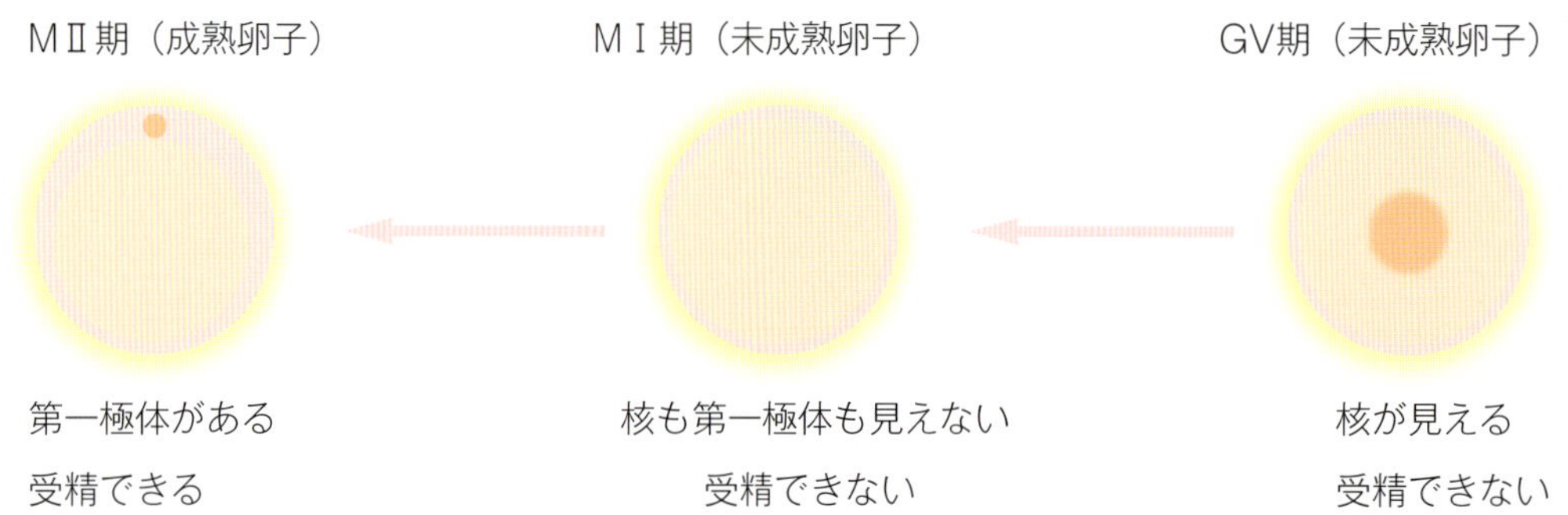

不妊原因3
胚の問題

胚の問題は、卵子の質が大きく関係しています。

卵子と精子が受精をする、そして胚が成長するためには、卵子に染色体異常がないことと、卵子そのものに元気があることも重要です。たとえば、卵子に染色体異常がなくても胚が成長していく過程で染色体に異常が起こることもあります。また、胚の成長は、8細胞期までの初期胚は卵子の力、8細胞期以降は胚の力ともいわれています。これは、卵子のミトコンドリアが関係しているといわれています。ミトコンドリアは、細胞のさまざまな活動に必要なエネルギーを作り、供給しています。

卵子や精子にもミトコンドリアはありますが、精子のミトコンドリアは、卵子に到達して進入するまでで役割を終え、受精後に受け継がれず、受精から初期の胚の成長には卵子のミトコンドリアが働きます。しかし、卵子のミトコンドリアは年齢とともに数が少なくなり、また機能が低下することがわかってきています。そのことが、胚の成長に関わっているようです。

▼考察

胚の質は、体外受精をした胚を評価することで、ある程度を判断することができる。

胚の質は、卵子の質が大きく関係しているので、卵子の質の低下とともに胚の質にも問題が起こりやすくなるといえる。

▼治療

性生活や一般不妊治療で妊娠に至らない理由の1つに、胚の問題もあげられる。

胚が途中で成長を止めてしまえば妊娠は叶わず、成長はするが状態が良くなければ妊娠は難しくなる。これらは、体外受精を行うことによって卵子を採取し、体外で受精させ、胚を培養、評価をすることで確認できる。

初期胚のグレード評価には、胚の成長スピード、細胞のサイズの均等さ、細胞が分割する際にできるフラグメント量が関係している。

適切なスピードで成長し、細胞が均一でフラグメントを認めないものがグレード1で評価が高い。

胚盤胞は、胚盤胞腔の広がりによって1～6までに分け、細胞の状態を見てAを優良としてCまでの3段階に分けてグレードを評価する。

完全胚盤胞で内部細胞塊（将来赤ちゃんになる細胞）がやや小さく、栄養外胚葉（将来胎盤になる細胞）も不均一な場合、3BBという評価になる。

グレード評価の良い胚は、妊娠率も高いことがわかっている。形がよく順調に成長した胚は、問題が少ないといえるが、染色体異常がないとは限らない。また、グレード評価の低い胚は、妊娠率はあまり良くないが、中には赤ちゃんにつながる胚もある。

多くの施設で、初期胚はグレード3以上が移植対象の胚になる。

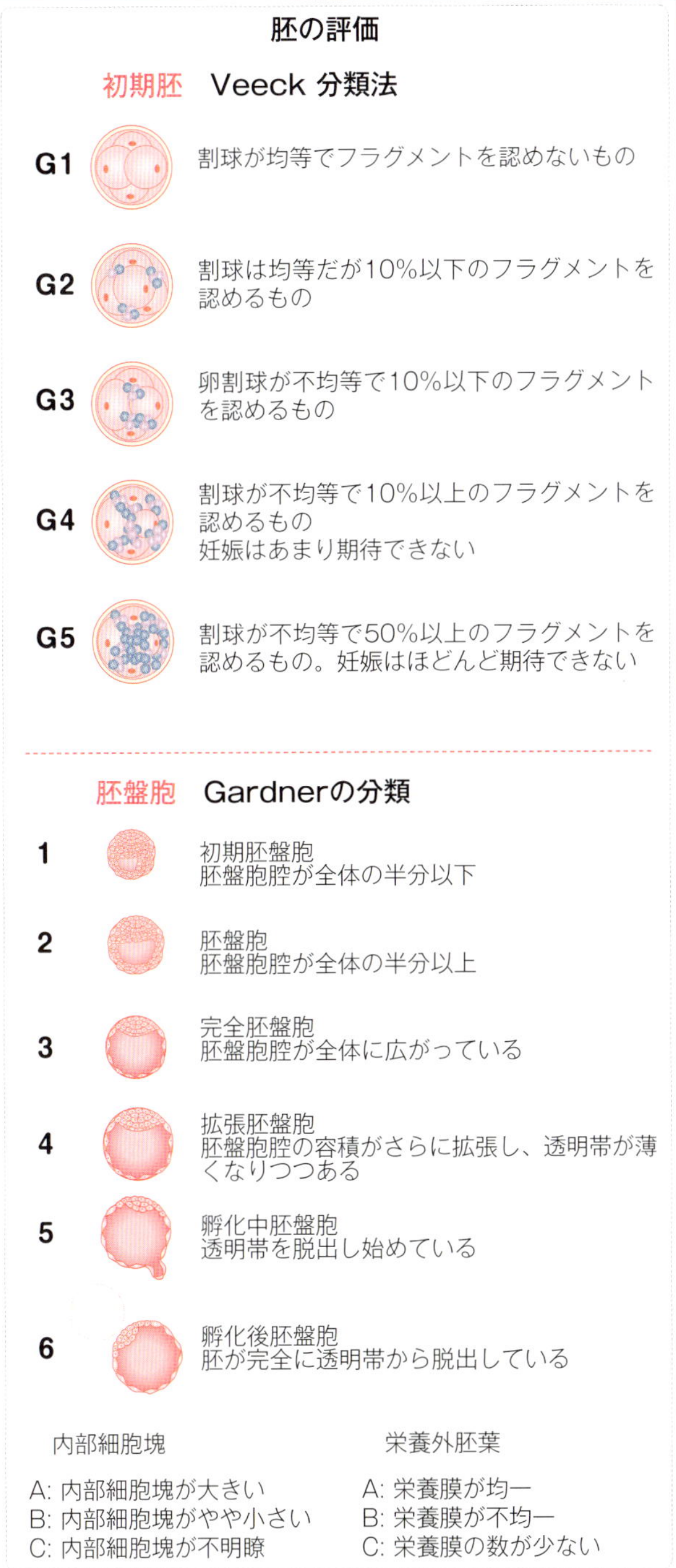
胚の評価
初期胚 Veeck 分類法
G1 割球が均等でフラグメントを認めないもの
G2 割球は均等だが10%以下のフラグメントを認めるもの
G3 卵割球が不均等で10%以下のフラグメントを認めるもの
G4 割球が不均等で10%以上のフラグメントを認めるもの 妊娠はあまり期待できない
G5 割球が不均等で50%以上のフラグメントを認めるもの。妊娠はほとんど期待できない
胚盤胞 Gardnerの分類
1 初期胚盤胞 胚盤胞腔が全体の半分以下
2 胚盤胞 胚盤胞腔が全体の半分以上
3 完全胚盤胞 胚盤胞腔が全体に広がっている
4 拡張胚盤胞 胚盤胞腔の容積がさらに拡張し、透明帯が薄くなりつつある
5 孵化中胚盤胞 透明帯を脱出し始めている
6 孵化後胚盤胞 胚が完全に透明帯から脱出している
内部細胞塊
A: 内部細胞塊が大きい
B: 内部細胞塊がやや小さい
C: 内部細胞塊が不明瞭
栄養外胚葉
A: 栄養膜が均一
B: 栄養膜が不均一
C: 栄養膜の数が少ない

Dr.に聞いてみました！

患者さんの希望は、なに？
不妊治療の受け方と、その傾向は？
40代夫婦の場合

先生たちの声 1

治療のステップアップは早めに！

- ステップアップを早くして欲しいというニーズが高いです。
- すぐに体外受精にステップアップする夫婦が多くいます。
- AMHを参考に迅速にステップアップします。
当初から体外受精の方が増えます。
- 基本的に妊娠率が低く、多胎率がほとんど出ない年齢なので卵子をたくさん採らない自然周期のIVFをお勧めします。
- なりふりかまっている余裕なし！
- ARTを希望する患者が多いため、ARTを中心とする治療を行っています。
- すでに卵子の老化が進んでいるため、タイミング法及びAIHはできるだけ最低限にとどめ、体外受精を行う方向で進めています。

治療方法の変更を早め早めに考える夫婦が多いようです。また、医師からも治療の段階を上げていくことを勧められるケースも多くなってくるようです。

年齢、卵子の質を考えたら、妊娠を希望する40代の夫婦も、医師も同じように「早めに！」と考えることが多くなってくるのでしょう。

先生たちの声 2

自然妊娠や一般不妊治療を希望する夫婦とARTを希望する夫婦

- 低侵襲な治療を希望するカップルと、ARTなどを積極的に希望するカップルに大別されるような印象です。
- 40代女性の自然妊娠率の低さを理解されていて積極的に体外受精に取り組みたいというカップルと、高年齢でも「自然に妊娠できるはず」と性交タイミング指導や人工授精を望むカップルのどちらもいます。
- 体外受精を希望される方と、体外受精は希望しないという方とにはっきり分かれている。
- 初診時に、体外受精の希望を聞きます。
- 早め早めにステップアップを望む人、タイミング法以外は受けない人、人工授精までしか受けない人（夫の考え方等による）に分かれる。
- ARTを望む人と、そこまで行きたくはないカップルと両極で、方針が比較的はっきりしています。

治療方法にこだわっている夫婦と、積極的に治療を受けていこうと考える夫婦が、ほかの年代よりも比較的はっきりしている印象を受けます。治療を受けるのは夫婦ですから、どの方法にするか？の最終決定権は夫婦にあります。

時間はあまり残されていません。厳しい状況であることをよく考えて治療を受けましょう。それには、まず妊娠の仕組み、年齢との関係を知り、理解することが大切です。

45歳を過ぎて妊娠、出産したという芸能人の話題は、大変勇気づけられますが、私も大丈夫という保証はどこにもありません。後悔しない方法、納得できる方法で妊娠に臨みましょう。

先生たちの声

3 望む治療と子どもを授かる確率の高い治療

- 妊孕性を評価した上で現状を理解していただき、残された時間の中で少しでも妊娠率の高い治療に取り組みたいか、望む治療の範囲で妊娠しなければ挙児を断念したいかよく相談します。
  結果として、体外受精にトライするカップルが多くいます。
- ＡＲＴをしなくてはいけないと考えつつも踏み切れない人が多いです。時間の余裕がないことを説明し、スクリーニングの終了と同時にＡＲＴを行うか、行わない治療にするのかを検討いただいております。
- 少しでも確率の高い治療法を希望される方が多いです。

「時間的な余裕がない」というのは、大変ショッキングなことです。

結婚が遅かったり、仕事で忙しかったり、まだふたりでいいねとのんびりしていたり、さまざまな夫婦がいますが、40代での妊娠は厳しい状況であると言わざるを得ません。

そのため医師の話も厳しい話の連続になるかもしれません。

望む方法で治療を受けて赤ちゃんが授かればいいのですが、必ずしも授かるとは言えません。40代になると少しでも子どもを授かる確率の高い治療をと体外受精にトライする夫婦も増えてきます。

先生たちの声

5 よくわかっていない人も…

- 年齢が大きな問題だが、年齢の壁に対しての意識が低い人がいます。タイミング治療で簡単に妊娠が出来ると思っている人も多くいます。

40代の妊娠は、時間との勝負です。妊娠が難しくなっていることの大きな要因が年齢ですから、これに打ち勝つことは困難を極めます。何か努力をしたら？ 一生懸命に取り組んだから？ とご褒美のように妊娠がやってくることはありません。

年齢に対する意識の低さは、学校教育のレベルの低さともいえます。ただ、きちんとした教育を受けるチャンスがなかったからといって、それを今更、とやかく言っても始まりません。まずは、医師の話すことをきちんと聞くこと、正確で最新の情報に耳を傾けること、インターネットや特に個人のブログの情報を鵜呑みにしないこと、高年齢で出産した芸能人や有名人に励まされながら、現実を直視する勇気も持ちましょう。

先生たちの声

4 こんな感じの夫婦も多い

- ARTだけで考える人が多いようです。
- 治療を終了する時期に悩んでいる人も多くいます。
- 早く妊娠したい、とにかく結果を求める人が多い傾向があります。
- 「少しでも確率の高い治療を…」と望まれる人が多く、「可能性がゼロじゃないなら…」を頑張る人も。体外受精・顕微授精まで実施してみないと納得できない人もみえます。
- 途中で不妊治療をやめてまた40代になって再開する人も多く、再婚の人も多くいます。

人生いろいろ、40代には40代の人間模様があります。けれど、妊娠や出産については、その人間模様を考慮してくれることはなく、みんなに同じだけ時間が流れます。

40代からの治療は、厳しい現実を目の当たりにすることになります。なかには、子どもを授かることなく治療を終える夫婦もいることでしょう。現実と確率と可能性と、そのどこに折り合いをつけるか、夫婦で話し合っておくことも大切です。

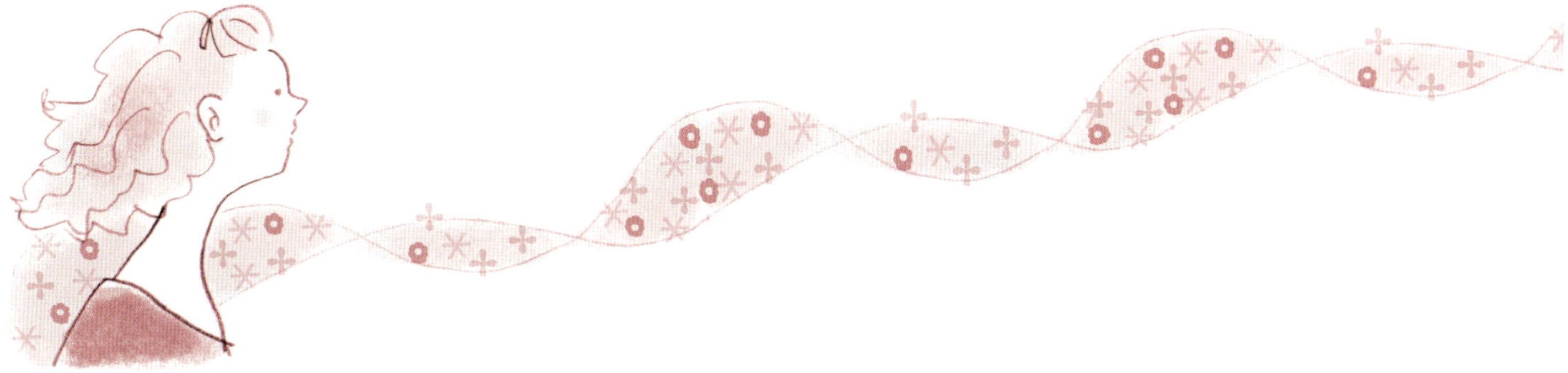

Dr.からの

Advice

40代夫婦の治療の受け方

プランを立てましょう！

- 体外受精の場合でも性交は大切です。また、夫婦でどこまで治療するか、産んだ後のプランなど、将来のことまでプランを立ててみましょう。
- 毎周期の排卵を大事に、トライするように心がけると良いでしょう。
- 治療ができる期間は限られています。なるべく早く受診し、できるだけ無駄な時間を費やさない、効率的な治療計画を立てることが大事です。
- 年齢は目安。個人個人によります。
  自身の状態によってある程度期限を設けて、治療に臨んだ方がよいかもしれません。

夫婦でよく話をしましょう！

- ご夫婦で不妊治療に対する温度差が大きいと感じることがあります。コミュニケーションをしっかり取った上で治療を受けましょう。
- 治療だけではなく、いろいろな道があります。
  夫婦でよく話し合いをしましょう。

厳しい現実を知って！

- 体外受精でも妊娠は、非常に難しいことです。
- 「治療すれば、必ず子供を授かる」とは限らないと、はじめから考えましょう。
- 最善を尽くしますが、40代の体外受精の成績をご理解いただくことが必要です。いつまで、どこまで治療するか、子どもができなかったらどうするか、まで考えておいていただきたいと思います。
- 現実、現状を受けとめつつ、やれることにトライしましょう。どうしたら、どこまでやったら自分が納得できるのか、今後の生活を見据えた折り合い（妥協）も必要です。

治療の進め方は？

- どんどんステップアップすべきだと思います。
- 年齢というファクターがありますので、早急に問題点を整理して体外受精を含めた治療方針の検討が必要になります。
- 積極的にステップアップをしましょう。
- 早めに体外受精を含めたステップアップをお勧めします。
- 出来るだけ積極的にARTにとり組むよう心がけてください。
- 行う意思がなければ良いのだが、ARTを視野に治療を考えた方が良いと思います。
- 出来るだけ積極的な治療を進めましょう。
  40代は、時間との戦いになります。

子どもがほしいなら治療は１日でも早く！

- 体外受精をすれば必ず妊娠するというわけではありませんが、いつかやるのであれば、1サイクルでも早いほうが良いです。
  まずは体外受精の説明会などを受講し、体外受精の検討だけでも早く始めましょう。
- 40代で不妊治療を受けるカップルは、体外受精がふたりの望む選択肢の中にあるなら、妊娠率が今より低下する前にとりかかることをお勧めします。高度な治療でも必ずしもすべてのカップルが妊娠に至るわけではないことも踏まえ、検査や治療の結果についてよく話し合うことが大切だと思います。
- 早めの受診をお勧めします。
- 結婚して6ヵ月間妊娠しなければ、積極的に検査、治療することを検討しましょう。

あなたにとって大切なのは？

- 人生同時に2つは得られません。
  子どもか仕事か決めてほしいと思います。
- 時間がないので、今は治療に専念をしてほしいです。

40代で妊娠するのは、大変！

希望と区切り

40代は、厳しいことばかり

40代の妊娠は、展望が明るいとはいえないのが現実です。

平均閉経年齢は約50歳ですが、その10年くらい前から、つまり40歳くらいから妊娠は本当に難しくなってきます。

閉経するまで排卵があって、月経があると考えている人もいますが、実は月経があっても排卵が起こらない月経周期がだんだんと増えてきます。また、排卵をしても卵子の質の低下から染色体異常があったり、いわゆる元気のない状態で赤ちゃんにつながる卵子が排卵されるチャンスも少なくなってきます。

女性が、やがて閉経するのは、自然の摂理です。生まれながらにして持っている命のプログラムを変えることはできません。女性が年齢とともに不妊になるのは、変えようもない事実なのです。

残された時間は少ない

20代や30代と、40代の大きな違いは、妊娠にチャレンジできる時間です。

体外受精であっても、妊娠率を上げることはできません。43歳くらいまでなら数は多くありませんが、妊娠例、出産例はあります。しかし、それを越えると、さらに厳しくなります。そして、さらに追い討ちをかけるように流産率が高くなります。

残されている時間は、長くありません。けれど、絶対に妊娠しないというわけではなく、希望はあるでしょう。ですから、避妊しない性生活を半年以上持っても妊娠しなかったら、どうぞ不妊治療を専門に行う治療施設へ相談をしてみてください。

いつまで治療をする? どこまで治療をする?

病院へ相談へ行く前に、治療施設が行っている不妊治療や体外受精の説明会などに夫婦で参加してみましょう。夫婦で参加することで、共通の情報を持つことができ、病院選び、医師選びも夫婦ふたりで行うことができます。妊娠や不妊治療に関する知識もふたりで共有することができ、妊娠、不妊治療にふたりで臨むことができるでしょう。

また、治療を行う前に漠然とでも良いので「いつまで治療をするか」「どこまで治療をするか」を話し合いましょう。

いつまでは、「何歳まで」という年齢の区切り、「何年」「何周期」という期間の区切りでもいいですし、医療費をいくら使ったらという金銭的な区切りでもいいでしょう。

また、「どこまで治療するか」については、多くのケースで体外受精まで勧められることを踏まえて考えましょう。

何度も話に出るように、40代の妊娠、不妊治療は厳しいものです。年齢が1歳上がるごとに、さらに厳しくなっていきます。

どのような方法で妊娠にチャレンジするかは、夫婦次第です。

もちろん、子どもを授かることが本来の希望、目的ですが、「あの時に、やっておけばよかった」と後悔をしないためにも、子どもを授かるために一生懸命に取り組み、柔軟な姿勢と考えで治療に向かいましょう。

方法は1つではありません

例えば、体外受精に挑戦することになっても、体外受精だけに頼らず、性生活も定期的に持ちましょう。不妊の要因が年齢ならば、尚更のことです。性生活で妊娠しないとは限らないわけですから、体外受精治療周期ではない月経周期には、ふたりで楽しみながら日々を送りましょう。

20代・30代・40代の不妊原因

アンケートから見えてきたこと

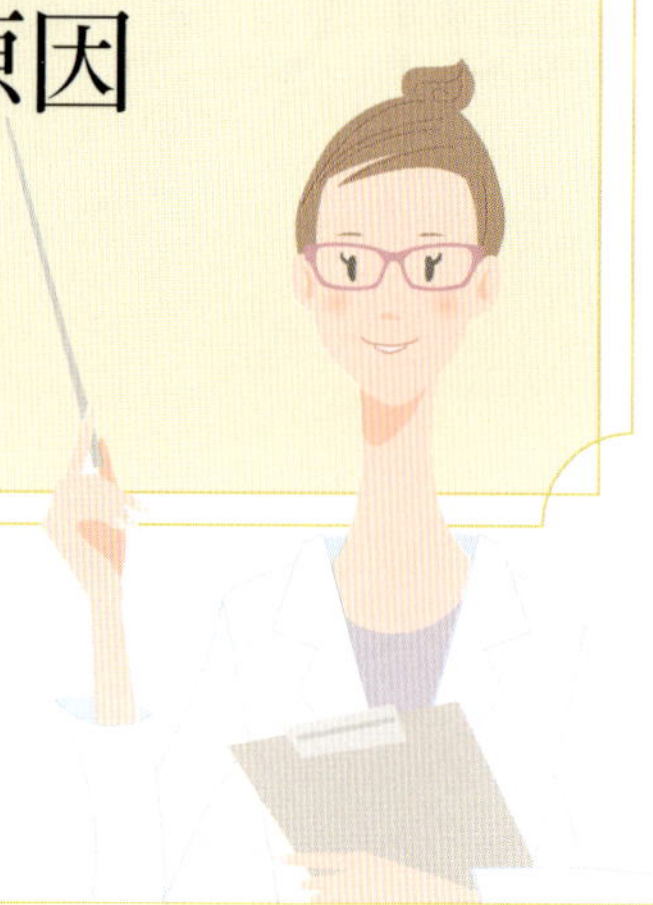

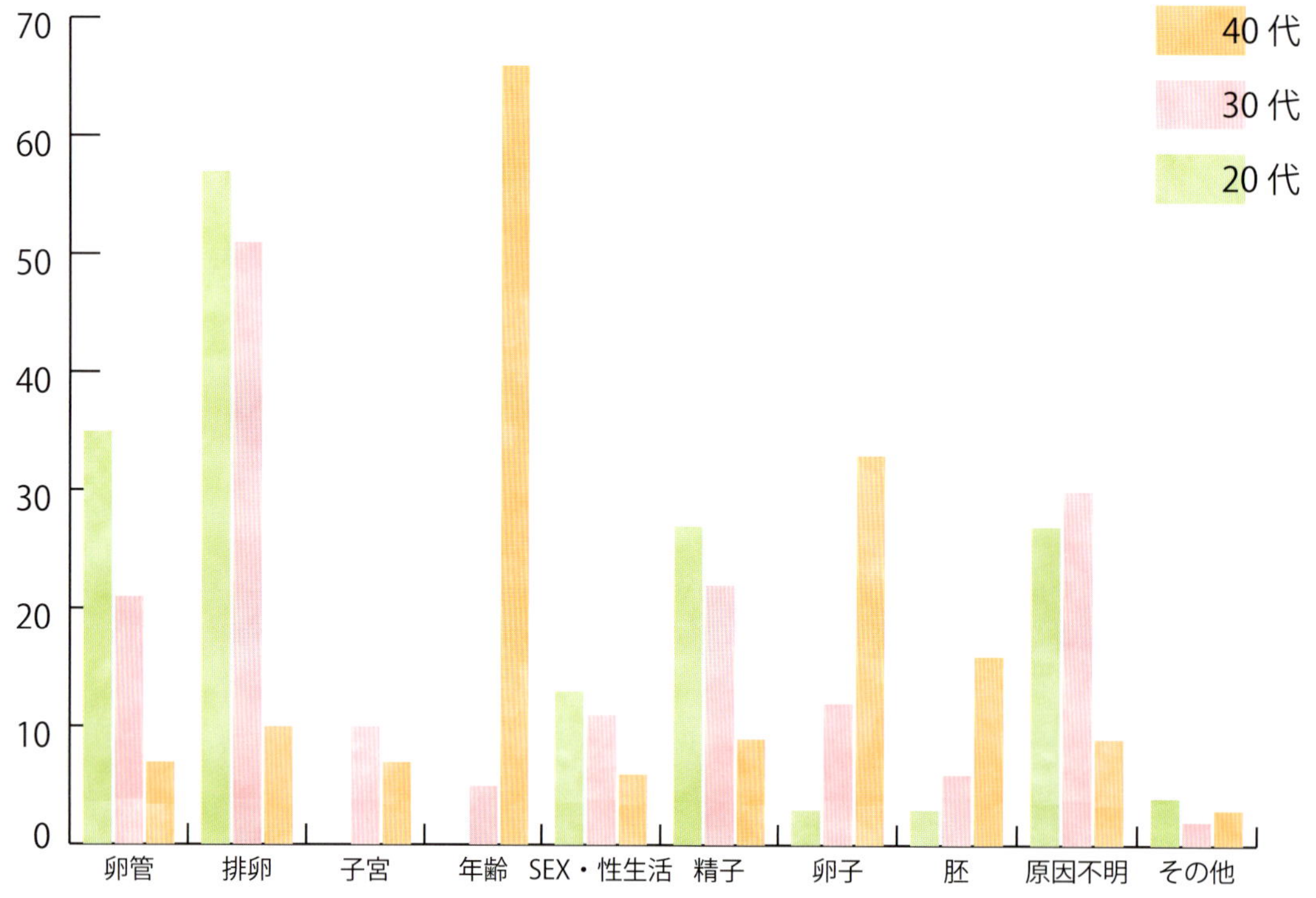

不妊原因別で見る年代の違い　グラフ1

年代ごとで不妊原因に違いがある

女性ばかりが働く会社で「妊娠したいと思ってる人！」と聞いたら「はぁい！」と、多くの人が手を上げてくれるのではないかと思います。

もちろん、そんな不躾な質問をしたりしませんが、きっと手を上げてくれた人をみれば、きっと20代も30代も40代もいて、また「今、妊娠したい人」から「いつか妊娠したい人」もいることでしょう。

そして、中には不妊治療をしている人、またこれから不妊治療を必要とする人もいるでしょう。

では、「不妊治療が必要となっている原因はなに？」と医療者に尋ねると、年代ごとの違い、また差があることが、今回のアンケートからわかりました。

同じように不妊治療を必要としても、年代ごとの差、また人によって違いもあり、これを踏まえて考えると、不妊治療の方法は1つではなく、また人によって違いが出てくるだろうと想像ができます。

例えば、グラフ1を見ると、排卵の問題は20代、30代に多くあります。そのため、排卵の問題をク

アンケートにご協力いただいた病院・クリニックさま　（到着順）

中野レディースクリニック
山口レディスクリニック
帝京大学医学部附属病院
いながきレディースクリニック
Clinique de l'Ange
峯レディースクリニック
あいARTクリニック
京都大学医学部附属病院
旭川医科大学病院
銀座レディースクリニック
原田レディスクリニック
聖マリアンナ医科大学病院
熊谷総合病院
大館市立総合病院
明大前アートクリニック
神奈川レディースクリニック
神戸アドベンチスト病院
いまいウイメンズクリニック
小牧市民病院
名越産婦人科
JA北海道厚生連 札幌厚生病院
ほりたレディースクリニック
岡山大学病院
順天堂大学医学部附属順天堂医院
ときわ台レディースクリニック
はなおかIVFクリニック品川
西川婦人科内科クリニック
トヨタ記念病院 不妊センター
中原クリニック
山下湘南夢クリニック
東邦大学医療センター大森病院
松田ウイメンズクリニック
みなとみらい夢クリニック

ご協力をありがとうございました。

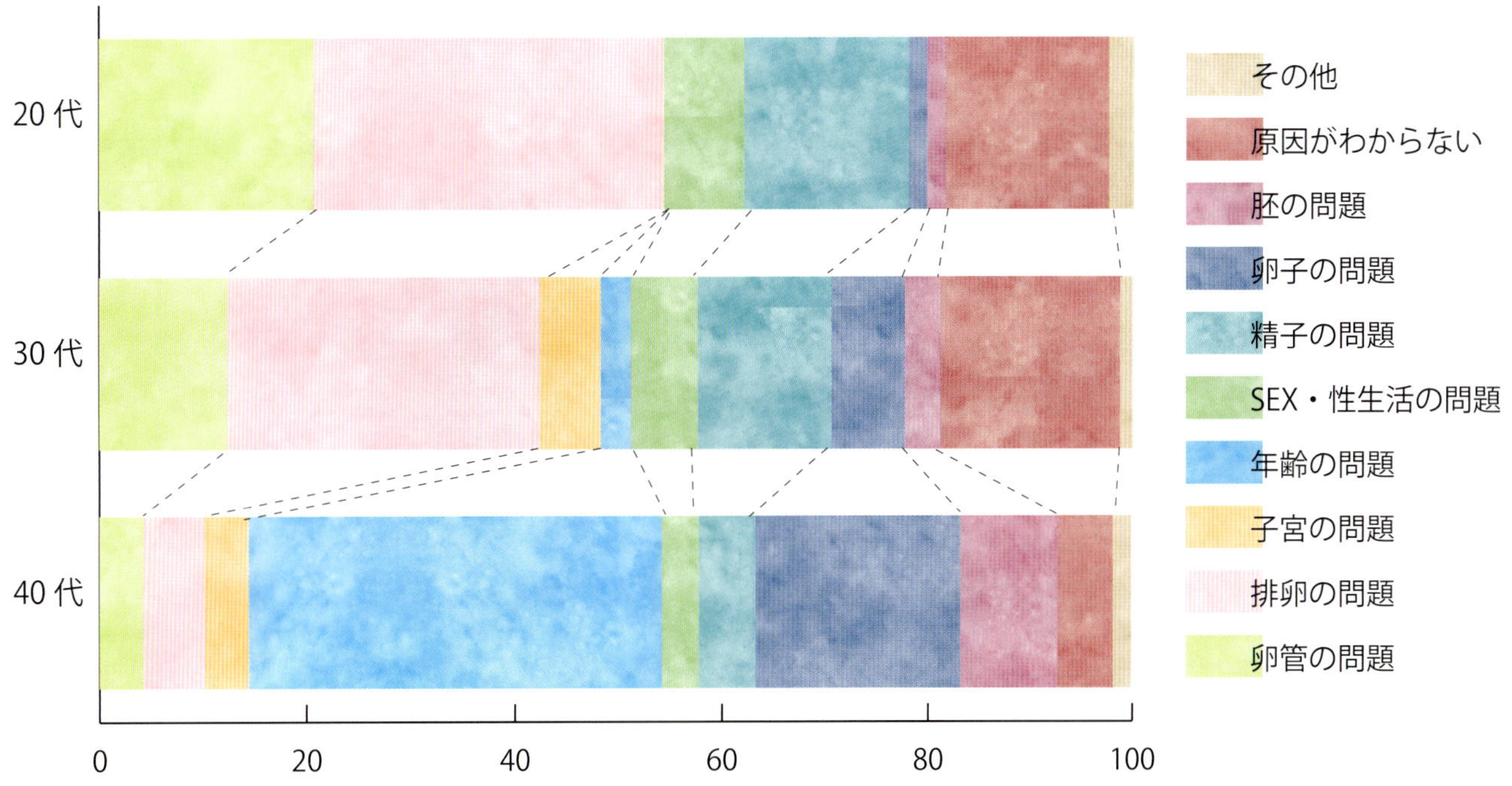

年代別にみる不妊原因の割合　グラフ２

リアできれば妊娠できるかな？と考えることができます。

　では、40代に排卵の問題はないのか？といえば、きっとそうではありません。それよりも、年齢の方が問題となっているでしょう。

　年齢の問題は、20代には、まったくなく、そして30代では若干見られ、40代になるとダントツです。

　年齢は、卵子の質にも関係してきますので、卵子の問題も40代では高くなっています。けれど、卵子に問題があって、妊娠が難しくなっているのは20代にも30代にもみられます。つまり、卵子の問題は、年齢だけが関係しているのではないといえるでしょう。これは、胚の問題にも通じてきます。

　また、卵管、排卵、精子、子宮、性生活などは、検査の結果や診察などからわかりますが、原因がわからないこともあります。

　20代、30代にみられる原因不明が40代で少なくなるのも、やはり年齢が関係しているのだろうと思われます。

　それぞれの年代で不妊原因がどれくらいの割合であるかをグラフ2で見ると、20代、30代では排卵の問題、そして40代では年齢の問題が多いことがわかります。

クリニックを訪ねて vol.53

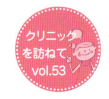

20代は、導いて
30代は、励まして
40代は、寄り添って

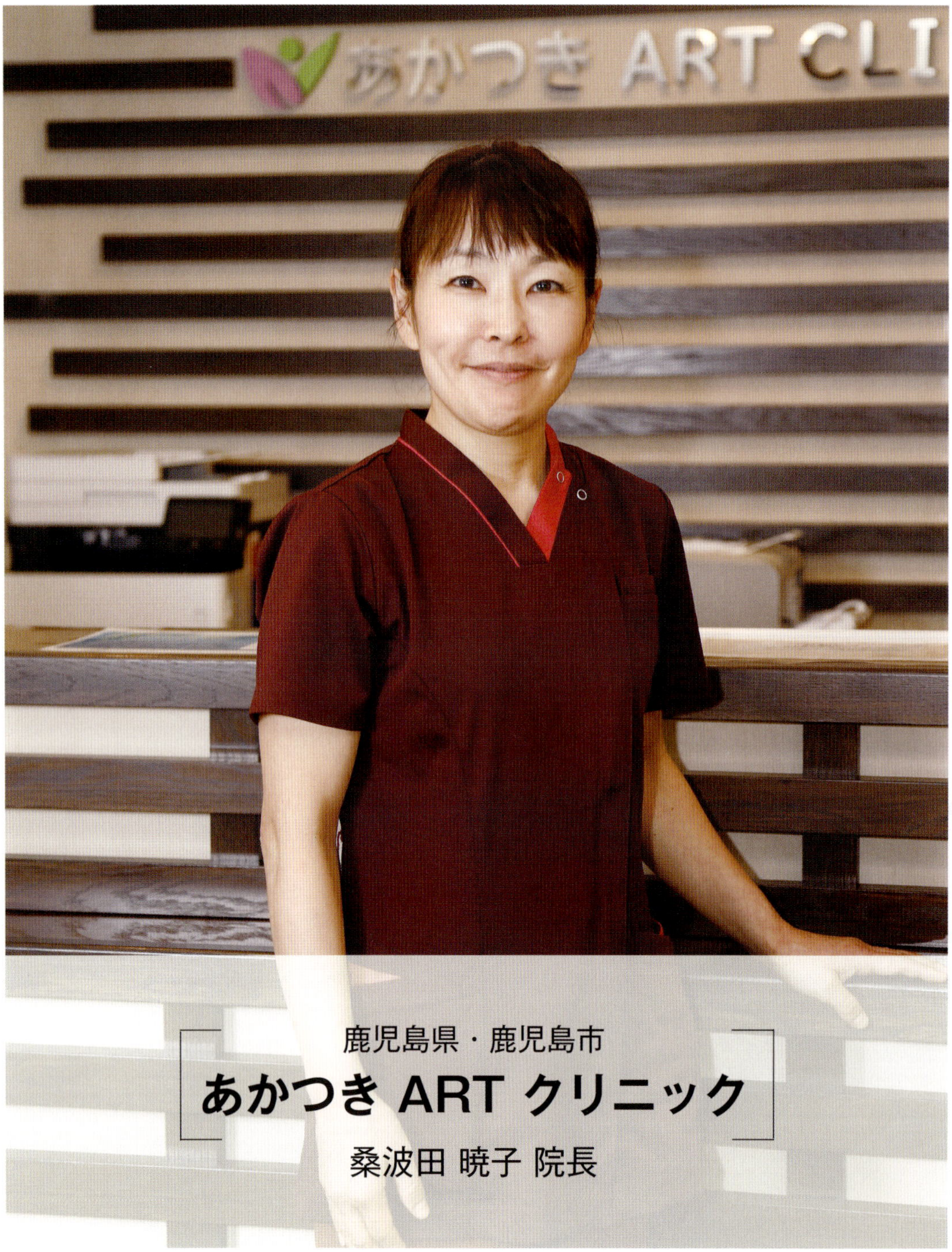

鹿児島県・鹿児島市

あかつき ART クリニック

桑波田 暁子 院長

Interview with a doctor

ふるさと鹿児島で

これまで名古屋、そして東京のクリニックで自然周期体外受精の知識と技術を磨いてきた桑波田先生は、鹿児島の出身です。

「いつか、鹿児島に帰って」という思いを聞かせていただいたこともありました。

その「いつか」を実現させ、鹿児島中央駅から歩いて5分のところに、あかつきＡＲＴクリニックが２０１８年２月に誕生しました。

「『赤ちゃんが授かることって、とっても幸せなこと』それって理屈じゃないんですよね。だから、何とかしてって思うんです。私に、何ができるだろうって」

「何とかして」「何が」と桑波田先生が話す時、キュッと目をつぶります。そのキュッとつぶった目に、患者さんへの思いが込められているのだなぁと感じました。

久しぶりに桑波田先生にお会いして、その変わらない笑顔と生殖医療という仕事への情熱を感じる取材になりました。

辛い部分は、私も一緒に抱えるから だから、一緒に歩こう。

開院されて、いかがですか？

日本産科婦人科学会への登録、そして特定治療支援事業の指定施設となった5月、6月頃から、体外受精については本格的に始動しています。

スタッフにも恵まれ、登録や指定施設の申請などの大きなことから小さなことまで、さまざまなことに取り組みながら、やっと軌道に乗ってきたと思う毎日です。

体外受精へ挑戦していただいた夫婦も、もう数十名妊娠して、クリニックを卒業されていきました。体外受精で妊娠された第一号の方は40代の方でした。

その人は、他のクリニックで何度、移植をしても妊娠せず、「おそらく受精卵の染色体異常なのでは」と言われていたそうです。でも、やれることは、まだあるからと話し、採卵し、無事に胚盤胞になりました。胚移植の際に、内膜擦過（子宮内膜を少し傷をつける）を施し妊娠されて、卒業していきました。

体外受精で妊娠された第2号の方は、これまで他のクリニックで何度も採卵をしてきましたが、胚盤胞にならなかった方でした。その人も採卵ができて、胚盤胞になり、無事に移植をして、妊娠、卒業されました。これまで何度やっても胚盤胞にならなかったので、「本当に、私の卵ですか？」と訝しく思ったようです。

その他には、AMH値がかなり低い方で、「もう閉経レベルだから」と言われた方です。

そのご夫婦は、当院の勉強会で話を聞いて「この方法なら、私に赤ちゃんができるかもしれない」と思って転院されてきました。確かにAMH値は、かなり低かったですが、まだ30代前半と若く、レトロゾールを使って採卵に臨み、複数個の胚盤胞ができました。そのうちの1個を新鮮胚で移植し、妊娠して卒業されました。

その方たちが、4カ月後くらいに出産を迎えることになり、とても楽しみにしています

患者さんの年齢層は？

名古屋や東京といった大きな都市と違って、意外と20代の若いご夫婦もいます。若いからと言って、不妊治療を始めたばかりというわけではなく、何年か治療している方も多くいます。

患者層としては30代がもっとも多いのですが、40代の方も少なくありません。

また、鹿児島の特徴ですが、離島から通院されている方も多くいます。離島ならではの通院の難しさや妊活の難しさもあり、それぞれの患者さんにあった、また地域にあった治療の提供や配慮も必要です。

そして、患者さん自身が治療の選択をするためには、状況の説明や治療に関する情報を十分に提供すること、また、道筋を示すことも医者の役目だと思っています。

それは、人それぞれなのですが、年代に合った方法で導くことが大切です。

20代は導いて

20代だと、「まだ若いから大丈夫」と言われることも多く、転院されてきた方の中には18回もタイミング療法を受けてきたというケースもありました。

その方には、性生活やタイミング療法で妊娠していないということはどういうことなのか、そして、今のあなたには体外受精が必要ではないかとお話すると、「わかりました」とお返事いただいて体外受精をしました。

18回といえば、単純に計算しても1年半ほどです。それ以前から性生活もあったでしょうから、排卵と性生活のタイミングを合わせても妊娠は難しいでしょう。実際に、妊娠していないわけですから、本人も疑問に感じていたのでしょう。だから、転院されてきたのだと思います。

若いので、1回の体外受精で妊娠される方も多く、また複数個の胚を凍結することもでき、第二子、第三子も期待できます。

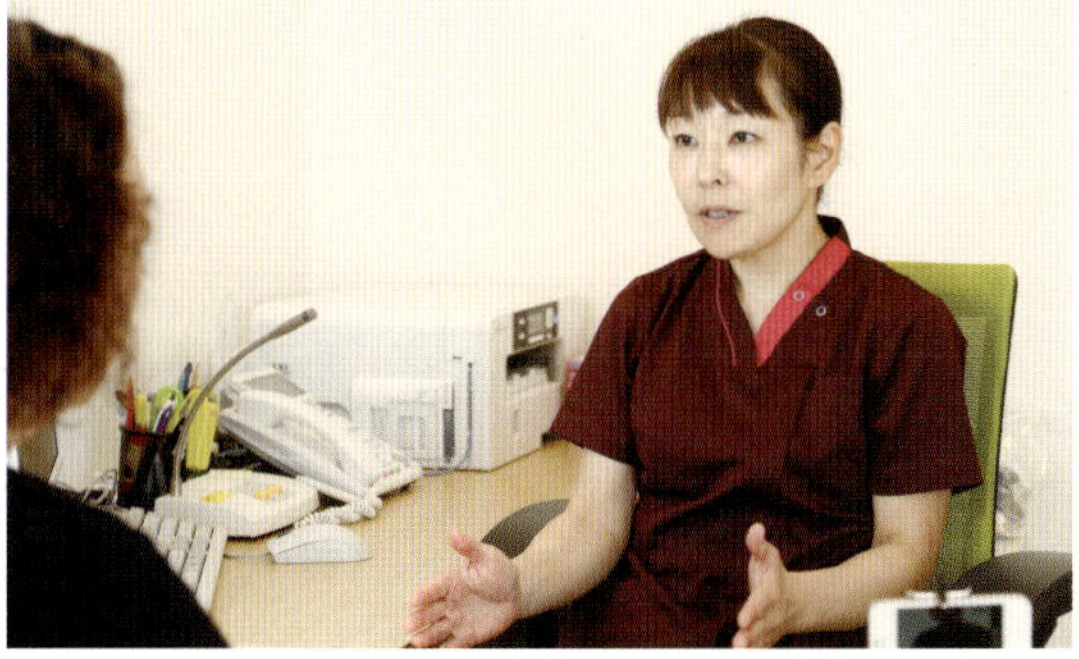

院内の様子

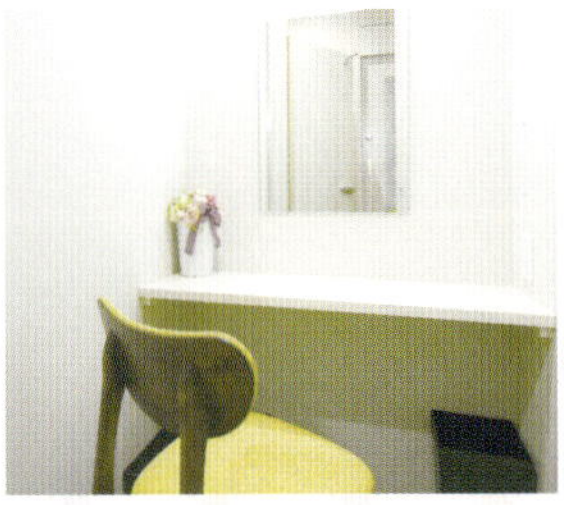
パウダールーム

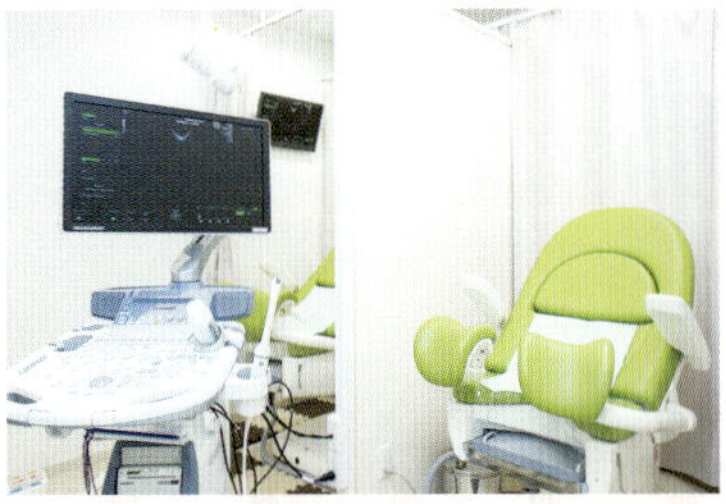
内診室

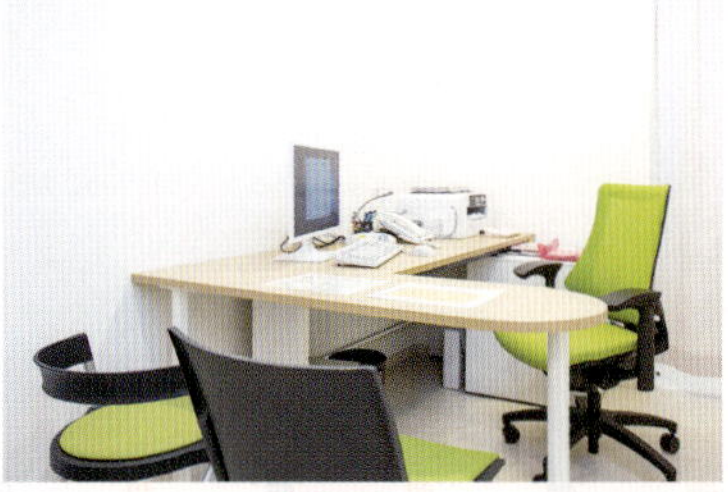
診察室

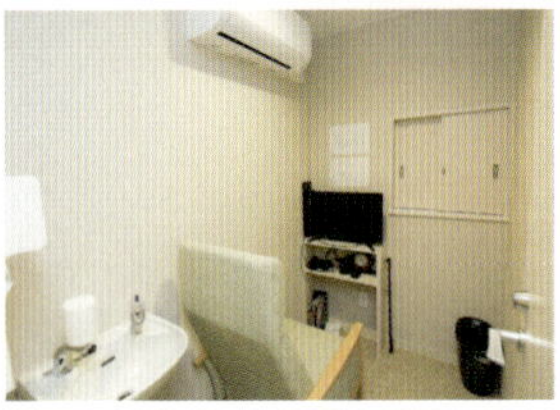
メンズルーム

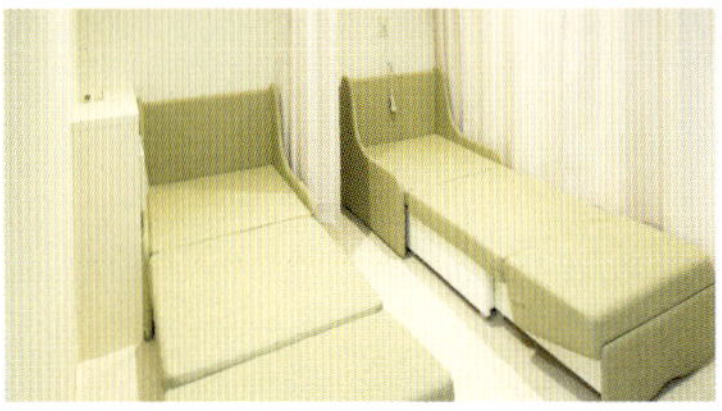
安静室

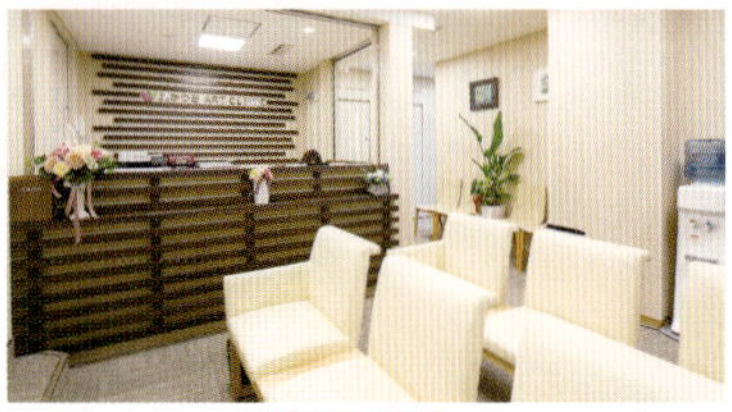
受付と待合

無事に卒業を迎えて「よかったね」と話すと「先生が、体外受精をしましょうと勧めてくれなかったら、私は、まだ妊娠できていなかったと思います」と話していました。それを聞いて、体外受精は、とても特別なことという意識が、医療者の中にも、まだ根強くて、だから勧めないのかなと思いました。

体外受精は、特別なことではなく、必要な人にとって必要な治療方法であり、その道標を示すのは、やはり医者の大切な役目なのです。

ですから、20代の患者さんには必要な知識を与えて、手を引っ張ってあげることが、赤ちゃんを授かるための大事なことの1つだと思います。

30代は励まして

患者さんの年齢では、37歳、38歳、39歳くらいの方が多く、通院されてる患者さんの平均年齢とほぼ重なります。

意外と2人目不妊の方も多く、1人目は自然にできたのに、2人目は体外受精をしても、なかなかできないという夫婦もいます。中には、精液所見がよくないというケースもありますので、2人目を望んでいるのに、なかなか妊娠に至らない夫婦は、ご主人も一緒に検査を受けて欲しいです。

また、年齢を重ねるごとに妊娠が厳しくなることは事実ですから、現状を話すこと、選択肢として、こういう方法があるよ、こういう方法もあるよと伝えて、そして「今が、がんばり時じゃないですか？」と励ましていくことだと思います。

十分に頑張っていることは、重々承知しています。でも、赤ちゃんがいる人生を考えるのなら、30代は、やはりがんばり時だと思います。

一緒に歩こう。大丈夫だよ。ちゃんと道があるよと、一歩ずつ歩みを勧められるように励ましながら、治療を進めることが大事だと思います。

40代は寄り添って

正直、40代の女性の妊娠は簡単には運びません。1つ年齢を重ねれば、それだけ厳しくなります。それは、よくいわれる卵子の質の低下ばかりでなく、子宮内膜症や子宮筋腫を持っている人も多く、より難しく厳しい状況で妊娠に臨むケースが多くなるからです。

そのため、中には妊娠に至らずに治療を終えるという夫婦もいらっしゃるでしょう。

例えば、採卵しようにも、なかなか卵胞が育たない周期が続けば、医者は「もう無理です」と言ってしまうかもしれません。無理と言われた患者さんも、何周期も採卵ができなければ、無理かなとは思うでしょう。でも、どこかにモヤっとしたものを抱えて、「本当に無理なの？」と立ち止まってしまう方もいます。

どう無理なのか？それが納得できることが大切で、新しい生活へ進むためには、きちんと区切りをつけることも大切です。

そうした意味では、40代の方には寄り添って、区切りのつくところまで、新しい生活へ進めるところまで一緒に歩くことが大切だと感じています。

幸い、40代の方も順調に妊娠をしてくださっていますし、40代だから妊娠しないなんて思ってはいません。

まずは、これまでの治療とその結果を検証して、どこに問題がありそうか、どこをクリアしたら可能性があるのかなどを話して、難しいこともあるよとわかっていただきつつ、次の治療

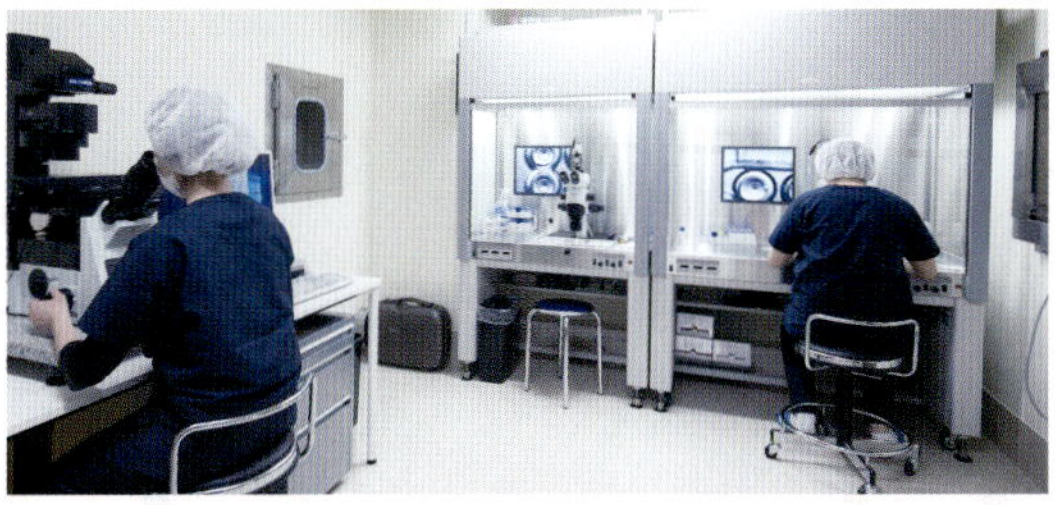

培養室

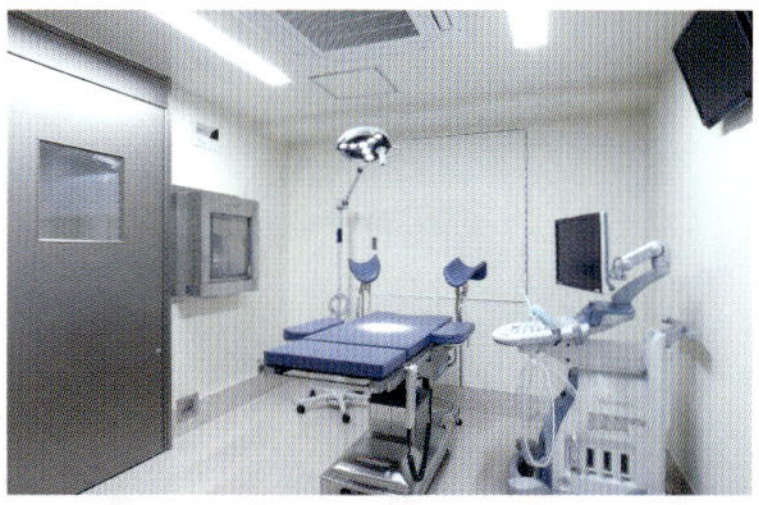

採卵・胚移植室

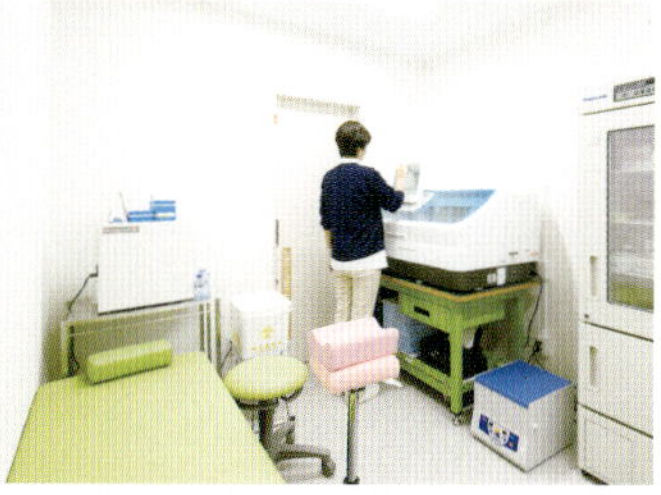

採血・検査室

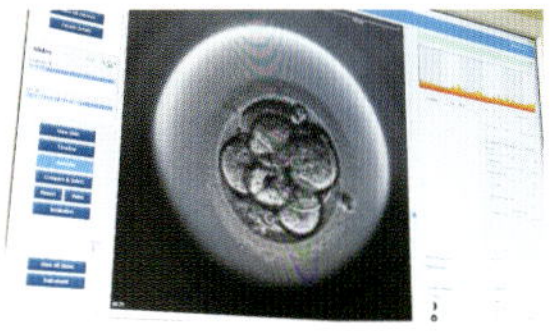

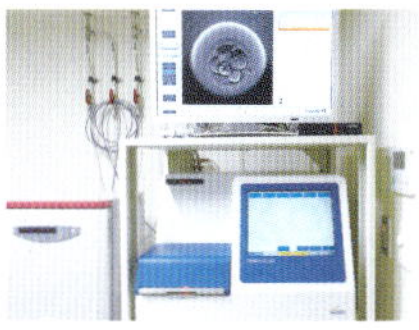

Embryo Scope
（タイムラプス）

体外受精では、卵子を卵巣から回収する手術が必要になります。回収した卵子は、培養室で卵子と精子が出会い、受精卵（胚）になり、培養液から栄養をもらいインキュベーターの中で初期胚、または胚盤胞まで育てます。胚は、子宮へと移植するまで培養室で管理をします。培養室は、体外受精の心臓部でもあります。

周期の計画を立てていきます。

一緒に歩こう

治療に当たって、不妊症だから薬が必要だということではありません。できるだけ自然に近い形で、不妊原因だけを取り除いたり、助けたりすることが、まずは大切です。そこから、医師として、治療を提供していて正直、辛いな、苦しいな、と思うこともあります。でも、それ以上に「何とかして赤ちゃんを授かりたい」と願うご夫婦を助けたい、一緒に歩いていこうと強く思っています。

今は開院してから半年ほどですが、妊娠される方も順調に増えてきました。そして妊娠8週くらいまでを診て、産科へ転院されていきますが、その時に赤ちゃんが無事に生まれるようにと願って、赤ちゃんの靴下、スタイ、おもちゃなどのグッズと手作りのカードを添えて「頑張って産むんだよ。おめでとう」って渡しています。

今後も、1人でも多くの方へ手渡せるよう、そして、笑顔で卒業していただけるように、これからもスタッフ全員で努めてまいります。

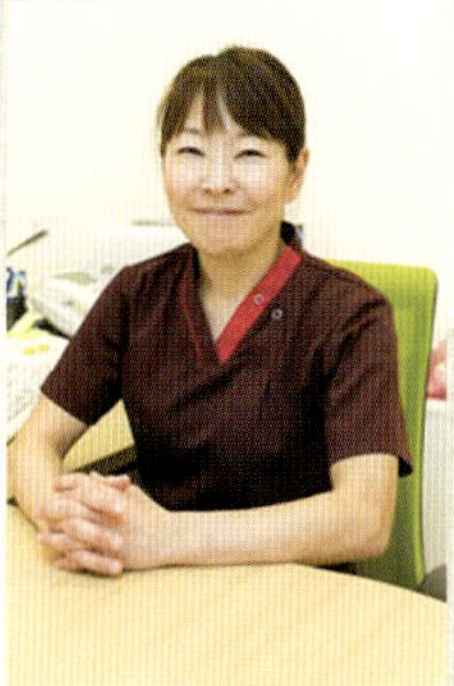

Dr.Kuwahata Akiko Plofile

あかつきARTクリニック
桑波田　暁子 院長

2008年平成11年　3月　久留米大学医学部 卒業
平成11年　4月　鹿児島大学産婦人科 入局
平成12年　3月　鹿児島市医師会病院 麻酔科 勤務
平成14年10月　鹿児島市立病院 新生児センター 勤務
平成15年　4月　鹿児島医療センター 産婦人科 勤務
平成21年10月　おち夢クリニック名古屋　勤務
平成25年　4月　加藤レディスクリニック 勤務
平成26年　4月　おち夢クリニック名古屋【副院長】勤務
平成30年　1月　あかつきARTクリニック 開設

［専 門 医］　● 産婦人科専門医　● 抗加齢医学会専門医
● 生殖医療専門医

information

「勉強会」は、サイトで案内をしています。
また、金銭的な負担軽減のために成功報酬制度を導入しています。

あかつきARTクリニック

●一組でも多くのカップルに赤ちゃんを抱いていただけるように。そして、できるだけ女性の負担を減らした治療を提供できるように、私たちは尽力しています。ひとしれず悩まずに、まずは相談してみてください。

あかつきARTクリニック

電話番号. 099-296-8177

診療科目／生殖医療科

受付時間／

	月	火	水	木	金	土	日	祝日
午前　9:00〜12:00	●	●	●	●	●	●	ー	●
午後　14:30〜17:00	●	●	ー	●	ー	●	ー	ー

休 診 日／日曜
変更情報等、HPでの確認をお願いします。
https://akatsuki-art.jp

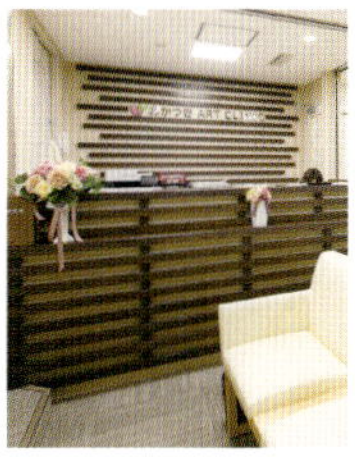

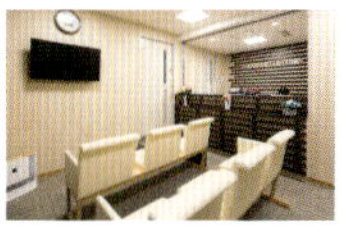

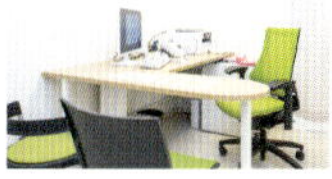

●〒890-0053　鹿児島市中央町4番34
メディカルミュゼビル4F
鹿児島中央駅・アミュプラザ鹿児島より徒歩5分
天文館より徒歩14分、車10分

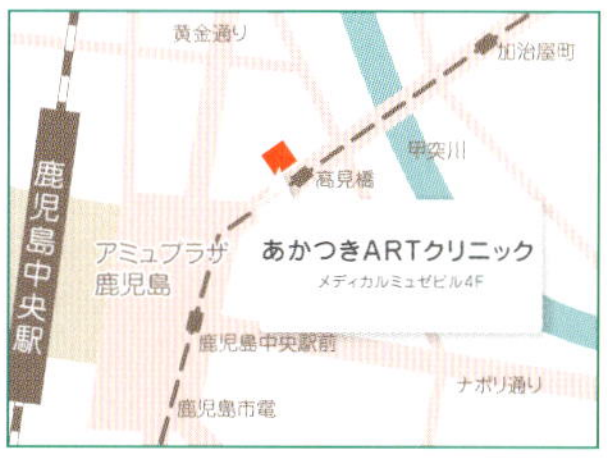

ご夫婦の願いは同じです
個々に適応した治療を施すのに
環境を整え、最善を尽くします

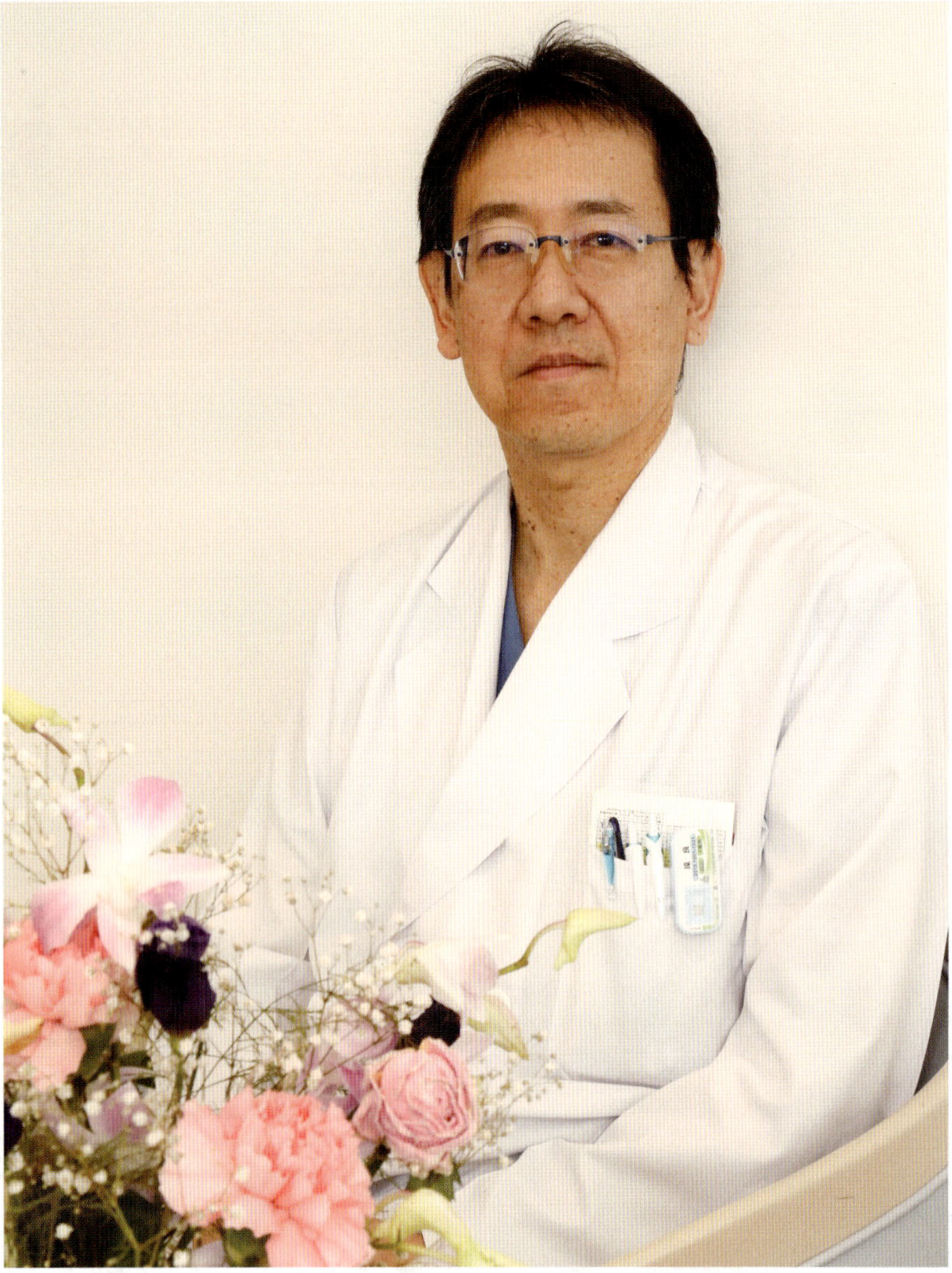

クリニックを訪ねて vol.53

Interview with a doctor

取材で分かる
医師の方針

岐阜県・岐阜市

操レディスホスピタル

操 良 理事長

Clinic in Gifu vol.53

岐阜は、長良川に掛かる金華橋のたもとにあるのが地元でも由緒ある産科婦人科の操レディスホスピタルです。操レディスホスピタルが体外受精の治療をはじめたのは、2001年。今では、年間500件近くの体外受精治療周期(移植)を行っています。そして最近、患者さんのために大きな進展がありました。不妊治療専門となるリカバリー室の一新と、培養室の機器の増設です。早速拝見いたしましょう。

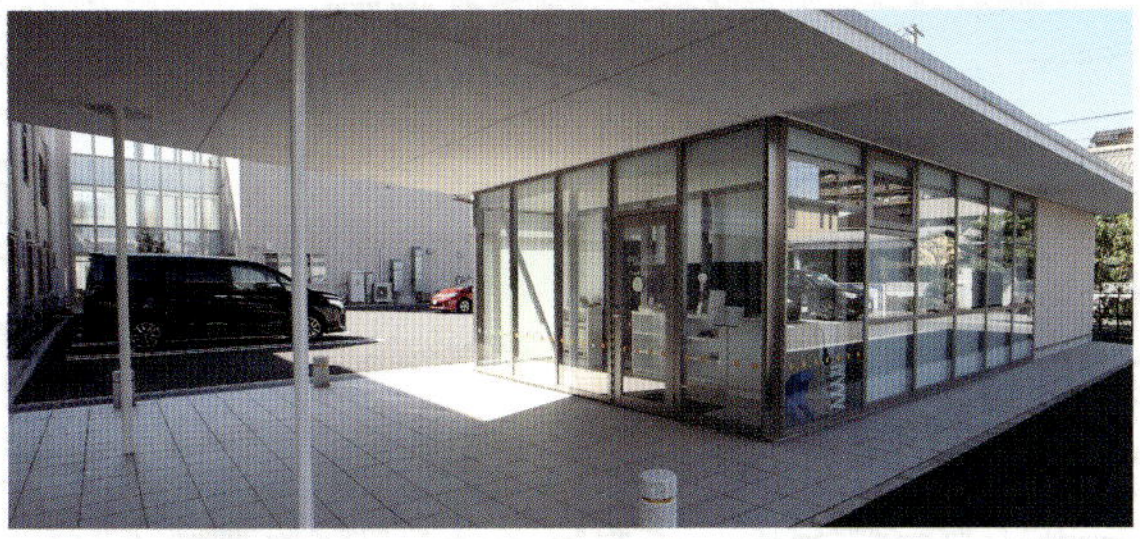

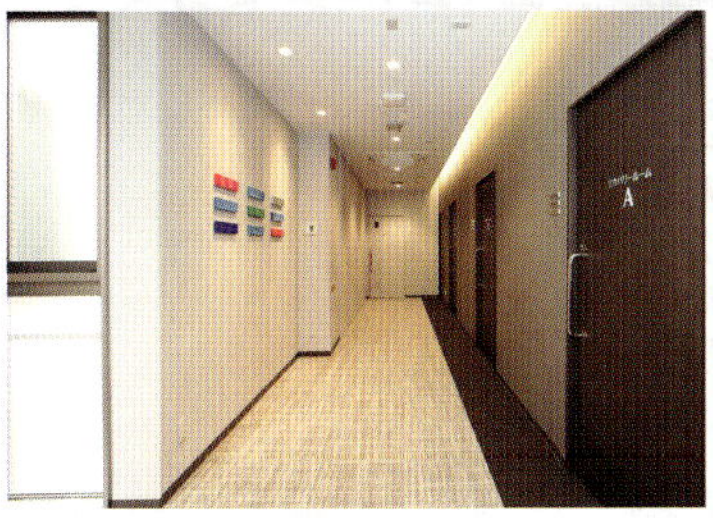

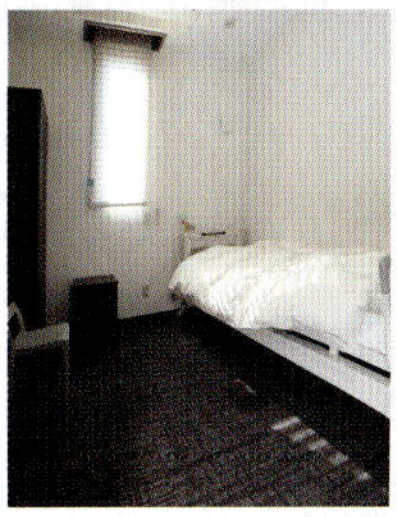

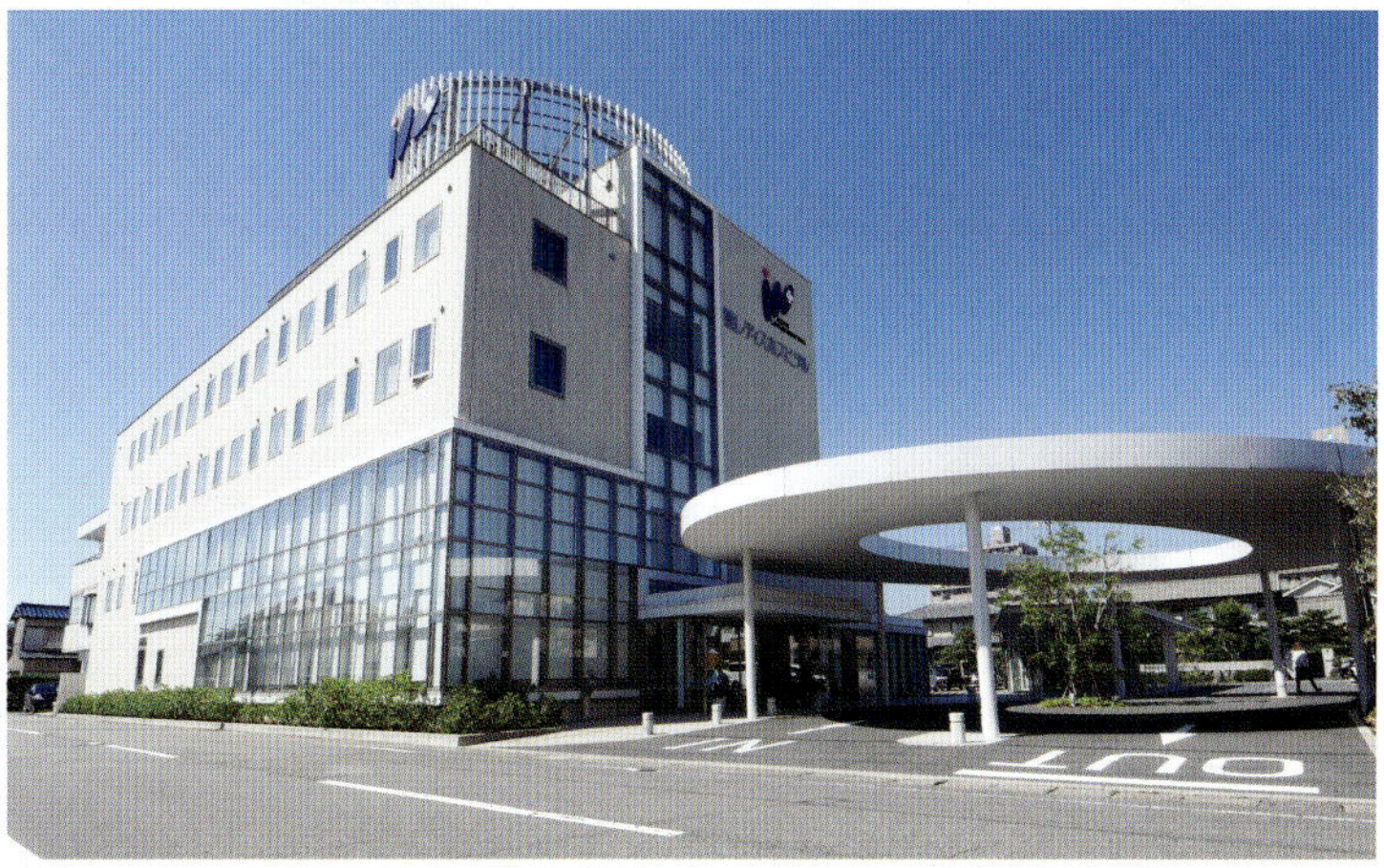

モダンな建築の病院は、不妊治療の部門でもさらに環境を整えています。託児施設（左上）はじめ、リカバリー室はとくに落ち着いた雰囲気で休めるようにと一新されました。

患者さんは、年齢に関係なく同じ気持ちです

編集　20代、30代、40代、それぞれの患者さんに先生が気を遣っていることは何でしょう。

先生　20代、30代、40代と、どの年代であっても治療に来られる患者さんの気持ちは同じです。それは、子どもができることです。

ただ治療を受けることは、気持ちの面でも生活の面でも大変な労力や辛い思いがあることも確かです。そのため、私たちは患者さんが少しでも気持ち良く通院していただけるよう考えなければならないと思っています。

産科のある環境で治療を受けることは、患者さんにとって時にナーバスになることもあるため、環境を見直し、心から休んでいただけるよう不妊の方のリカバリー室を一新しました。

明るい日差しの入るあたたかみのある部屋で、落ち着いた中、ゆっくりと過ごすことができるようにと設計しました。

環境を良くしてさらに培養室も充実させました

先生　リカバリー室で休まれるときには、採卵後であれば、よい卵が採れたかな？と期待し、移植後ではしっかりくっついてくれますように、と期待が深まるときです。その気持ちや思いを大切に、成績につなげていくのが私たちの役目となります。

培養室においても、それは同様です。ですから少しでも胚にストレスが無く、受精卵の分割状態や成長が観察できる最新のタイムラプス型のインキュベーターも導入しました。

培養室長はキャリアも20年以上あり、効果的に最新設備を使いこなすことで、今まで年間400件のART症例が今年度は500件まで伸びそうです。

より多くのご夫婦の幸せに後見できるよう、これからもずっと努力していきますよ。

編集　操レディスホスピタルが将来に向け、さらに躍動を開始したということですね。

先生　生殖医療は、年々進歩していますので、当然、最先端の情報にもアンテナを張り、いいものは取入れていくようにしています。

豊富な選択肢を用意しています

編集　実際の治療に、どのように結びついていますか？

先生　初診時に患者さんのお話をよく聞いて、検査からそれぞれの患者さんに適応となる治療を進めます。これは、みなさん同じです。20代、30代、40代と年代に変わりないことです。

不妊の原因は女性側だけではありませんから、男性不妊の外来も設置し、精索静脈瘤手術やMD-TESEまで対応しています。

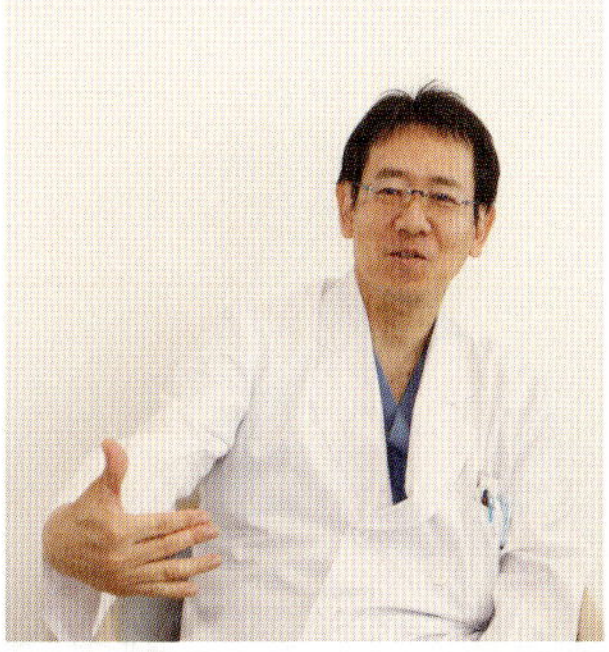

将来のこと、そして不妊予防に関してはとくに熱心に語る操良理事長。

治療を受けた患者さんが術後の安全確認とともに、治療の効果を期待するリカバリー室。ゆっくり休んでいただけるよう、ラウンジも用意し、環境を整えました。

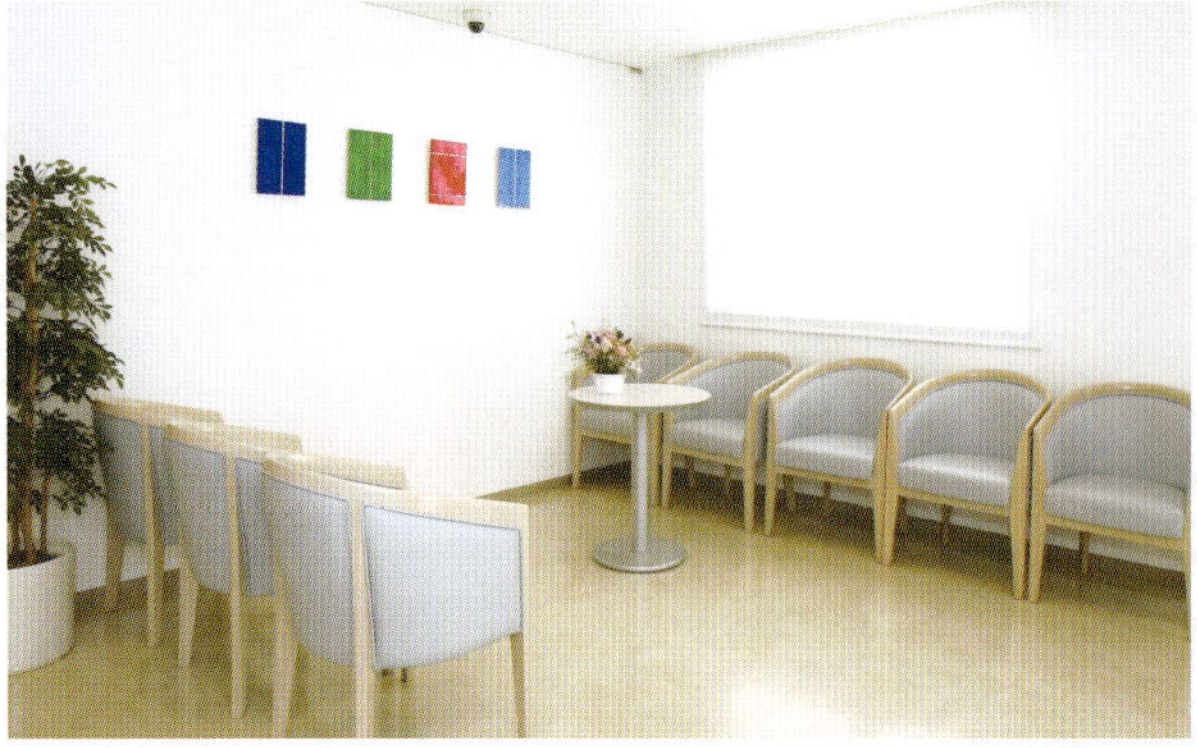

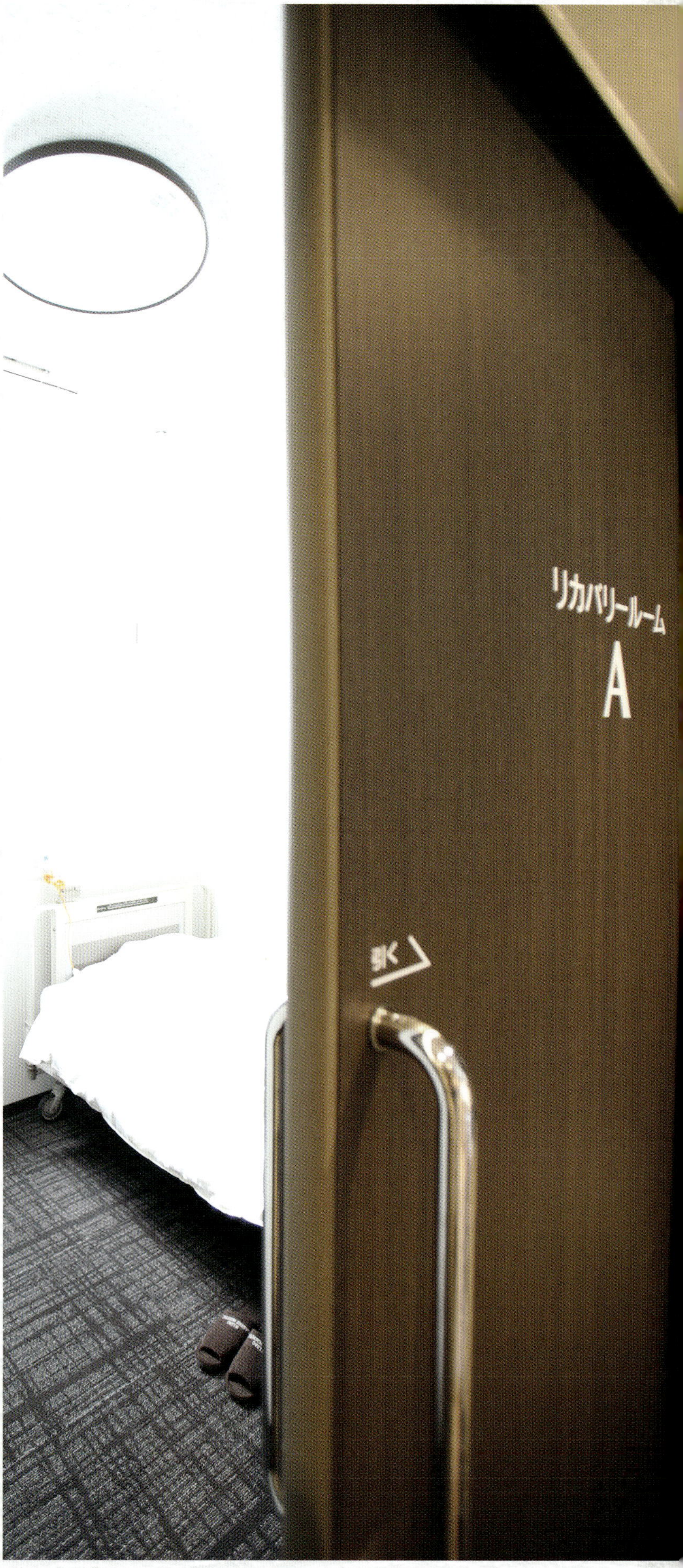

不妊治療では、夫婦それぞれの生殖機能がどのような状況にあるかを検査からしっかり診ていきます。

この時、20代、30代、40代では、やはり加齢による低下も出て来ますから、診療に微妙なさじ加減が必要になって来ます。具体的にいうのは難しいのですが、一人ひとりの状態に対応するために、できるだけ多くの選択肢を用意しています。内膜症など、重篤であれば、大学病院などとの連携で手術などが先行することもあります。体質の違いや、太り過ぎや痩せた方などにも注意しながら、患者自身に改善の指導をすることもあります。体外受精が必要となれば、排卵誘発方法も、自然周期法、低刺激法、そして調節卵巣刺激法と10種類のベースを準備して、個々に合わせてアレンジしながら治療周期を進めます。

妊娠するためには、卵子の質が関係してくるため、いかに良い卵が育つかが肝心です。

ここに、20代、30代、40代では差がでて来ます。

生殖適齢期の啓発が必要！

編集　やはり年齢因子は大切なのですね?

先生　私は、市民セミナーでも話しているのですが、女性の生殖年齢には限界があります。この情報をもっと若いうちからしっかり知っておく必要があります。不妊を予防するための啓発

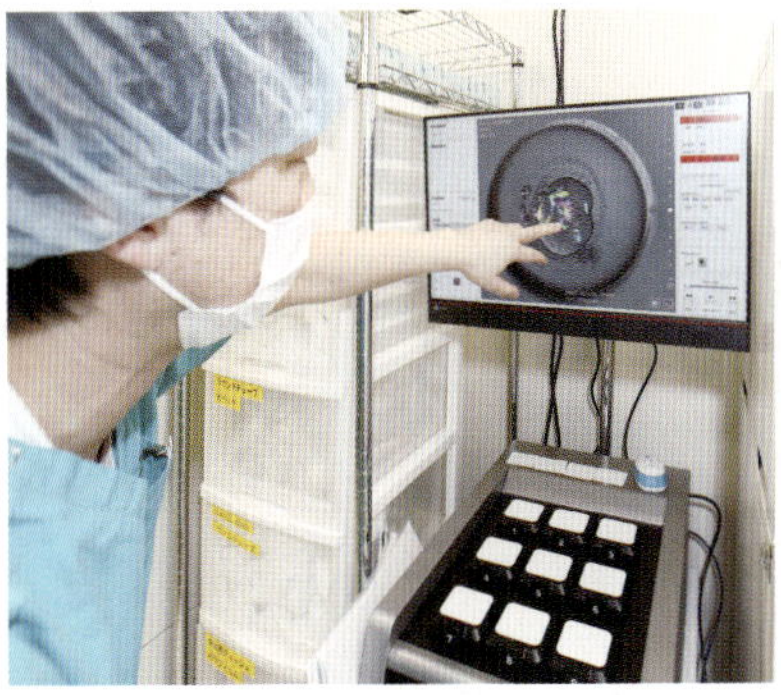

インキュベーターが卵の成長記録を収め、
1個1個の卵の評価まで行ってくれます。

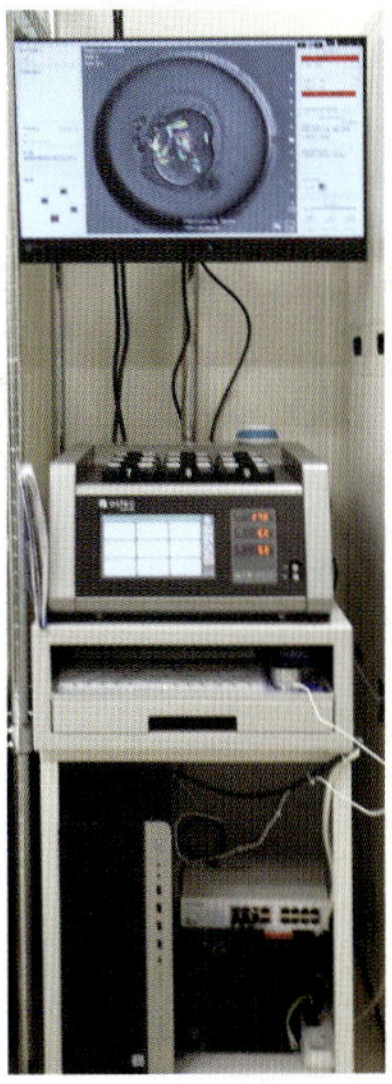

タイムラプス型インキュベーターを備えた培養室。
モニターは視認性が高く、培養器は9人までそれぞれ
25個までの卵（胚）が培養できます。

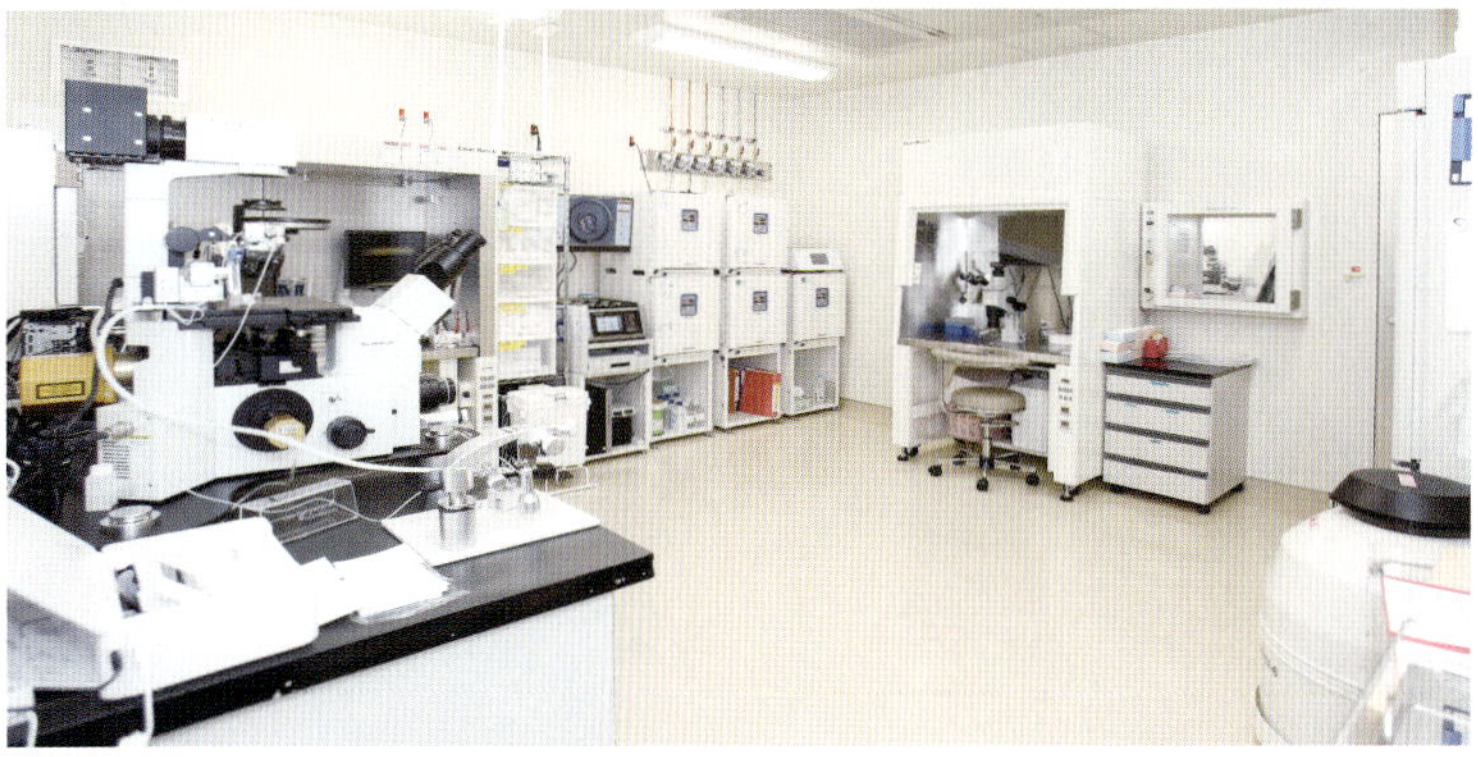

が必要で、情報をもっと若いうちから知っておくためには学校教育も大きく関係して来ます。

感染症の予防も大切です。避妊の指導も大切です。ですが、子宮筋腫や、特に子宮内膜症の発育・進展はピルで防ぐことが出来ます。子宮内膜症や子宮筋腫をピルで予防し、妊娠を望むときにピルを止めれば子宮内膜症や子宮筋腫で不妊症になる人はもっと減るでしょう。

生理とともに子宮内膜症は増悪するため、結婚し妊娠を希望した時に手術を余儀なくされ、卵巣機能を低下させることになるケースもまれではなく、これは避けなければいけないことです。

実は、20代、30代、40代、現在のどの年代においても、この予防意識の啓発不足が影響して重篤なケースが起きていることが一番気になっていることです。

AYA世代のがん生殖医療においては受精卵や精子はもとより、卵子や卵巣組織の凍結保存が可能な時代です。

卵巣組織凍結のような特殊な例は、岐阜大学附属病院と連携することで対応し、とにかく最善の方法を尽くします。

出産時の安心

編集　産科があることでの利点も大きいのですね？

先生　不妊は、妊娠さえすればよいというものでなく、安全な出産に結びつくことが肝心です。

その点では、妊娠中から出産時まで、安全に向けたケアができることは重要な意味を持っていると思います。

また、胎児ドックも行っていますから、リスクのあるケースでの対応も一段と強化しています。

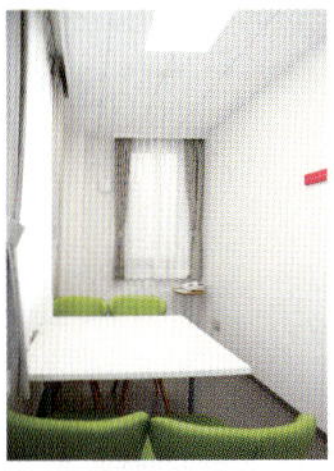

カウンセリングルーム

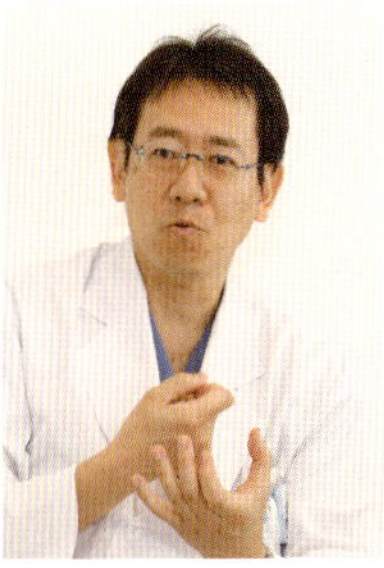

Dr.Misao Ryo Plofile

操レディスホスピタル

操 良　理事長

岐阜大学医学部卒業　医学博士
日本生殖医学会認定生殖医療専門医
日本周産期新生児医学会新生児蘇生法認定医

経歴
1989年　岐阜大学医学部助手
1997年　岐阜大学医学部産婦人科講師
2001年　操レディスホスピタル副院長 就任
2014年　操レディスホスピタル院長 就任

日本生殖医学会会員、日本産婦人科学会会員、日本内分泌学会会員、日本受精着床学会会員、日本癌治療学会会員、日本母性衛生学会会員、日本婦人科漢方研究会会員

医療法人セントポーリア
操レディスホスピタル

●治療の第一歩はお話をするところから。「私は不妊なのかな？」「不妊治療ってどんなことをするのかな？」「現在不妊治療をしているけれど、これでいいのかな？」など、様々な疑問にお答えできるよう、まずは最初にお話をじっくりとお聞きします。お気軽にお話に来てみてください。。

操レディスホスピタル

電話番号. 0120-307-330

診療科目／『産婦人科』『一般不妊治療』『高度生殖医療』
診療受付／（月火水金）9:30～12:30　15:30～19:00
（　木　）9:30～12:30
（　土　）9:30～12:30　13:45～16:00
※ 男性不妊外来　第2土曜日 午後 19:00～21:00
休 診 日／日・祝日　木午後
変更情報等、HPでの確認をお願いします。

https://www.misao-ladies.jp/

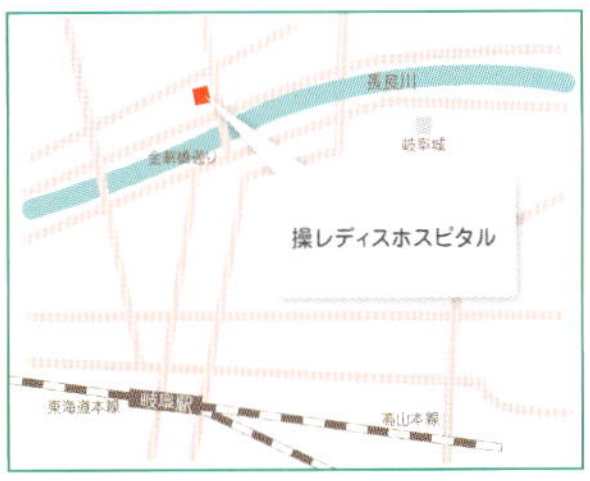

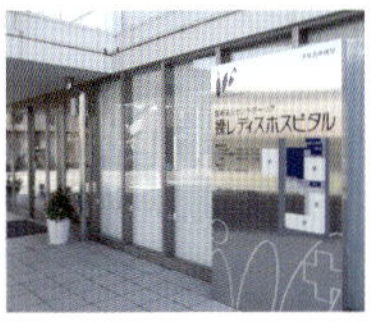

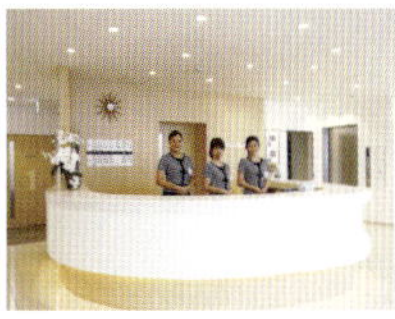

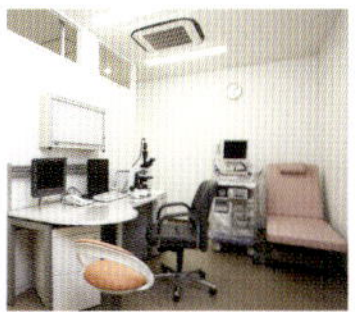

●〒502-0846 岐阜県岐阜市津島町 6-19
JR岐阜駅より岐阜バス加納南線または 三田洞線、早田東町下車 徒歩1分

●当院は岐阜県特定不妊治療指定医療機関として認定された医療機関です。
また、生殖医療専門医制度の認定研修施設、生殖医療専門医制度の研修連携施設に指定されています。

20代・30代・40代、どの年代でも妊活度に合わせた治療をオーダーメイドで実施します

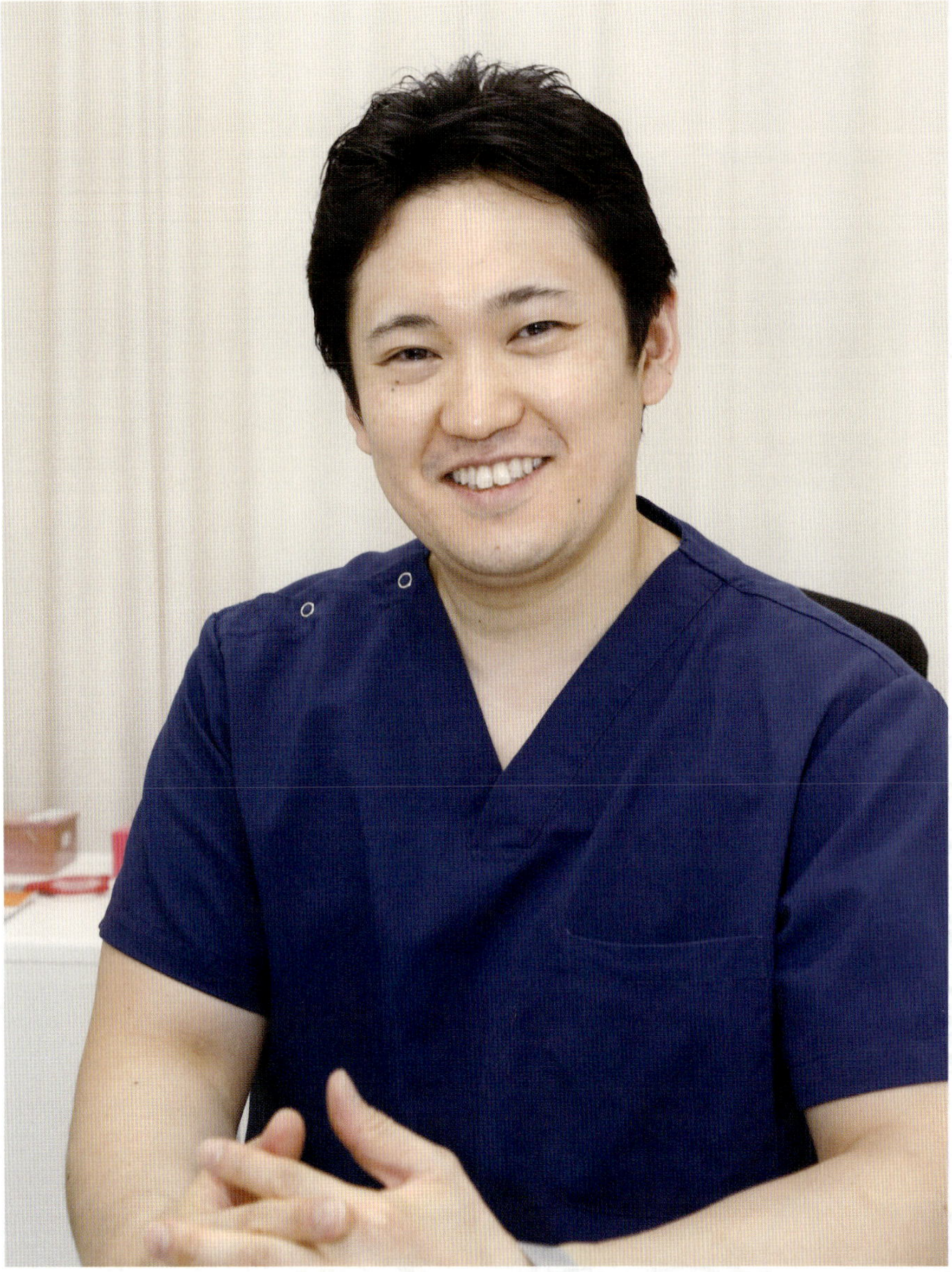

クリニックを訪ねて vol.53

Interview with a doctor

取材で分かる医師の方針

東京都・豊島区

松本レディースクリニック

松本 玲央奈　副院長

Clinic in Tokyo　vol.53

東京は池袋駅からほど近くに松本レディースクリニックはあります。不妊治療専門に20年の歴史があり、熟練スタッフも多く、赤ちゃんが欲しいと願うご夫婦に寄り添って来ました。そして新たに松本玲央奈医師も加わり、診療や治療もより厚みを増してきました。患者さんの年齢は不妊治療にとって大きな要因になるかもしれませんが、患者さんにとってはお子さんが欲しいと思った時が、タイミング。そのタイミングにしっかり寄り添った診療を行うことが大事なのだと話してくれました。

松本先生が大切にしていること Top 3

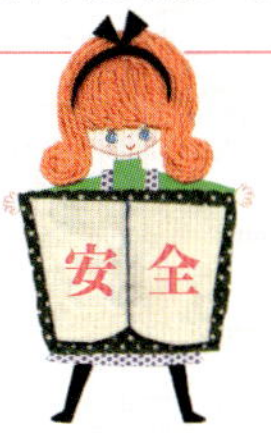

はじめに医療上の安全が大切！

3番目 情報の提供

病院の情報がしっかり提供できること

情報はしっかり共有できることで価値は深まり、そこから理解が生まれます。診療の大切な基本です。

2番目 患者満足度

求める治療が納得でき希望するものであること

治療を始めるとき、または治療中、そして治療を終える時、納得して結果も満足であることが大切です。

1番目 医療安全

安全な治療以外は行いません

妊娠が希望ですが、それは安全な治療のもとで叶える必要があります。患者さんと赤ちゃん、みなの健康が大切！

年代よりも、それぞれの妊活度が大切

編集　20代、30代、40代、それぞれの年代で先生が気にされていることは何でしょう。

先生　20年前から不妊を専門に診療していますが、ここにいらっしゃる方は、みなさんお子さんが欲しいという共通の目的があります。

ただ、共通の目的はあってもそれぞれに、20代、30代、40代と年齢に違いがあったり、赤ちゃんが欲しい度合いもそれぞれに違いがあります。

例えば、Aさんは、20代でまだ若くてすぐに子どもができればそれに越したことはないけど、治療を積極的にどんどん進めなくてもよいというカップルとします。それに対して、Bさんは、どうしても子どもが欲しいからどんどん不妊治療を進め、体外受精を含め、どんな治療でもしていきたいというカップルだとします。そうすると、望んでいる治療方法の選択は自ずと違ってきます。そのときにAさんとBさんに対して、「あなたの考えは間違っていますよ」というのではありません。それは、それぞれが望むことだからです。大切なことはそれぞれの考え・妊活度に沿った対応をすることです。

よく例えるのですが、内科の病気でしたら、「この薬を飲まなければダメですよ」とか「この手術を受けないといけませんね」と言えます。ですが、不妊治療は一般的な病気とは違い、そのようなことではないところに非常に大事なことが含まれていると考えています。

新登場の妊活パック

編集　妊活度に沿った対応とは、どのようなことでしょうか？

先生　当院には、妊活パックという診療があります。これは、自分自身がまだ結婚はしていない、相手もいないけど不妊ではないかと心配されている方や、不妊治療での初診という形ではなく、その前の段階として、将来の妊娠に向けて基礎的な検査を行うものです。これを受けておけば妊娠できるというものではありませんが、将来の妊娠に向けてのアプローチができます。

それぞれの女性が結婚時期に合わせて受けることが多く、年齢的にも20代、30代、40代と幅広いのですが、このようなプレ不妊治療のパックがあることは女性にとって、とても有効なことかと考えております。

それぞれの治療

編集　具体的な治療方法での様子はどうですか？

先生　先ほどの例で、Aさんのようにゆっくりと自分にあった治療をされる方や、Bさんのように治療に対して積極的な方に関しては、妊娠の可能性を最大限に見た最先端医療までを提供します。その中にはきめ細やか

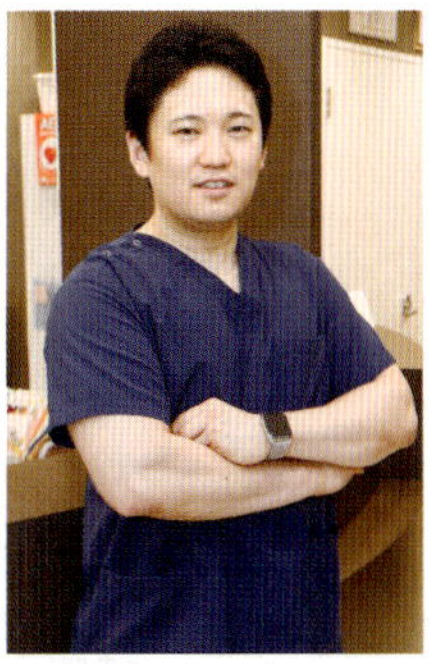

5年後、10年後のクリニックのあるべき姿、治療のあるべき姿。を描きながら玲央奈副院長は今日も診療に励みます。

診療チャート

患者さんのオーダーメイドの治療がとくちょうです！

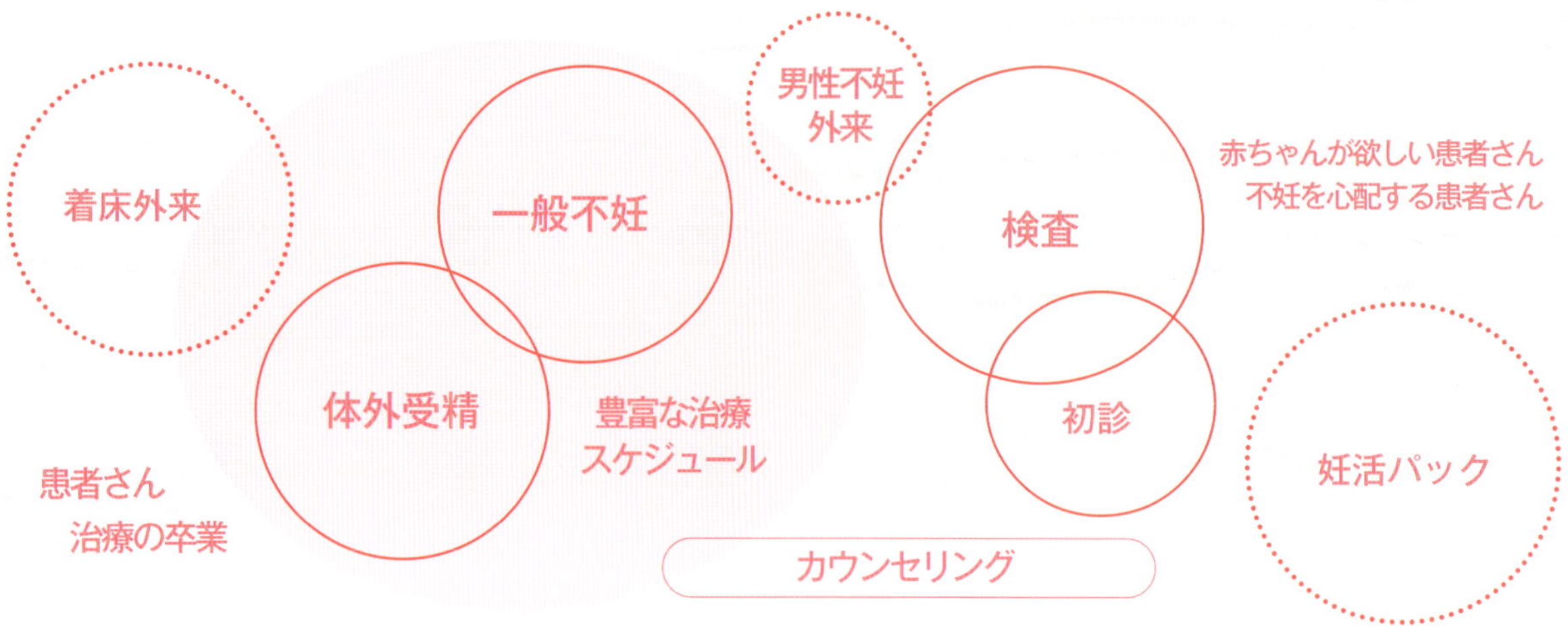

で多種類に及ぶ排卵誘発方法からなるスケジュールの体外受精も含まれますし、着床外来もあります。

　着床はとくに私の専門分野で現在、生殖医療の現場でも非常に注目度も高く、着床外来は新たに私が立ち上げたものです。

着床外来

編集　着床については、最近色々なことが分かり、注目されているようです。その外来についてもう少し教えてください。

先生　着床は、妊娠するための重要なポイントになりますが、分からない部分もあり、神の領域と言われていました。

　体外受精では良好胚の選択までは確認できるのですが、移植の先は、着くか着かないかです。妊娠しなければ、まだ残っている卵(胚)を移植しますが、凍結保存していた卵がなくなれば再び採卵することになるでしょう。

　ところが、最近、遺伝子解析などで着床因子に関する色々なことが分かって来ました。

　関連する話題やニュースも増えています。

　私自身、着床に関しては基礎となる研究を東大病院の研究チーム（着床の専門家・広田先生のチーム）で行い、着床に必要な遺伝子を特定し、そのメカニズムを解明したという内容で2015年のエシュレ（ヨーロッパ生殖医学会）で発表し、賞もいただきました。

　この着床は、とくに専門分野なので外来を設け検査、治療を行っています。

治療に厚みが増し、成績アップ

編集　治療に厚みが増し、今まで着床で苦労していた方も妊娠がみられるのですね。

先生　はい、そうです。

　東大医学部附属病院の着床外来がヤフーニュースにもでましたが、これは着床に関する因子を見つけ、治療することで、妊娠率が30％高まったとする報告です。

　当院でも行うことができます。他にもERAという検査があります。

　このERAという検査は女性の着床時期と移植日のズレを見つけるもので、見つかった場合に、移植日を補正することで、約30％程度妊娠率が向上したというデータがあります。

　それぞれ別の視点からの3割3割ですから、それらを合わせて行うことで、非常にいい成績を今のところ出しています。

　内視鏡で子宮環境を整えることも大切で、子宮鏡でいかに診断していけるかが重要になってきます。

　移植の時期、子宮内環境、その両面からアプローチしていくことが非常によい結果につながっていくものと考えます。

20代、30代、40代 皆に言えること

編集　それは、20代、30代、40代の方すべての患者さんに適応することですね。

先生　年齢的な要因で、循環器系や血流の問題で子宮内膜の機能が落ちることはあるかと思います。苦戦する人もいますが、かつては内膜の厚さだけで判断していた着床環境も、当院の検

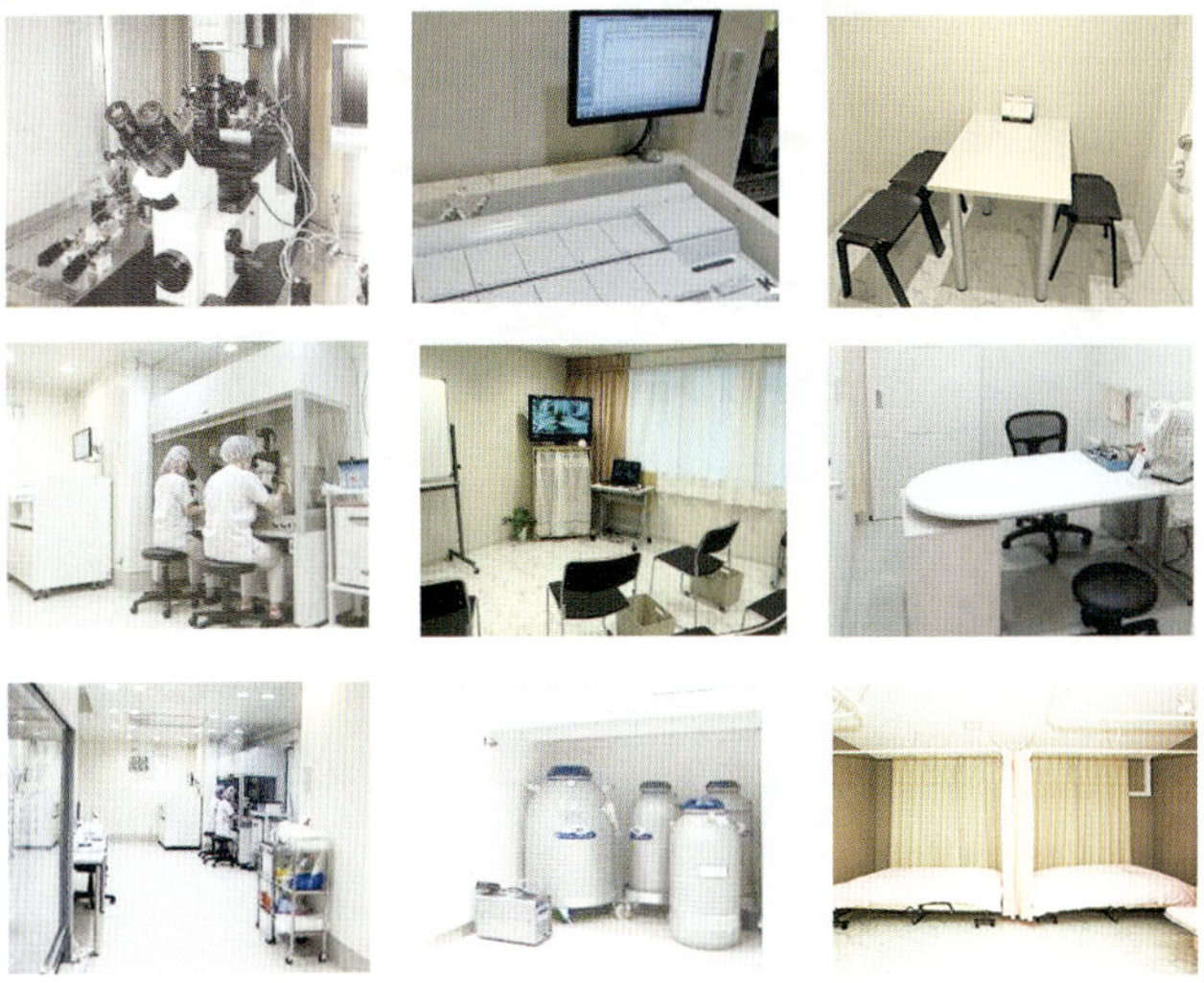

不妊セミナー・勉強会

勉強会日程

第１～第３土曜日　体外受精説明会
第４土曜日　妊活セミナー

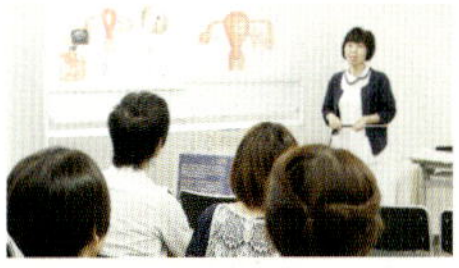

※詳しくはホームページをご覧ください。

査などを合わせて行うことで治療を行い、全年齢層で成績がアップしています。

ですから最初に話したAさんもBさんも、選択が間違っているということはなく、AさんにもBさんにも選んでいただける治療のカードをいかに持っているかが大切なことだと思います。

その意味では、患者さんもしっかりした情報を持っていることも必要です。

不妊セミナーで情報を提供

編集　不妊セミナーは、患者さんがしっかりした治療の選択ができるよう、情報提供の場となるのですね。

先生　色々な情報が溢れていますから、患者さんたちには、まずはしっかりした情報を得てもらえるよう、勉強会で説明をします。そこで患者さんは知識を得て、自分にあった治療をイメージできるようになるでしょう。

Dr.Matsumoto Reona Plofile

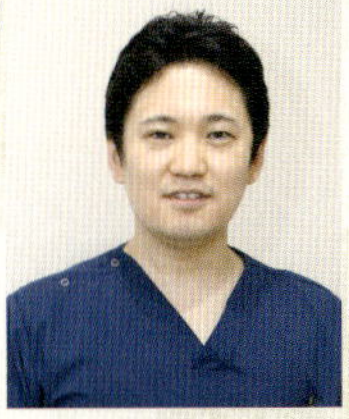

松本レディースクリニック

松本 玲央奈 副院長

経歴
2007年　聖マリアンナ医科大学卒業
2010年　東京大学産婦人科学教室 入局
2011年　長野県立こども病院総合周産期センター 医員
2012年　東京北医療センター 医員
2013年　東京大学大学院医学研究科 入学
2015年　ESHRE(ヨーロッパ生殖医学会)Basic Science Award for Poster Presentation 受賞第30回生殖免疫学会 学会賞受賞
2016年　虎の門病院 医員
2017年　東京大学大学院医学研究科博士課程修了 医学博士
　　　　東京大学医学部附属病院 助教
2018年　松本レディースクリニック池袋 副院長

専門
日本産婦人科学会
産婦人科専門医／
生殖・内分泌

Dr.Matsumoto Kazunari Plofile

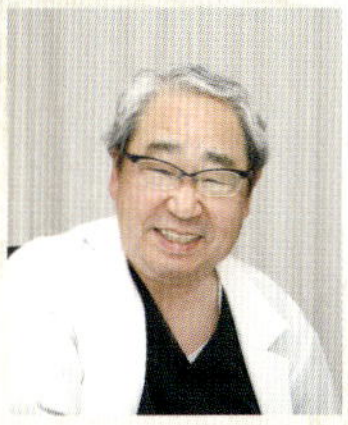

松本レディースクリニック

松本 和紀 理事長兼院長

東京慈恵会医科大学卒業
同大学院博士課程修了　医学博士
英国ロンドン大学リサーチフェロー
●専門
日本産科婦人科学会産婦人科専門医
日本生殖医学会生殖医療専門医
母体保護法指定医
●職歴
東京慈恵会医科大学大学院博士課程修了後、東京慈恵会医科大学産婦人科講師（不妊・生殖班班長）診療医長を経て
松本レディースクリニックを開院

Matsumoto Ladies Clinic
MLC
http://www.matsumoto-ladies.com

●「赤ちゃんが欲しいのになかなかできない」と悩んでいらっしゃる方のための不妊治療専門クリニックです。妊娠しにくい方を対象に、不妊原因の探索、妊娠に向けてのアドバイス・治療を行い、これまで不妊で悩んでいた多くの方々が妊娠し、お母様になられています。説明会やセミナーなど夫婦で参加できる教室も人気です。

松本レディースクリニック

電話番号. 03-5958-5633

診療科目／『高度生殖医療』『婦人科医療』
診療受付／（月火木金）8:15～12:30　14:30～18:30
（　水　）8:15～12:30
（　土　）8:15～11:30　13:45～16:00
（日・祝日）8:15～11:30
休診日／　年末 年始
変更情報等、HPでの確認をお願いします。

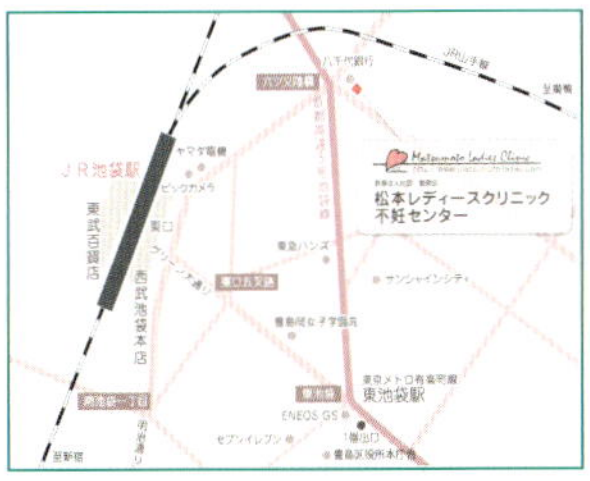

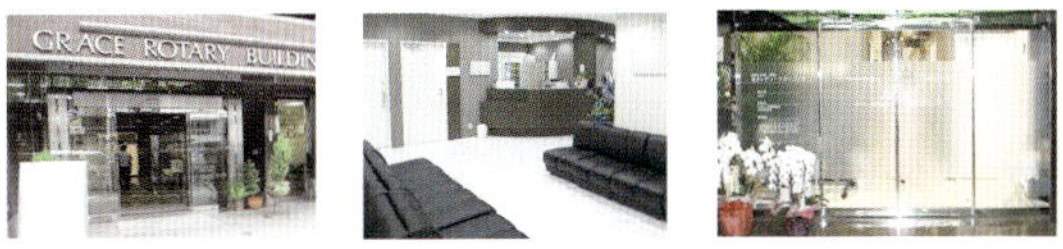

●〒170-0013　東京都豊島区東池袋2-60-3　グレイスロータリービル1F
JR池袋駅 東口北から徒歩6分

http://www.matsumoto-ladies.com/

どうして赤ちゃんができないのかなと、少しでも悩んでいるなら病院へ相談や検査が妊娠への近道になります

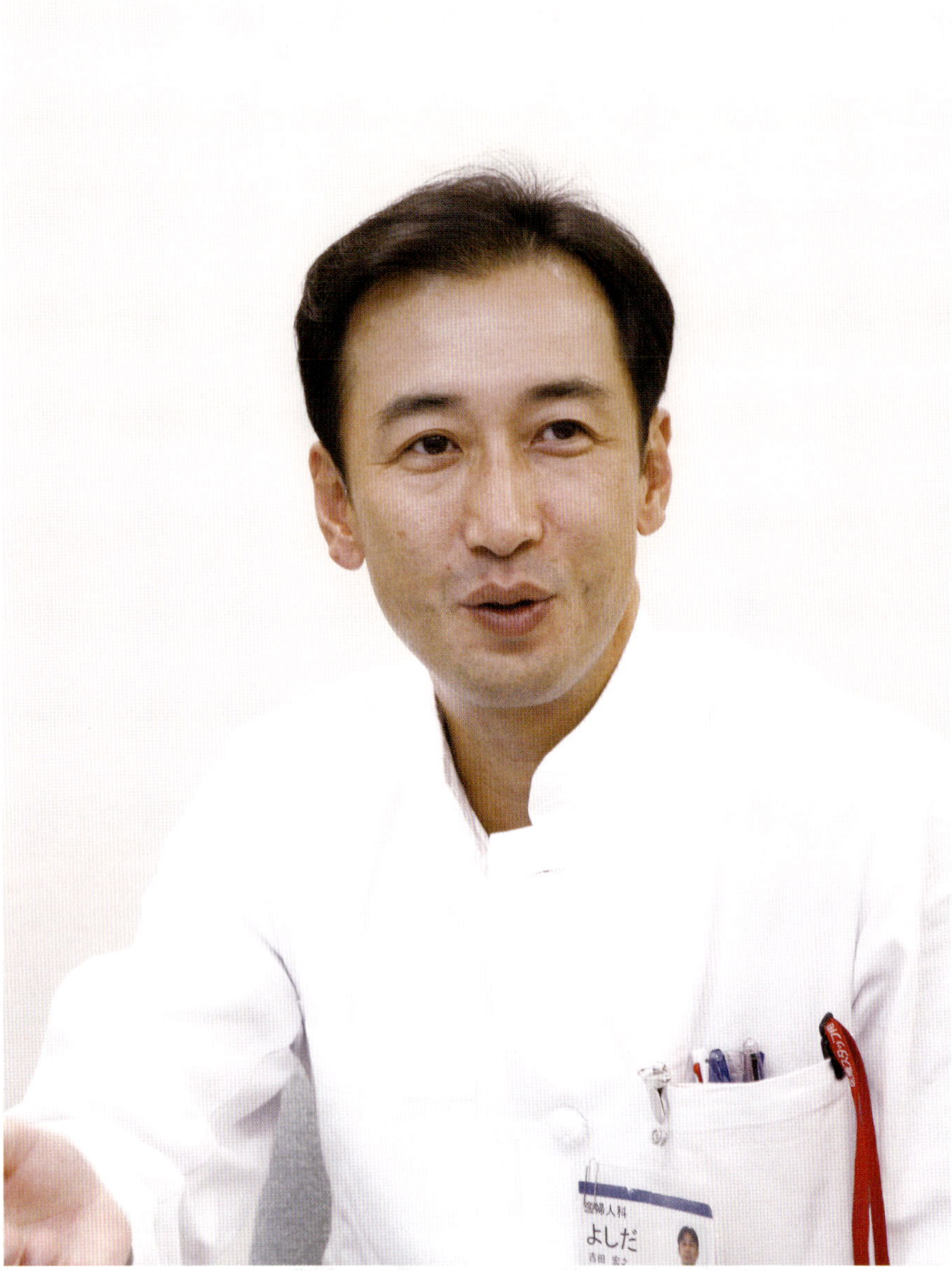

東京都・杉並区

荻窪病院 虹クリニック

吉田 宏之　医師

荻窪病院は、学園や寺院、そして広々とした公園に隣接し、長年、地域の中核病院として重症患者さんや救急車の受け入れを行う急性期医療を行っています。現在、不妊を専門に扱うクリニックが多いなか、この荻窪病院が母体となってより駅近に開設されたのが虹クリニックです。お互い、密に連携し合い診療にあたっています。女性と夫婦を診る虹クリニック。産科や泌尿器科（男性不妊）を備えた荻窪病院。具体的にどんな治療が可能なのでしょう？

荻窪病院と虹クリニックの連携

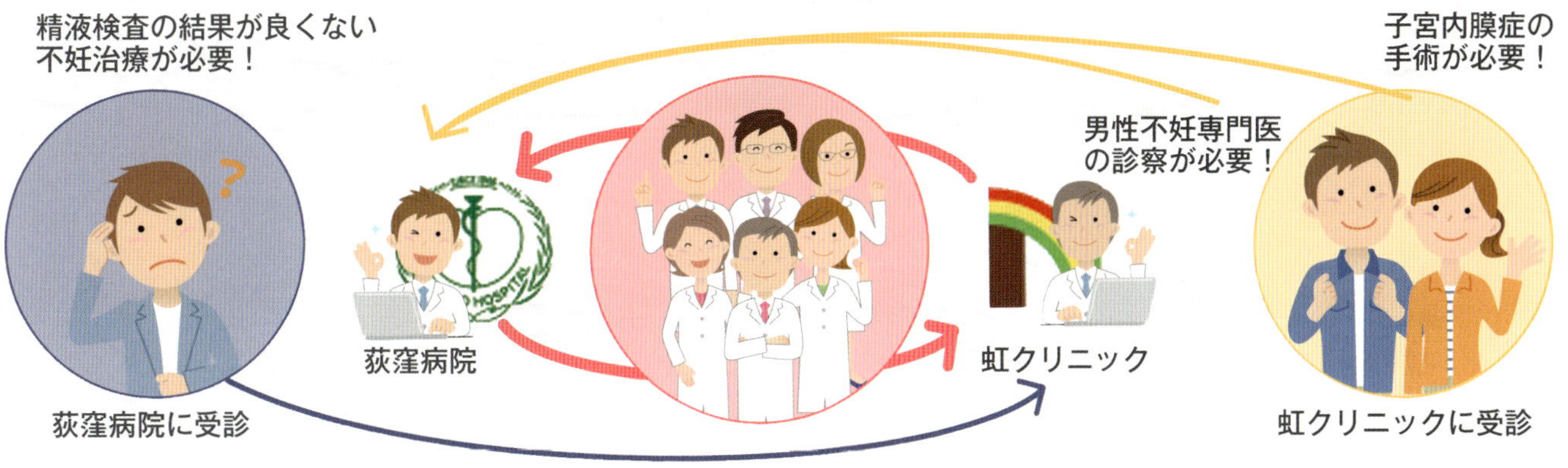
精液検査の結果が良くない
不妊治療が必要！
子宮内膜症の
手術が必要！
男性不妊専門医
の診察が必要！
荻窪病院
虹クリニック
荻窪病院に受診
虹クリニックに受診

コレしかしない！ではなく、患者に合わせた治療を選択する

編集　どのような方針で治療を行っているのでしょう？

先生　分かりやすく言えば、治療にあたって、「当院ではこのような治療になります」と伝えるのではなく、患者さんに合わせた方法を提案していく形をとっています。

　すぐに体外受精を勧めていくというわけではありませんし、他院で一通り治療をしていて、次は積極的に体外受精を行いたいとの希望であれば、以前の治療をムダにしないためにも体外受精をする場合もあります。

　よく、不妊治療ではタイミング法から人工授精、そして体外受精へとステップアップするのが定型とされるのですが、状況によってはステップダウンをすることもあります。

　他院（東京都内だけでなく埼玉県など）から転院される方も多く、平均年齢は高めで40歳くらいとなり、とくに体外受精を行うときには注意深く治療するようにしています。

電子カルテが共有されているから手術や男性不妊も速やかに対応可能

編集　母体の病院とクリニック。その診療体制はどのように？

先生　医師は7人いて、本院の荻窪病院と不妊治療を専門に行う虹クリニックを行き来しながら診察にあたっています。主治医がいても、7人全員で情報を共有して意見交換をします。

　7人いれば、さまざまな視点から考えることができ、患者さんにとってよりよい方法がとれると考えています。

　また、虹クリニックと荻窪病院で電子カルテが共有されているので、情報の共有もスムーズにできます。手術が必要なときに速やかに受けられますし、もちろん、術後の経過をみることもできます。

　そして、ご主人の精子に問題があったときには、本院の泌尿器科医師に診てもらうこともできます。最近では、先にご主人が泌尿器科で検査を受け、「精子に問題があったので、人工授精（もしくは体外受精）をお願いできますか？」と紹介されるケースも増えています。女性に比べて男性不妊を専門に診療できる医師はまだまだ少ない現状ですので、その医師（泌尿器科生殖医療専門医）がここにいると知り訪れる方も多いです。

　TESE（精巣内精子採取術）などの手術も可能ですので、子どもを願う女性と男性、夫婦をしっかり診れる体制というのが良いですね。

「不妊治療だけ」ではなく、不妊治療から出産までをバックアップ

編集　不妊のあと、つまり妊娠したときには、その経過も診ていただけるのですね？

先生　不妊治療を担当し、必要に応じて手術をし、その後、妊娠したら経過をみて、出産までを含めてバックアップすることが可能です。私自身、そういう診療をしたいと思っています。それが喜びにつながるものと思っています。患者さんからも、「不妊治療から出産までお世話になって嬉しかったです。なかなか、そういうことができる病院はないので」といったお声を

教えて！吉田先生！

通院するのに、準備しておいたほうがいいものはありますか？

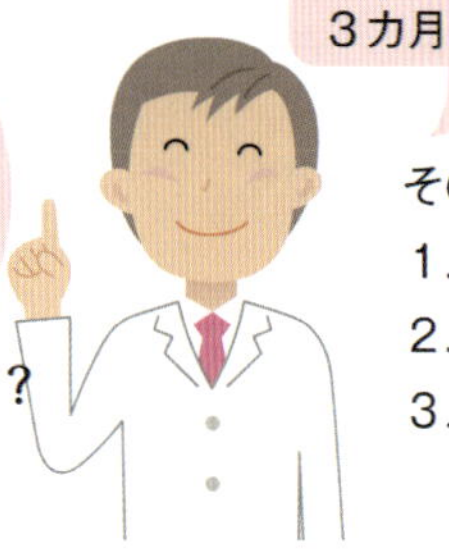

まずは、基礎体温を３カ月つけてみましょう！
３カ月くらい基礎体温表をつけると、自分の月経周期の傾向がわかります。

その注意点として

1. 面倒だな～と思っても、基礎体温表のノートで書いて管理しましょう！
2. お酒を飲んだ！ 寝不足～！などの情報も書き足しましょう！
3. 基礎体温がはっきりしない方は、予測でなく実測で測るとよいでしょう。口の中、舌の下で５分くらい測るのが実測です。

いただいています。これが当院の特長であり、不妊治療を専門にしている単科のクリニックとの違いといえるでしょう。

どんな治療を受けているのか、夫婦で理解し、同じ気持ちで治療を受けることが大切

編集　治療を受ける、あるいはする上で大切になることは何でしょう?

先生　治療については、ご夫婦で同じように理解し、同じ気持ちで臨むことが大切だと思います。そのため、実際にそうできるように心がけています。

例えば、初診のときに奥様一人でいらっしゃっても「病院でどのような検査を受けて、結果はどうだったのか、また、どのような説明があったのかなど、ご夫婦で話合ってくださいね」と、必ずお伝えします。

体外受精をご希望の場合は、パンフレットを用意して必ず、お渡ししています。なかなか病院に来られないご主人もいますから、パンフレットを見ながらご夫婦で話をしてもらいたいのです。体外受精について理解するのはなかなか難しいでしょうから、お渡しする資料などを参考にしながら、ご夫婦でじっくり理解を深めていただきたいと思いますね。病院で話を聞きたいというのであれば、相談外来にいらしてください。

そのように情報提供やコミュニケーションの機会を持つことを大切にしています。

そうすることで、以前は女性主導で治療を進めていくうちに夫婦関係がぎくしゃくするケースもあったのですが、最近、それが減ってきていると感じています。子どもは夫婦ふたりの間に授かるものですから、とてもよい傾向だと思います。

タイミングが合っていないだけ？通院中に自然妊娠する夫婦も多い

編集　年代による治療の違いについてはどのように考え、対応をされていますか?

先生　20代で不妊治療を受けようと思う方はあまり多くないと思いますが、「どうして子どもができないんだろう?」と、なんとなく悩んでいるのでしたら早めに病院に行くことをお勧めします。病院で診察・検査を受けることで、妊娠に結びつく方がとても多いからです。早めに病院に来ていただければ医療的にサポートできることも、いろいろあります。

20代の場合、一通り検査をしても3分の1のご夫婦には何の問題も見当たりません。そして、検査を受けている途中で自然妊娠する方が半数以上にのぼります。通院していれば、エコーなどで状態を見ながら「この日くらいに夫婦生活をもって」とタイミングを伝えるのですが、それで妊娠される方も多いです。

また、20代のご夫婦では3分の1の確率で精子に問題が見られます。病院で検査をしたことで「女性だけではなく男性にも原因があったんだ」と、いち早く気づくことができます。

20代で体外受精が必要な方も18%程度はいらっしゃいますが、20代での体外受精の妊娠率は50%以上と、とても高くなっています。やはり、年齢的に若いほうが妊娠しやすいのは明らかな

のです。

年齢が高くなるにつれて治療は難しくなり、検査だけで治療をしない選択をする人もいます

編集　30代、40代の方の治療についてはいかがでしょうか。

先生　30代後半以降、40代など年齢の高い方になると、治療は難しくなってきます。

この年代になると二人目不妊の方も多いですね。30代半ばで自然妊娠されて、数年後に二人目を考えていたのになかなか妊娠しない。40歳前後で病院へ行き、いろいろ検査をしたけれど、これといった不妊原因は見当たらない。ただ、40代になると、原因は見当たらなくても結果的に40%以上の方は体外受精に移行していきます。年齢が高くなるにつれて妊娠自体が難しくなってきますし、流産も増えます。おのずと治療も難しくなるので、妊娠・出産に結びつきにくくなるのです。

なかには一通り検査はしても、その後、治療をしないという方もいらっしゃいます。検査でご自分の状況を知り、妊娠自体が難しい、流産も増える、出産までの経過なども考えると治療は受けずに…と選択をされる方もいます。

後悔しないために、まずは病院へ行き、正しい知識を得る機会をもちましょう

編集　治療を受けるご夫婦にお伝えしたいことのまとめとして、メッセージをお願いします。

先生　やはり、子どもができないと悩んでいるのなら、まずは病院に足を運んでみてください。治療は受けなくても相談するだけで精神的に楽になることもあります。あとになってから「あのとき検査を受けておけばよかった」「病院に行けばよかった」と悔まないように、やるべきことはやったと思えるようにしておきましょう。

私たち医師は正しい最新の知識を持って診療にあたっています。その知識をお伝えする機会をいただけたらと思います。

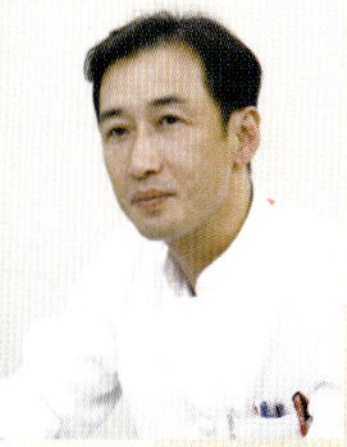

Dr.Yoshida Hiroyuki Plofile

荻窪病院 虹クリニック
吉田 宏之 医師

経歴
荻窪病院　産婦人科部長
日本産科婦人科学会専門医・指導医
日本産科婦人科内視鏡学会技術認定医
日本内視鏡外科学会技術認定医
日本生殖医学会生殖医療専門医

専門
生殖補助医療・腹腔鏡手術

男性不妊治療は本院の荻窪病院で

荻窪駅北口からバス7分の場所にある荻窪病院では、泌尿器科の大橋正和医師（日本生殖医学会生殖医療専門医）による男性不妊治療を行っています。精索静脈瘤や無精子症に対する手術など高度な不妊治療が可能で、ご主人側に原因があった場合でも、連携した治療が受けられます。

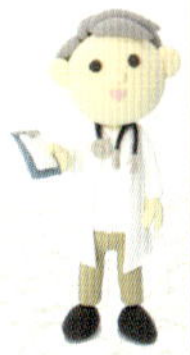

医療法人財団 荻窪病院
虹クリニック

私たちクリニックは、日本で4番目の体外受精児出産例を持ち、内視鏡手術でも実績のある荻窪病院のサテライトで、生殖医療を専門に行うクリニックです。私たちは、こどもを授かりたい皆さまの「虹の架け橋」になれるよう、全てにおいてベストを尽くします。

虹クリニック

電話番号. 03-5335-6577
診療科目／『高度生殖医療』『一般不妊治療』
診療時間／（月～金）9:00～12:00 13:00～17:00
（ 土 ）9:00～12:00
休 診 日／土曜午後・日・祝日
変更情報等は、HPで確認をお願いします。
http://www.ogikubo-ivf.jp

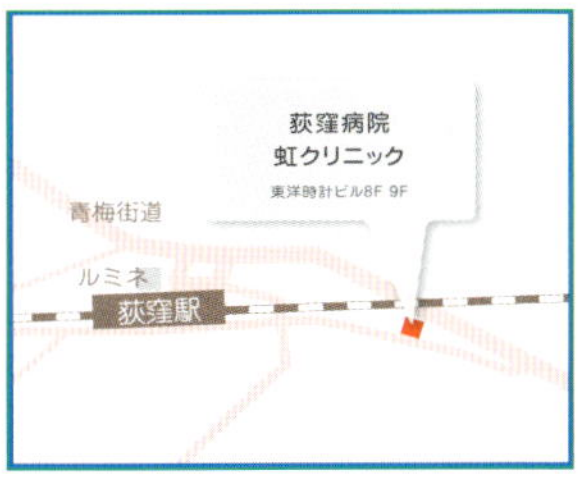

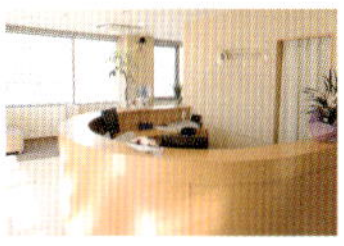

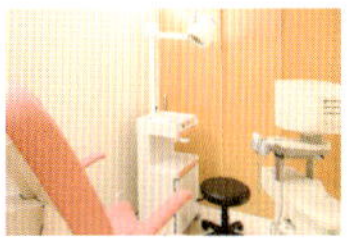

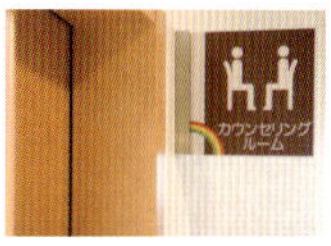

〒167-0051
東京都杉並区荻窪4-32-2 東洋時計ビル8階・9階
JR中央線荻窪駅　南口より徒歩5分
地下鉄丸の内線荻窪駅　南口より徒歩5分

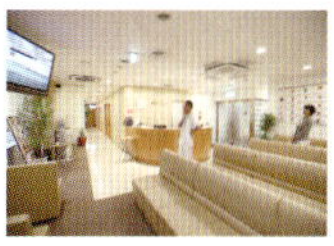

患者さんの年代で治療に変化があっても大切にしていることは、みな同じことです。

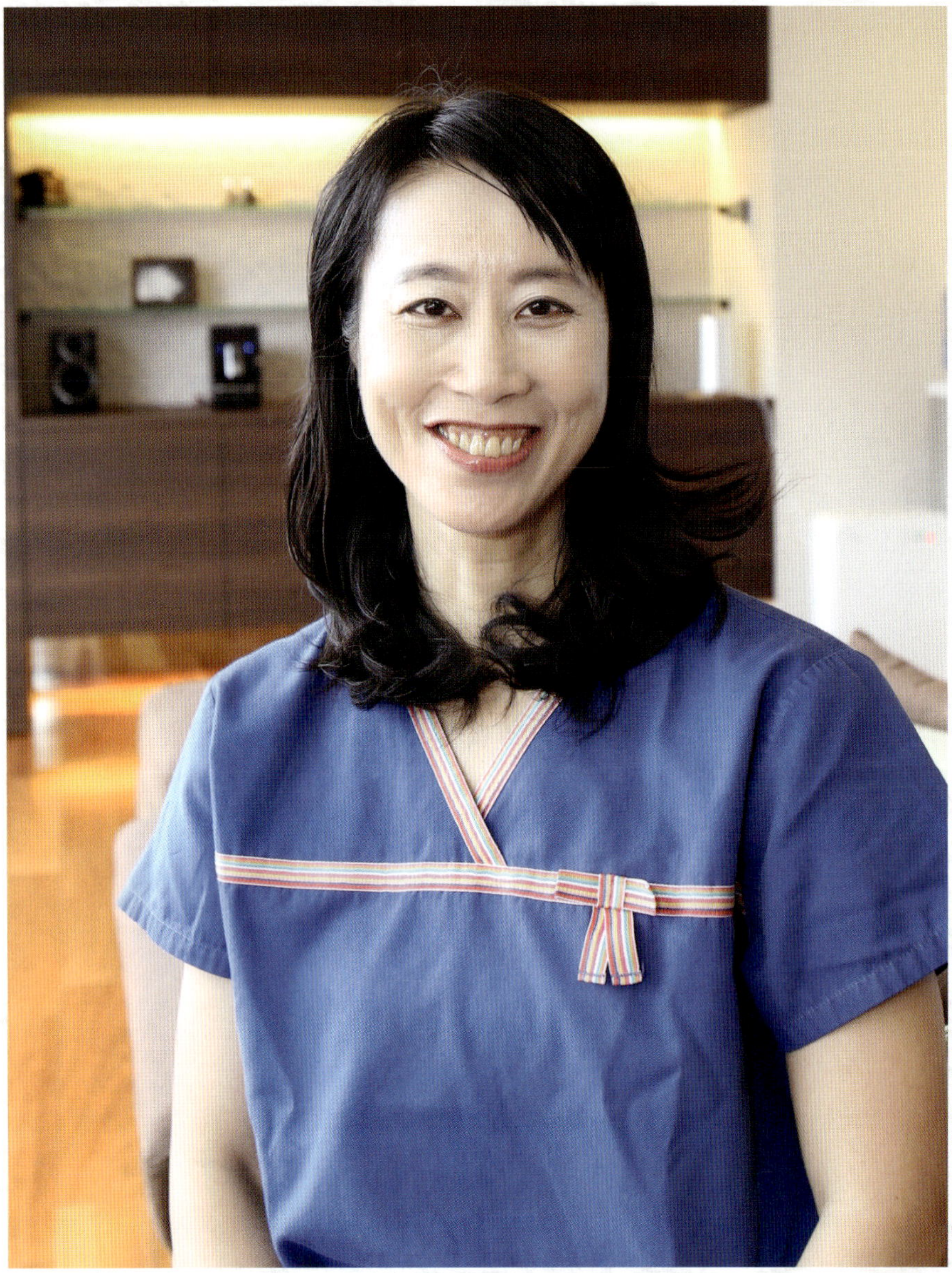

クリニックを訪ねて vol.53

Interview with a doctor

取材で分かる
医師の方針

神奈川県・鎌倉市

矢内原ウィメンズクリニック

黄木 詩麗　院長

Clinic in Kanagawa　vol.53

神奈川県は大船の駅からほど近くにある矢内原ウィメンズクリニックは、赤ちゃんを授かりたいと願う夫婦のためのクリニックです。そして、姉妹クリニックには地元でも由緒ある産婦人科の矢内原医院があります。矢内原理事長とともに多くの患者さんを不妊治療から分娩まで診てきた黄木先生は、2018年から矢内原ウィメンズクリニックの院長に就任しました。不妊治療から出産まで診てきた医師だからこそ、大切にしていることが先生の診療にあります。

黄木先生が大切にしていること Top 3

20代では、検査の結果にもよりますが、タイミング療法や人工授精など、できる治療はまだまだ余裕があります。また、精液検査から男性不妊が見つかることもあり、早めの対応ができます。

30代半ばからは、卵子の質が問題となり、治療の適応も一般不妊治療ではなく、体外受精が増えます。その際は、いかに良好胚を得るかがポイントになります。

40代になると、時間的な心配もでてくるため、より確率の高い体外受精へのトライが増えてきます。

3番目

治療を終えても健康であること

治療を終えてからも、健康で元気に暮らせるよう、指導すること。

2番目

子どもを安全に産めるからだづくり

どの年代でも、安心できる妊娠で安全な出産ができるよう努力していくこと。

1番目

妊娠できる方法を考えていくこと

どの年代でもそれぞれの患者さんに合った治療方法を考え、妊娠を目指すこと。

年代ごとの違いで言えること

編集　20代、30代、40代、それぞれの年代での違い、あるいは年齢全般的なことでの違いは何でしょう。

先生　患者さんの年齢層が明らかに若くなっています。実年齢もそうですが、以前でしたら40歳ぐらいで、年齢が年齢なのでという患者さんが多かったのに、今は30歳で同じことを言って来ます。きっと不妊治療への敷居が低くなっているのでしょう。それも性生活にあまりトライせず、2周期くらいで妊娠しないので、どこか問題があるのではないかとあせってこられるケースが全般に増えています。

20代、30代の32〜33歳くらいまでなら、まずは検査をして排卵日を診ることを2〜3カ月して、タイミングを持とうねと話し、必要があれば人工授精や体外受精もあるという話はします。そして、33歳を過ぎるあたりからは困難になることも考えながら効率も配慮して対応し、さらに40歳以上になると、「自然で待っていたら6〜8年に1回くらいの妊娠確率だ」と話し、初診の段階から体外受精のことを話します。

若い方の検査結果と気持ち

編集　20代の方の中には、検査結果に何の問題もない方は、結構いるのでしょうか？

先生　卵管が閉じているとか、精液所見が悪いとかであれば、原因のある箇所が分かりやすいのですが、何もなかった場合、やはり病院に早めに来ていると感じることはあります。

しかし、なかには体外受精までを一通り説明すると〝私は、確率が高い体外受精を受けることができる〟と、はじめから体外受精を選択するケースが増えています。

ご主人の協力

編集　ご主人の協力はどうですか？

先生　以前は、精液検査などでも〝絶対嫌だ！〟というご主人が3割くらいいましたが、今は年齢に関係なく、みなさん協力的で、嫌だ！と言うようなご主人も少なくなりました。

TESEの例をみても、若いカップルの方もいますから、早めに原因が分かって良かったという感じはありますね。

検査から治療の選択

編集　20代、30代、40代の方の検査結果や治療の違いは？

先生　40歳になればAMH（卵巣予備能）も下がってきます。今まで採れていた卵子が採れなかったり、排卵周期に入れない方も多くでてきます。良好胚ができなくなって来て、治療自体

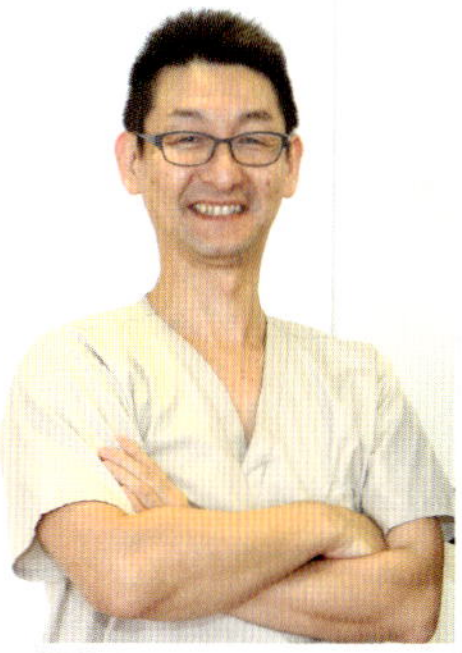

理事長の矢内原敦医師は生殖医療専門医の資格を持ちながら産科を多く掛け持ち。院長の黄木医師も産科を診ることもありましたが、これからは生殖医療・不妊治療が主診療となります。

治療の流れ

問診 → **検査** → **治療**

問診
初診、問診では今までの不妊状態の様子をはじめ、入籍状況、既往歴、過去の妊娠の有無などをお聞きします。夫婦の性生活の様子を聞くこともあります。

検査
検査は、ホルモン検査、血液検査、卵管造影検査、子宮の様子、卵巣予備能。
抗精子抗体、フーナー検査、男性の精液検査などを行います。

治療
治療は、一般不妊治療でのタイミング療法、人工授精、体外受精（C-IVF、ICSI）が基本です。体外受精では、採卵後、受精から胚の分割成長の状態が確認でき、胚を凍結保存することで子宮内膜の状態の良いときに胚移植をすることもできます。

運動指導　**栄養指導**

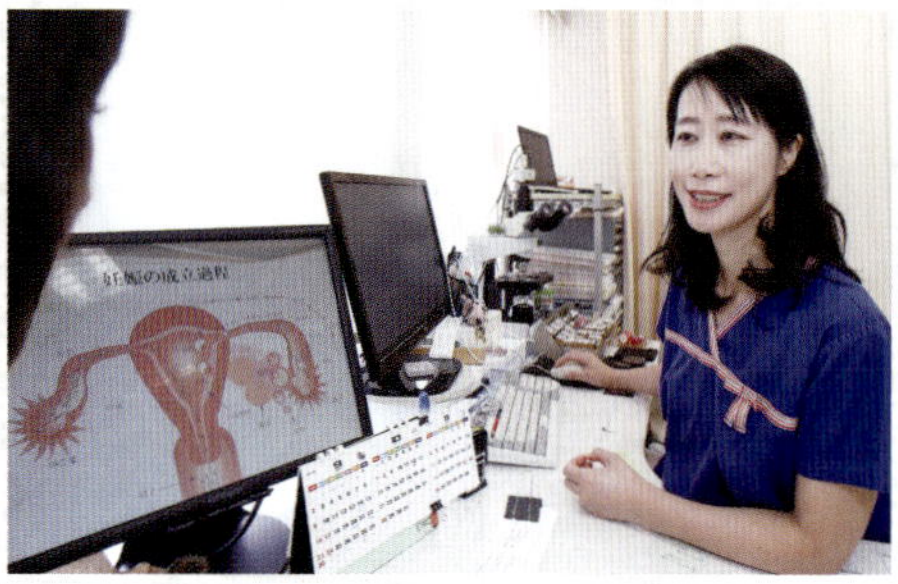

もキツくなってきます。

42歳ぐらいまでは、排卵誘発剤に対して卵巣が何とか反応してくれれば、刺激をしてもいいかもしれませんが、43歳になると誘発剤も効かなくなって来ます。1個でも採れればいいのですが、負担も大きくなって来ますから、42歳、43歳ぐらいを境に体外受精の中でも、誘発方法の選択肢が変わって来ます。

そして、20代、30代、40代と年を重ねるに従って、身体も硬くなる、代謝が低下するなどの身体的な変化も起きてきます。それに応じた違いも治療にでてきます。

例えば、なかなか治療効果のでない方には、血流改善をすることで効果を上げる方もいます。

それも大事なことですから、当院では、漢方や栄養指導と運動に関しても積極的に考えています。

年代を問わず治療の効果がでない方に運動をしてもらうことで、8人いれば3人くらいの割で妊娠される方がでます。エビデンスで示すことは難しいのですが、非常に大きなことです。また、しっかりとした身体であれば妊娠中や出産時、その後の育児まで良い影響がでます。

どんな年代でも治療の説明はしっかり聞くことが大事です

編集　治療をされていて、どの年代に限らず困ることはありますか？

先生　年齢に関係なく、不妊のことをブログなどで調べ、人の例を自分に当てはめて、自分もこうなんだと思って来られる方がいます。中には、こちらから説明をしたことと、自分がネットで調べた体験記の説明が違うと話を聞かないという人もいます。

まずは説明は、しっかり聞いて欲しいですね。

不妊治療の最終ゴールは、安心できる妊娠、安全に出産して元気に子育てができること

編集　先生にとって、治療をしていて大切に思われていることはなんでしょう？

先生　年齢を重ねれば変わってくることはあります。

とくに卵子の質の問題は、大きいでしょう。

また、妊娠という結果自体は変わらなくても、クロミッドなどの誘発剤を使うことで子宮内膜が薄くなることがあります。

このとき、若い方は薄くなった内膜の厚さの戻りが早く、年齢が高くなると戻りが遅くなり、そこに違いがでますが、妊娠の獲得という面では問題ではありません。問題は、妊娠したあとの合併症です。

不妊治療のゴールは、妊娠、出産、子育てなので、やはりそこまでのことを考えての治療が大切かと思います。

当院では、体外受精や一般不妊治療を受けられた多くの方が姉妹クリニックの矢内原医院で出産されます。不妊治療から妊婦健診、そして分娩までを診ている中で、身体が作れていないことから難産になるケースを年齢に関係なくみています。弛緩出血とか、陣痛がなかなか強

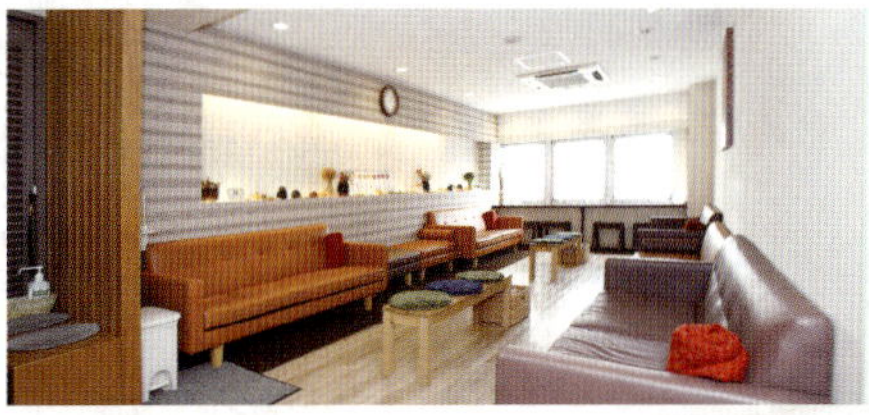
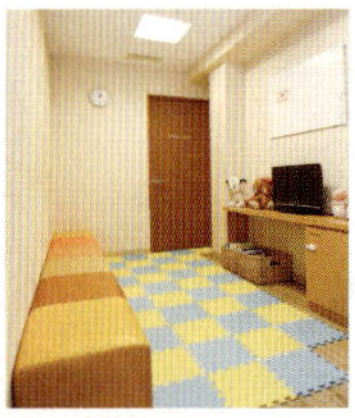
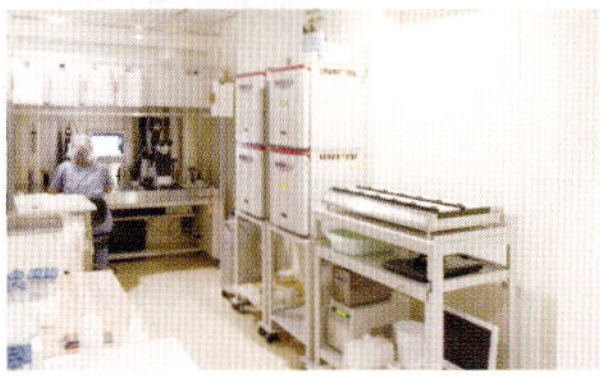
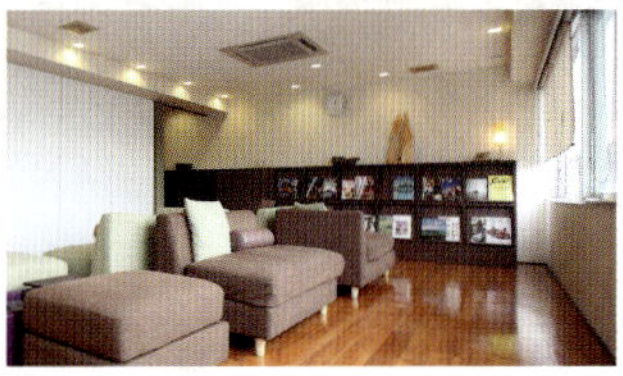

矢内原ウイメンズクリニックの院内には、ゆったりとした待合室があります。そして、お子さま用のキッズスペースを設置。柔らかな表情を覗かせる奥には、生殖医療の要となる培養室があります。

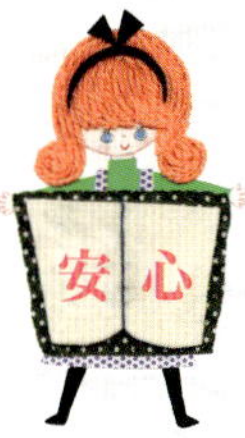

とくちょう&ポイント

出産やその後の育児がしっかりできる健康な身体づくりまで指導がある。
妊娠後は、同会の近代的な環境の産科施設(矢内原医院)で出産までできる。

くならないという人もいるため、できるだけそのようなことがないようにと指導しています。また、妊娠してからではできなくなってしまうエクササイズは、今からみっちり行うことで身体を作り、血流改善による妊娠への効果を期待しながら、以前よりもパワーアップしたエクササイズの指導をしています。

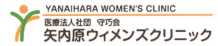

不妊治療の今後の発展

編集　将来に向けての思いなどはありますか?

先生　不妊治療は体外受精という方法を得て、40年ほどの歴史の中で進化してきました。治療の技術的な面での進化は、今後も進むでしょう。治療も、もっと楽になるかも知れません。

ただ、人の生活や家庭、夫婦のスタイルは急に変わるものではないと思いますので、どの年代に限らず、治療に関しては常に私たちはベストをつくしていきたいと思っています。

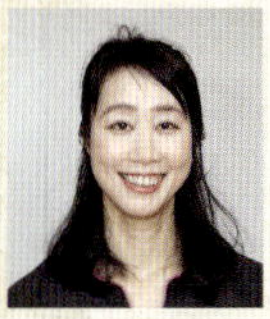

Dr.ohgi Sirei Plofile

矢内原ウィメンズクリニック
黄木 詩麗 院長

経歴
平成 9年 岩手医科大学卒業
平成 9年 天理よろづ相談所病院
平成13年 湘南鎌倉総合病院
平成17年 国立成育医療センター不妊診療科
平成20年 矢崎病院
平成22年 矢内原ウィメンズクリニック
平成30年 同　院長就任

専門
日本産婦人科学会 専門医、日本産科婦人科内視鏡学会 技術認定医、日本生殖医学会 生殖医療専門医、日本受精着床学会、日本性科学会

information

自分史上最高の私に変えるエクササイズ外来【筋トレコース】

当院ではプロのインストラクターによる「エクササイズ外来」を行っています。
「筋トレはきつい」というイメージがあり、なかなか始められないかもしれませんが、
ただそのきつさは自身の体をより良い状態へと引き上げてくれます。
「体の癖」を整えながら「自分の体に合った体の使い方」から丁寧に指導致します。

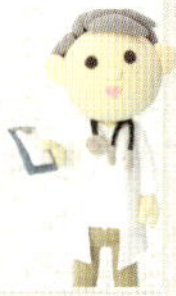

YANAIHARA WOMEN'S CLINIC
医療法人社団 守巧会
矢内原ウィメンズクリニック

●世界で1組だけの存在。それが、あなた方ご夫婦です。
私たちは、ご夫婦と同じ目線でいたい、素直に話せる関係を築きたいと考えています。
検査や治療に時間がかかるかもしれません。でも、きっといい結果が待っています。
そのために私たちもできる限りのサポートをしていきます。

矢内原ウィメンズクリニック

電話番号. 0467-50-0112
診療科目／『高度生殖医療』『一般不妊治療』
診療受付／(月〜水、金) 8:30〜12:30　15:00〜19:00
(木) 8:30〜12:30
(土) 8:30〜12:30　15:00〜17:00
休診日／日・祝日 変更情報等は、HPでご確認ください。
https://www.yanaihara.jp/

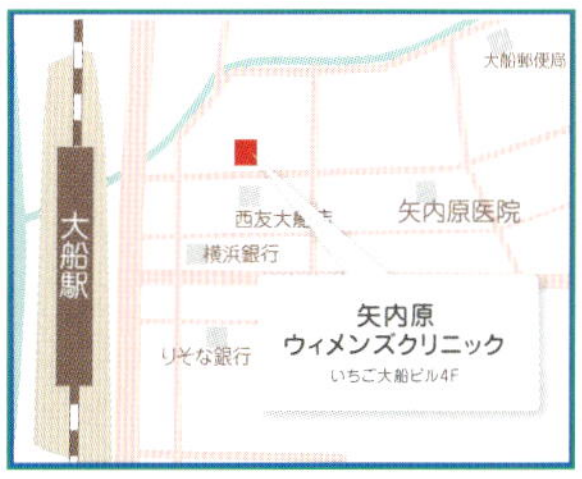

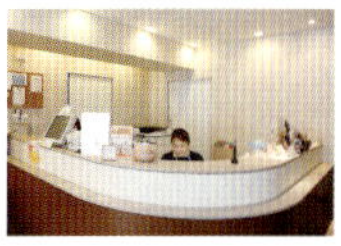
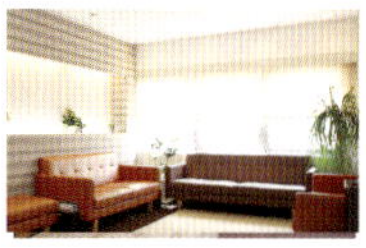
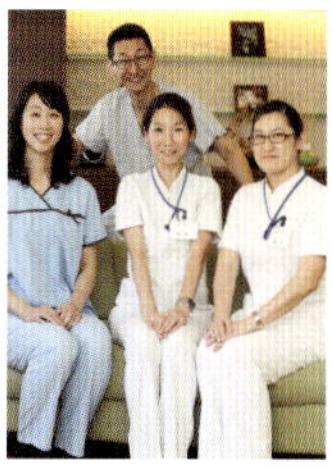

●〒247-0056
神奈川県鎌倉市大船1-26-29 いちご大船ビル4F
大船駅　徒歩3分
(JR大船駅　笠間口からは徒歩1分)

しっかり知っておこう！

特定治療支援事業のこと

助成金で医療費を取り戻そう！

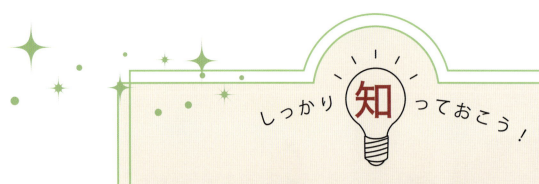

行政の支援事業

保険が適用される保険診療であれば、医療費の負担は3割ですが、不妊治療は保険が適用されない自由診療のため、特に人工授精、体外受精の治療周期に関わるすべての検査や治療は全額負担となります。

そこで、２００４年度、国（厚生労働省）は、各自治体を事業実施主体とした特定不妊治療費助成事業を開始しました。その後、何度かの改正を経て、現在の特定治療支援事業があります。本誌の巻末リストにも取扱窓口の掲載があります。

助成額

初回40歳未満　通算６回　年間助成限度回数なし
初回43歳未満　通算３回　通算助成期間なし
＊１回につき15万円　初回のみ30万円まで
＊凍結胚移植は７万５千円まで
＜凍結胚移植（採卵を伴わないもの）及び採卵したが卵が得られない等のため中止したもの＞
１回７万５千円
＊男性不妊１５万円
顕微鏡下精巣内精子回収法（MD TESE）手術用顕微鏡を用いて精巣内より精子を回収する

※体外受精・顕微授精の治療ステージと助成対象範囲が細かく決められており、その内容によって助成上限額に違いがあります。

対象

条件1

法律婚
婚姻者

特定不妊治療以外の治療法によっては妊娠の見込みがないか、又は極めて少ないと医師に診断された法律上の婚姻をしている夫婦

条件2

年齢制限
43歳未満の女性

治療期間の前日における妻の年齢が43歳未満である夫婦

条件3

所得制限
夫婦合算所得730万円未満

夫婦の合算の所得ベースが７３０万円以内

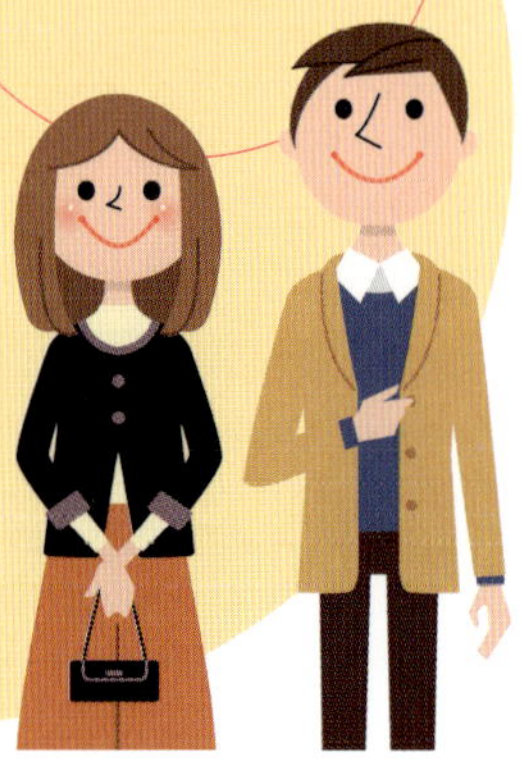

私たち 患者

申請について

事業実施主体（都道府県、指定都市、中核市）が指定する医療機関で受けた特定治療（体外受精、顕微授精、凍結融解胚移植など）について、1回の治療周期の初日から最終日の分を申請します。

申請書を提出するまでの期間や方法は、自治体ごとに違いがあります。

例えば、岩手県は治療終了翌日から3カ月、広島県は2カ月、神奈川県は60日などで、1日でも過ぎてしまうと申請できません。あなたがお住いの申請期間を十分に確認してください。また、申請は郵送や窓口での提出などさまざまです。これも確認しておきましょう。

助成金の交付方法

助成が承認された場合は、多くの自治体で申請者本人への文書での通知後に指定の口座に振り込まれます。

また申請から交付まで約2～3カ月かかるようです。

しくみ

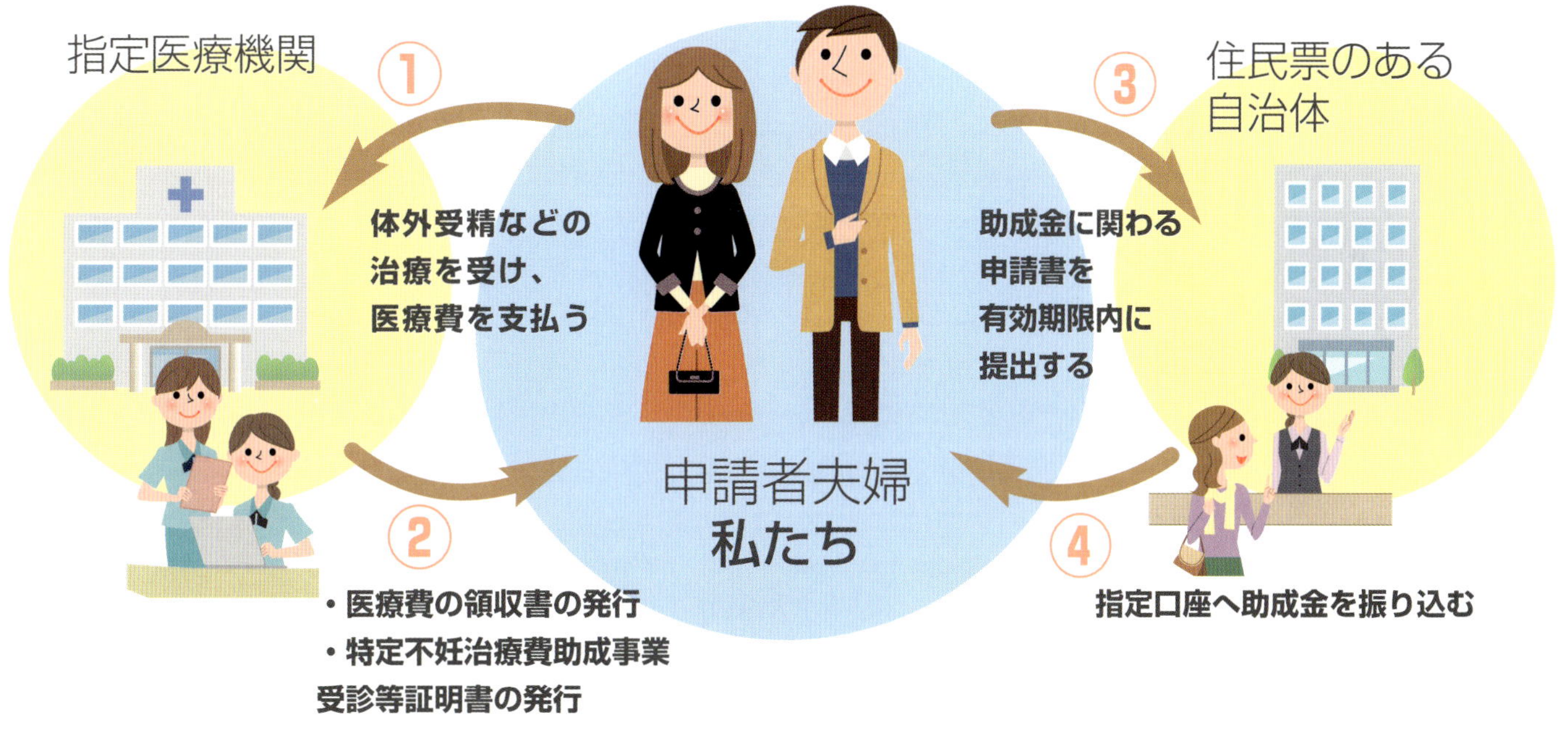
指定医療機関
①
体外受精などの
治療を受け、
医療費を支払う
②
・医療費の領収書の発行
・特定不妊治療費助成事業
受診等証明書の発行
申請者夫婦
私たち
③
住民票のある
自治体
助成金に関わる
申請書を
有効期限内に
提出する
④
指定口座へ助成金を振り込む

必要な書類

1. 特定不妊治療費助成申請書
2. 特定不妊治療費助成事業受診等証明書
3. 住民票の写し（個人番号のないもの）
4. 戸籍謄本
5. 申請者と配偶者それぞれの所得関係書類
6. 治療費の領収書のコピー
7. 精巣内精子生検採取法等受診等証明書と医療関係が発行した領収書

申請書はどこで？

通院先のクリニックや病院で案内があり、申請用の用紙を揃えてあるところもあります。

通院先にあれば、説明を聞きながら専用の申請用紙と、何が必要になるかも聞きましょう。

通院先にない場合には、お住まいの地域の役所に行けば入手できます。また、インターネットで閲覧、ダウンロードして使うこともできます。

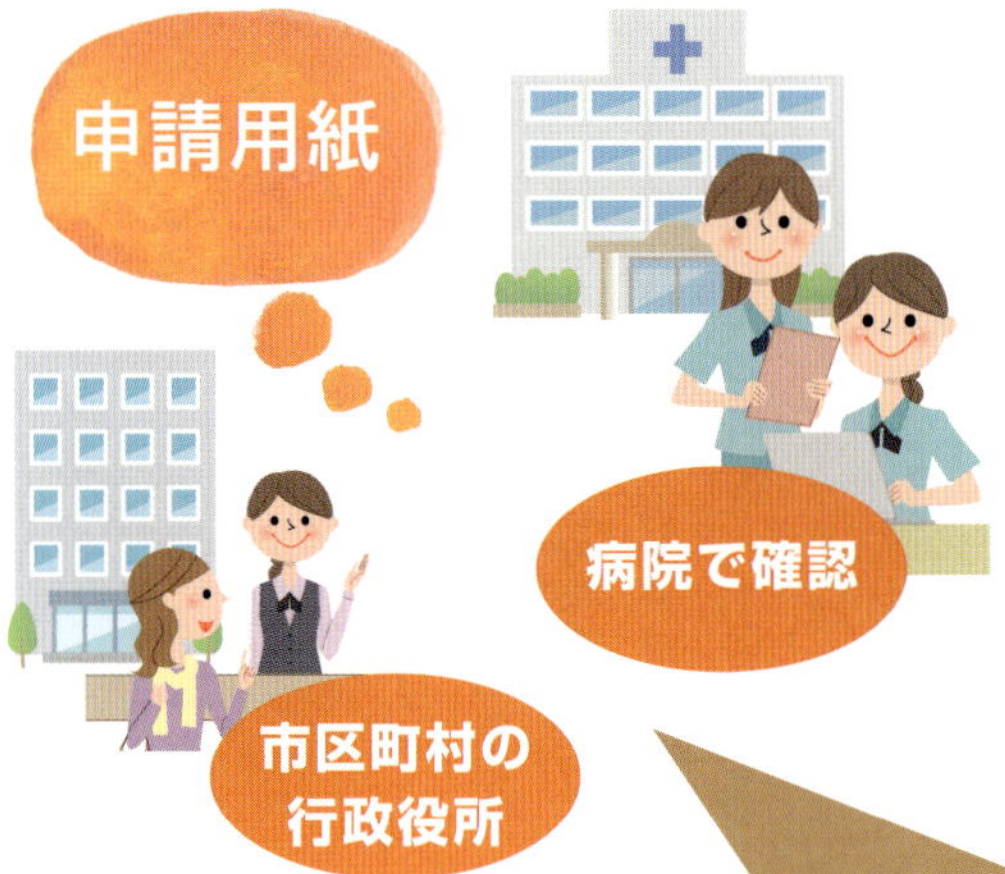

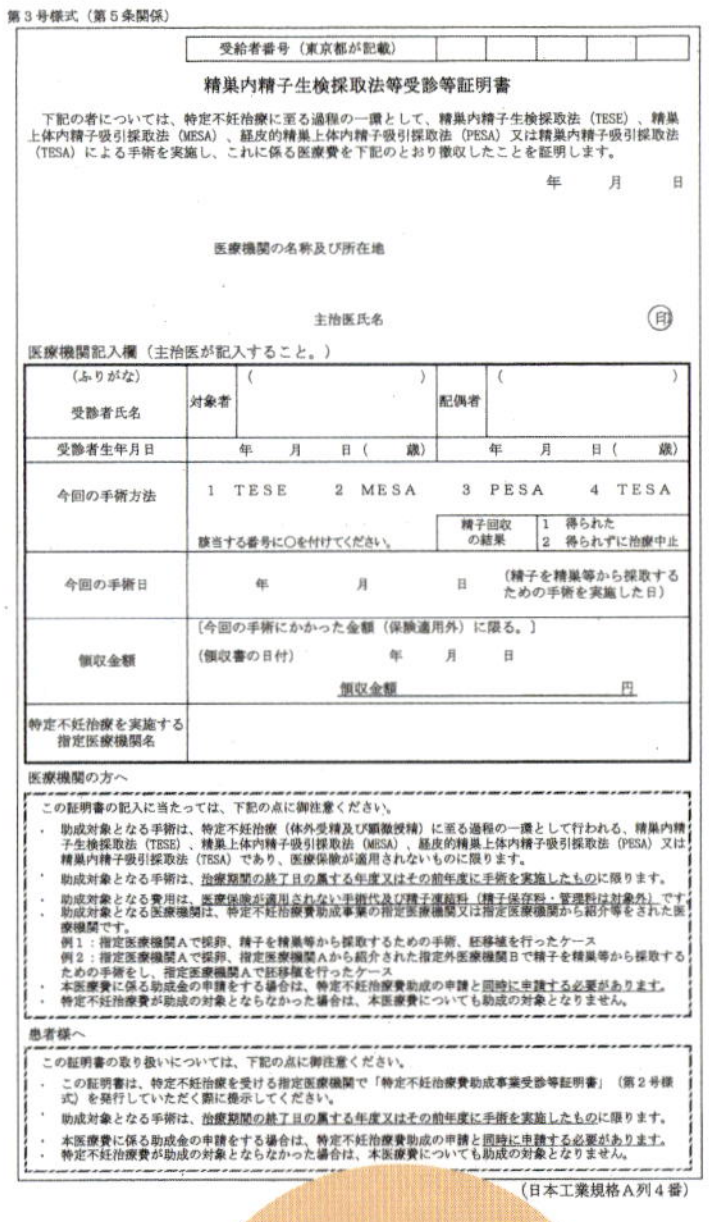

第３号様式（第５条関係）

精巣内精子生検採取法等受診等証明書

（日本工業規格Ａ列４番）

精巣内精子生検採取法等受診等証明書と医療関係が発行した領収書

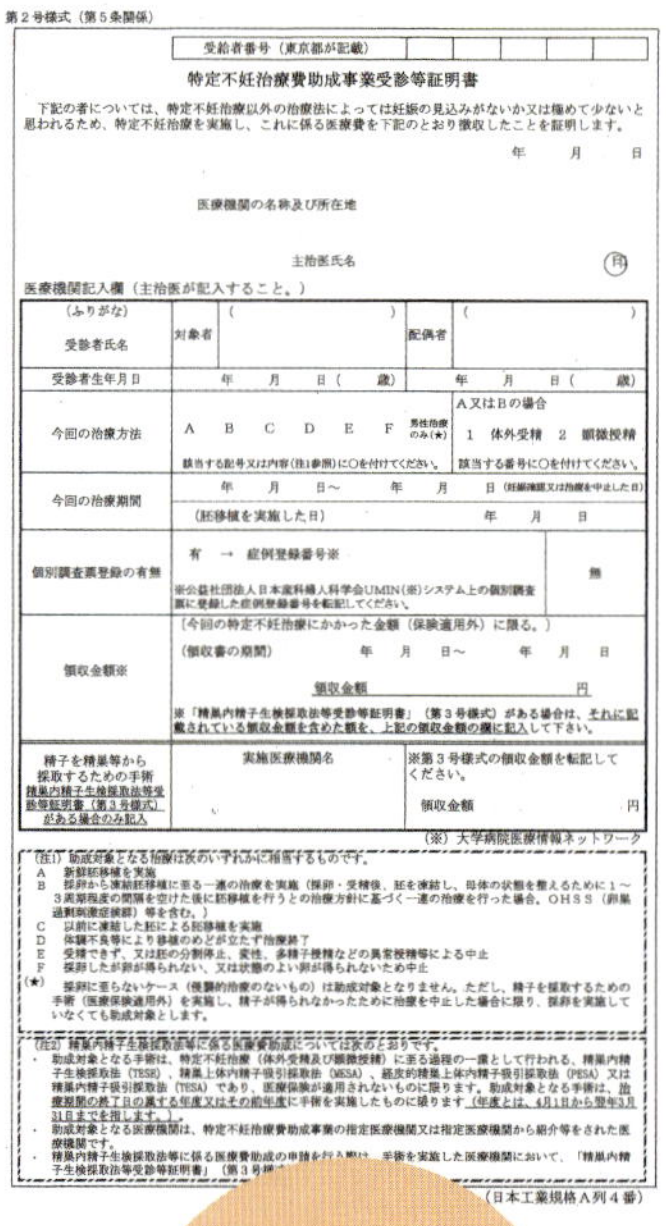

第２号様式（第５条関係）

特定不妊治療費助成事業受診等証明書

（日本工業規格Ａ列４番）

特定不妊治療費助成事業受診等証明書

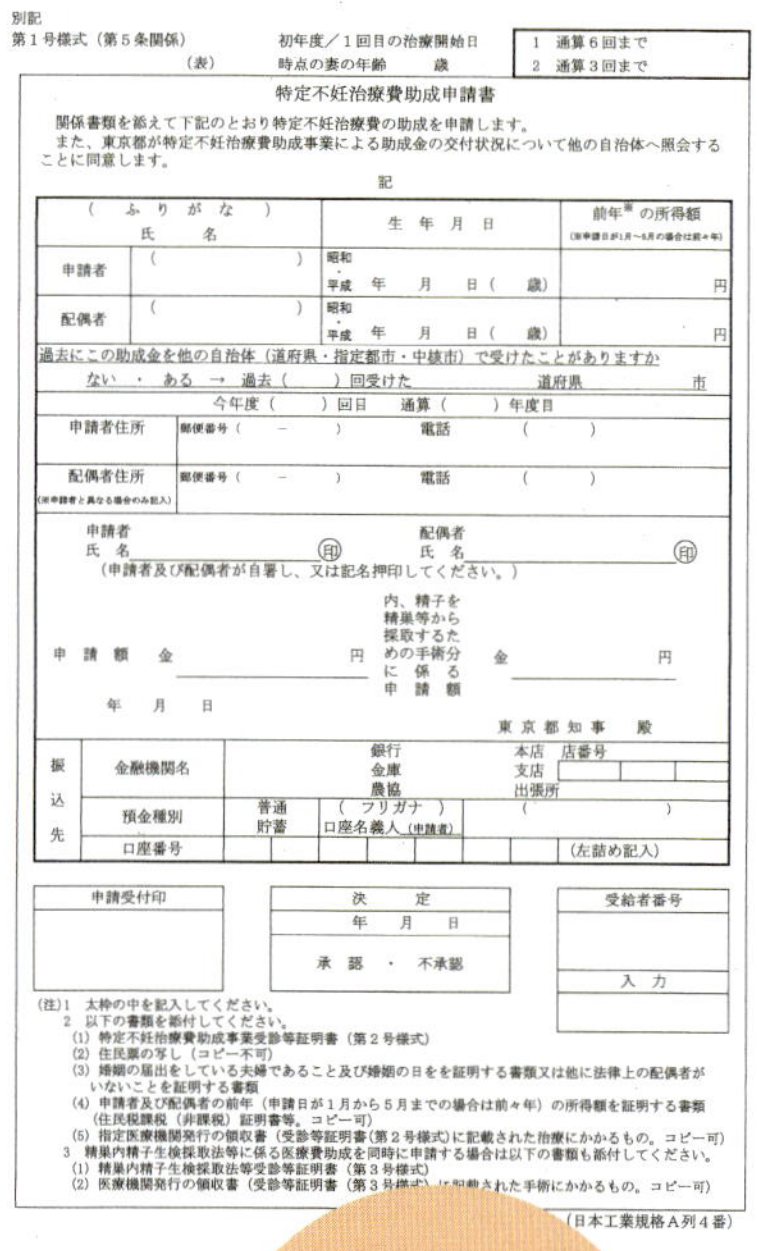

別記
第１号様式（第５条関係）

特定不妊治療費助成申請書

（日本工業規格Ａ列４番）

特定不妊治療費助成申請書

各自治体ごと助成額が違う？

特定治療支援事業を行う都道府県、政令指定都市、中核市の中には、独自の取組みのある自治体もあります。例えば東京都の場合、２０１８年４月から、事実婚（法律上の婚姻届がなくても夫婦として暮らしているカップル）でも、助成金が出るようになりました。また、秋田県や大分県などは、助成金額を上乗せして実施しています。

そのほか、市区町村でも不妊検査への助成、人工授精の治療費の助成などを行い、特定治療支援事業と併せて助成を受けられる場合もありますので、お住いの市区町村の広報誌やサイトから情報を仕入れましょう。最近では、不育症治療の助成を始めた市区町村も増えてきています。

申請期日

注意！

申請には**有効期日**があります

有効期日は自治体により違いがあり、

▶治療終了後　**2**カ月、**3**カ月、**年度**内

などさまざまです。あなたのお住いの自治体の申請期日を必ず確認しましょう！

提出方法

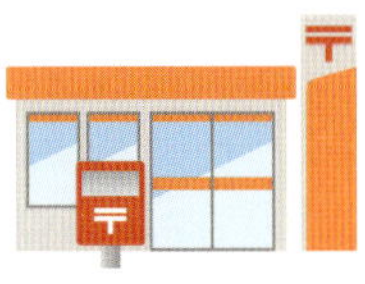

郵 送

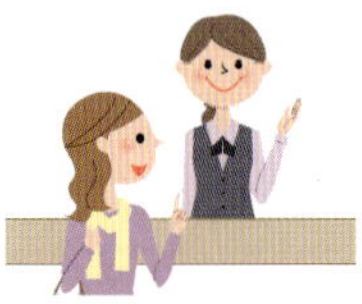

窓口提出

私は、助成対象になる？

特定治療支援事業の基本的な助成対象は、法的に結婚していることが認められている夫婦であること。

妻が43歳未満であること。そして、夫婦合算の所得ベースが730万円以内であることです。

所得ベースは年収（支払金額）ではありません。支払金額を見て、助成対象ではないと勘違いをするご夫婦もいるようですので注意しましょう。

所得ベースは、源泉徴収票の「給与所得控除後の金額」をもとに計算をします。給与所得控除後の金額が730万円以上でも、一律8万円と諸控除を引いた額が730万円未満であれば助成を受けることができます。

また、助成申請の時点で、ご夫婦のいずれか一方の住所のある自治体へ申請することができます。

万が一、源泉徴収票をなくしてしまったら、まずは職場に再発行をお願いしましょう。

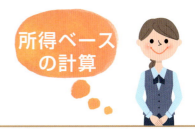

所得ベースの計算

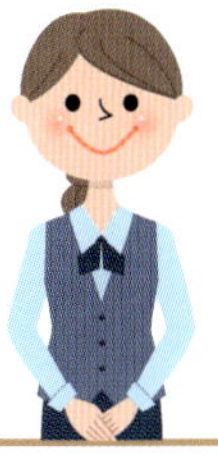

諸控除とは、以下の５つです。

① 雑損控除
② 医療費控除
③ 小規模企業共済等掛金控除
④ 障害者控除（普通・特別）
⑤ 勤労学生控除

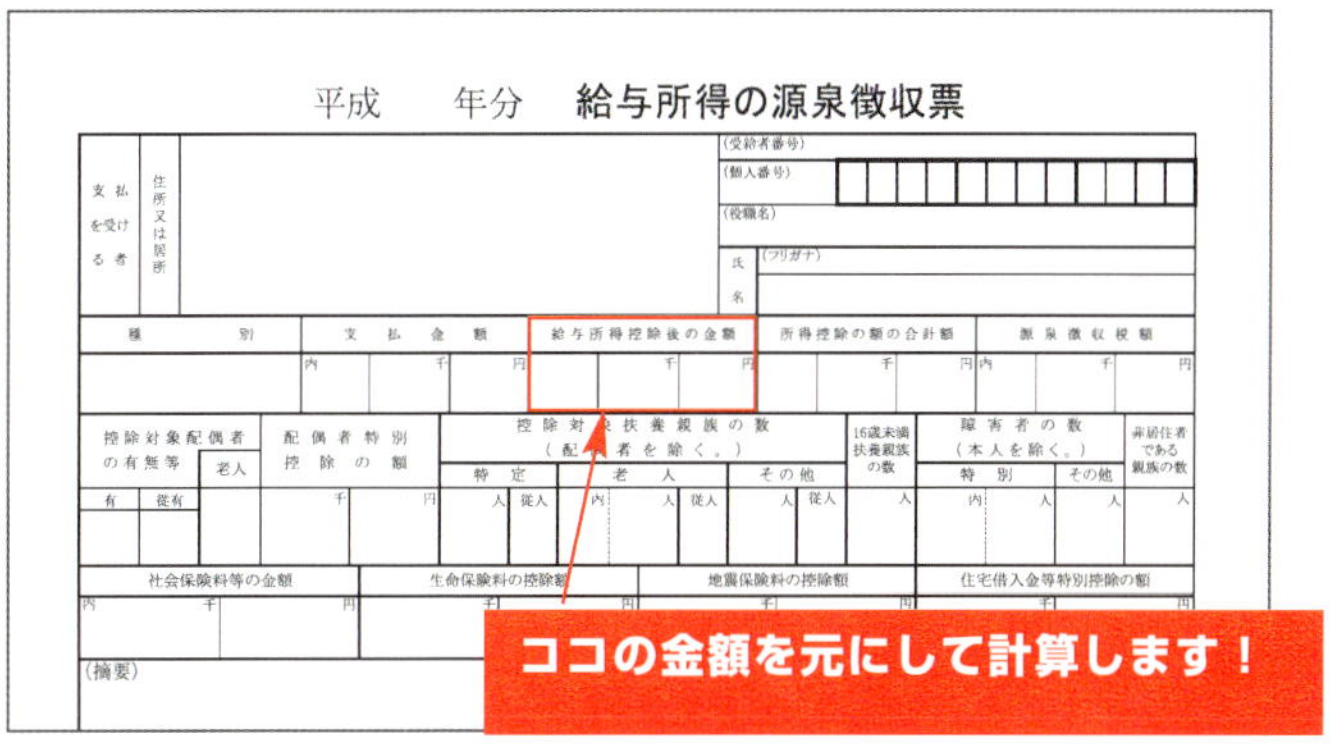

給与所得は、年収（支払金額）ではありません！

所得額の計算方法は、以下の通りです。

（給与所得控除後の金額）－（80.000円（一律））－（諸控除）＝特定治療支援事業での所得金額

これを元にして　例えば

① 夫がサラリーマンで妻が専業主婦で
夫の給与所得控除後の金額が7,300,000円で諸控除がない場合

7,300,000円 － 80,000円 ＝ 7,220,000円
となり、730万円以内になり申請ができます。

② 夫婦共働きで、夫婦の給与所得控除後の金額の合計が
7,400,000円で諸控除がない場合

7,400,000円 － 160,000円 ＝ 7,240,000円
となり、730万円以内になり申請ができます。

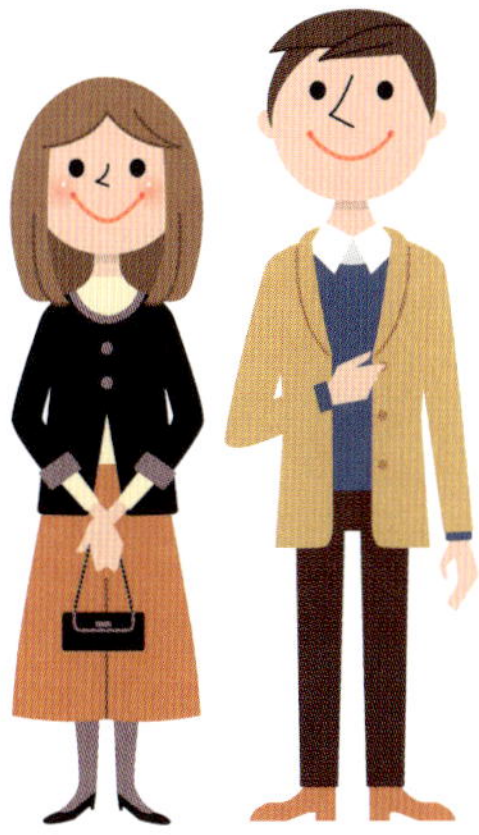

確定申告でも！

そのほかでは、確定申告で医療費控除の対象になるケースもあります。

医療費の領収書については、月ごとに整理をしましょう。

医療費控除の対象は、通院のための交通費（公共交通機関を利用）やほかの医療機関での医療費、病気の治療のために薬局で購入した医薬品も対象になります。

医療費控除の手続きが簡略化され手続きし易くなっていますので、家族全員分を保管し、確定申告をしましょう。

ママなり応援レシピ

秋

秋と言えば実りの秋、食欲の秋！

夏の疲れを挽回するかのように、店先には次々に秋が旬の美味しいものが出回りますね。

旬の食材には3つのメリットがあるそうです。

1つ目は味が濃くておいしい！ 旬のものは、そうでないときと比べて香りやうまみが豊富なので、味が濃く感じられるのだそうです。

2つ目は栄養価が高い！ そして3つ目は鮮度がよく、価格が安い！

お野菜など、見た目もつやつやしていてしかも安い、となると食卓に登場する回数も増えますね。また、栄養価が高いということは、その時期の私たちのからだがその栄養素を必要としている、ということのようです。

おいしくて家計に優しい旬の食材。

そこで今回は、秋が旬の食材を使ったレシピをご紹介します！

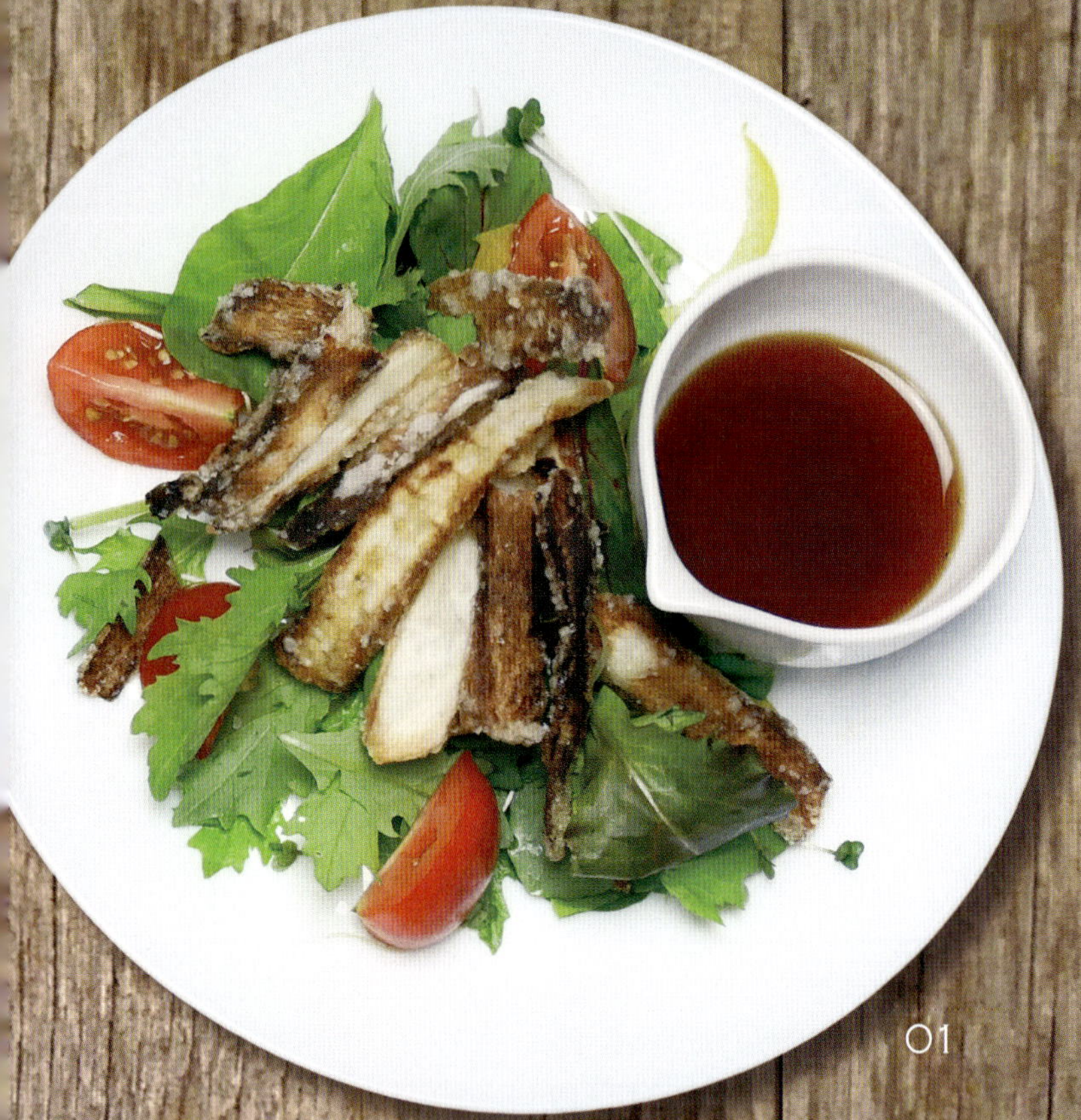

01

recipe 01 パリパリごぼうのサラダ

材料［2人分］

ごぼう……1/2本
ベビーリーフ……1パック
パプリカ（黄）……1/4
ミニトマト……4個
柚子胡椒ドレッシング
　しょう油、酢、みりん……各大さじ1
　柚子胡椒……小さじ1

作り方

1. ごぼうをよく洗い、ピーラーで薄くスライスし、水を入れたボウルに入れて10分くらいさらしておく。
2. ベビーリーフを軽く水洗いする。
3. ミニトマトのヘタを取り、1/4に切る。
4. パプリカは薄切りにする。
5. 2·3·4を軽く混ぜ、器に盛っておく。
6. ごぼうをクッキングペーパーなどでよく水気を取り、片栗粉を入れたビニール袋に入れ、薄くまぶす。
7. フライパンの底から1cmの深さまで揚げ油を入れたら、6を入れてパリパリになるまで揚げる。
8. 揚げたらすぐに塩を振って野菜の上に乗せて出来上がり。
9. お好みでドレッシングをかけていただく。

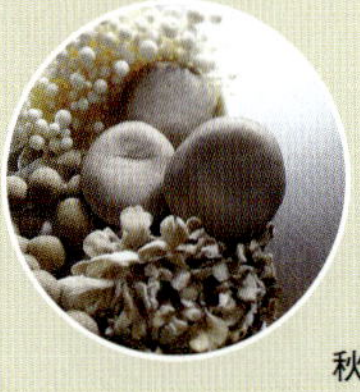

きのこのはなし

きのこ類は最近は年中出回っていますが、旬は秋です。食物繊維やミネラル、ビタミンDが豊富で低カロリーのきのこ類。茶色ですが葉酸も含まれています。

秋の風物詩、松茸が出回る頃に街なかの八百屋さんや、産直野菜などを扱うところで注意してみていると、タモギ茸やくりたけ、ヤマブシタケといった普段はあまり目にすることのないきのこが売っていたりして、さらに秋を感じることができます。

しめじや舞茸などは菌床栽培されていて、年中出回っていますが、秋になると天然物が出回ったりすることがありますので、見つけたらぜひ食べたいですね。

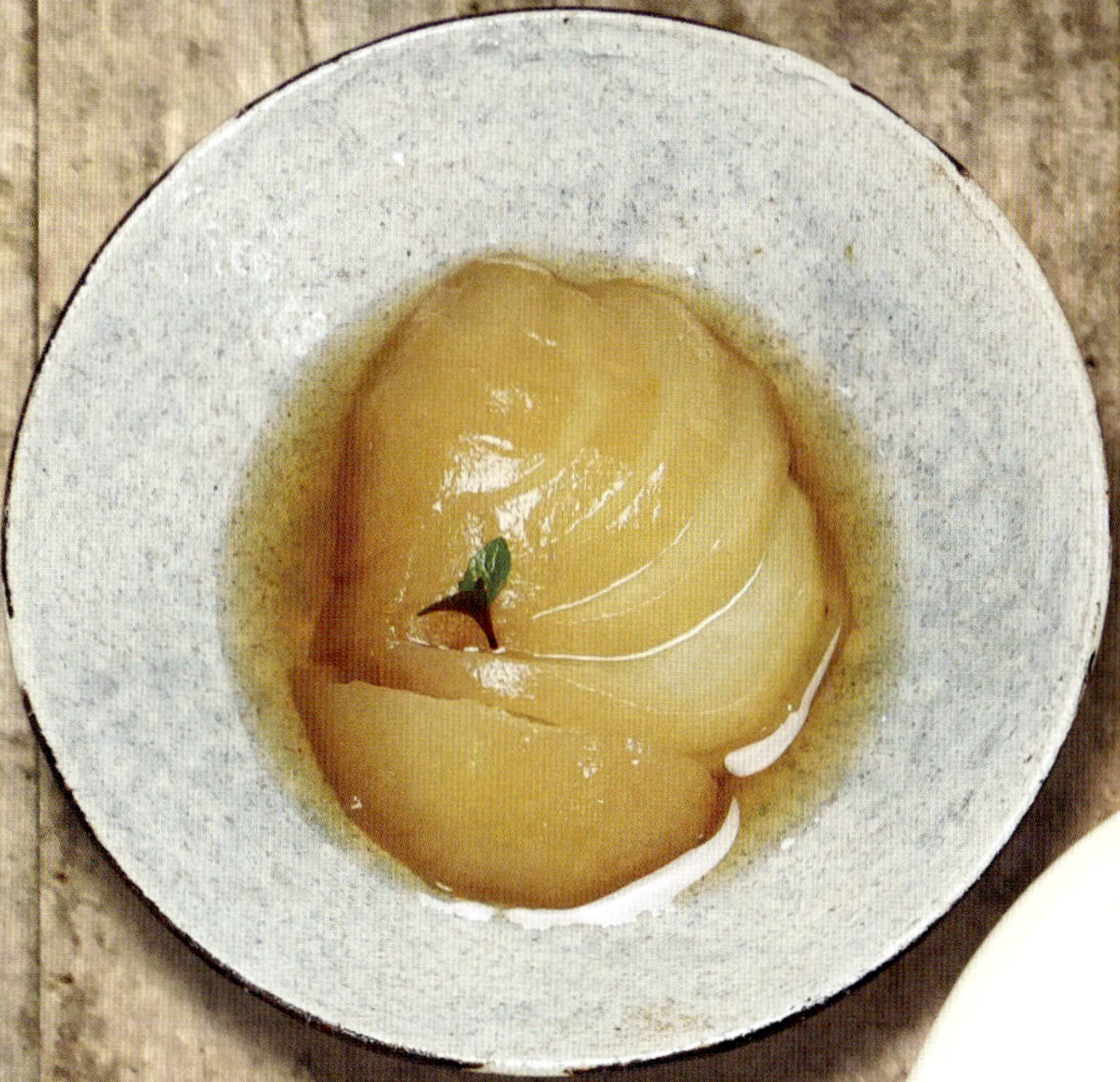

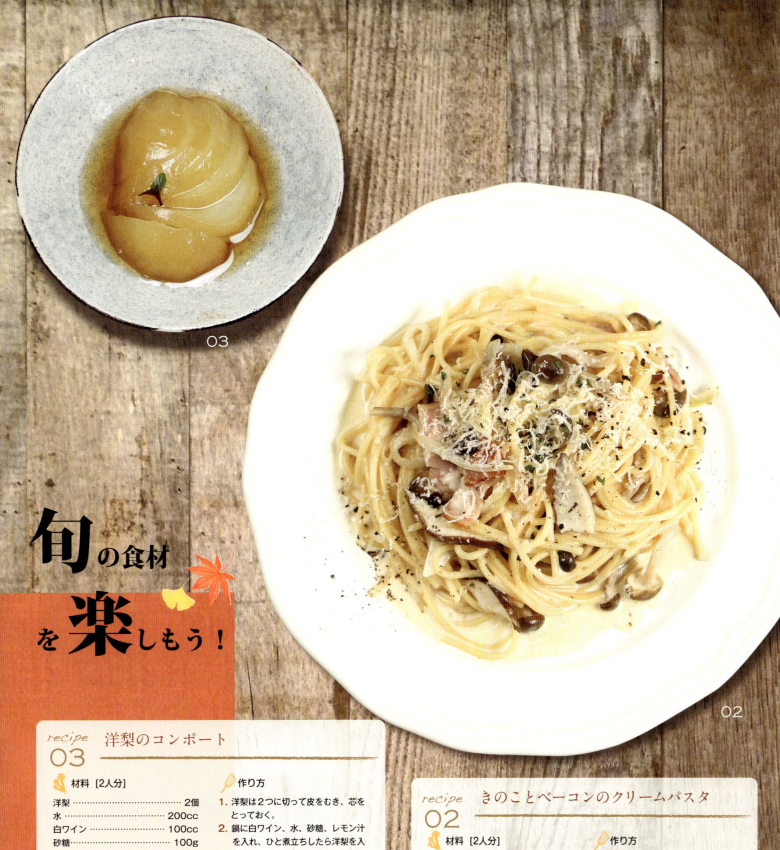

03

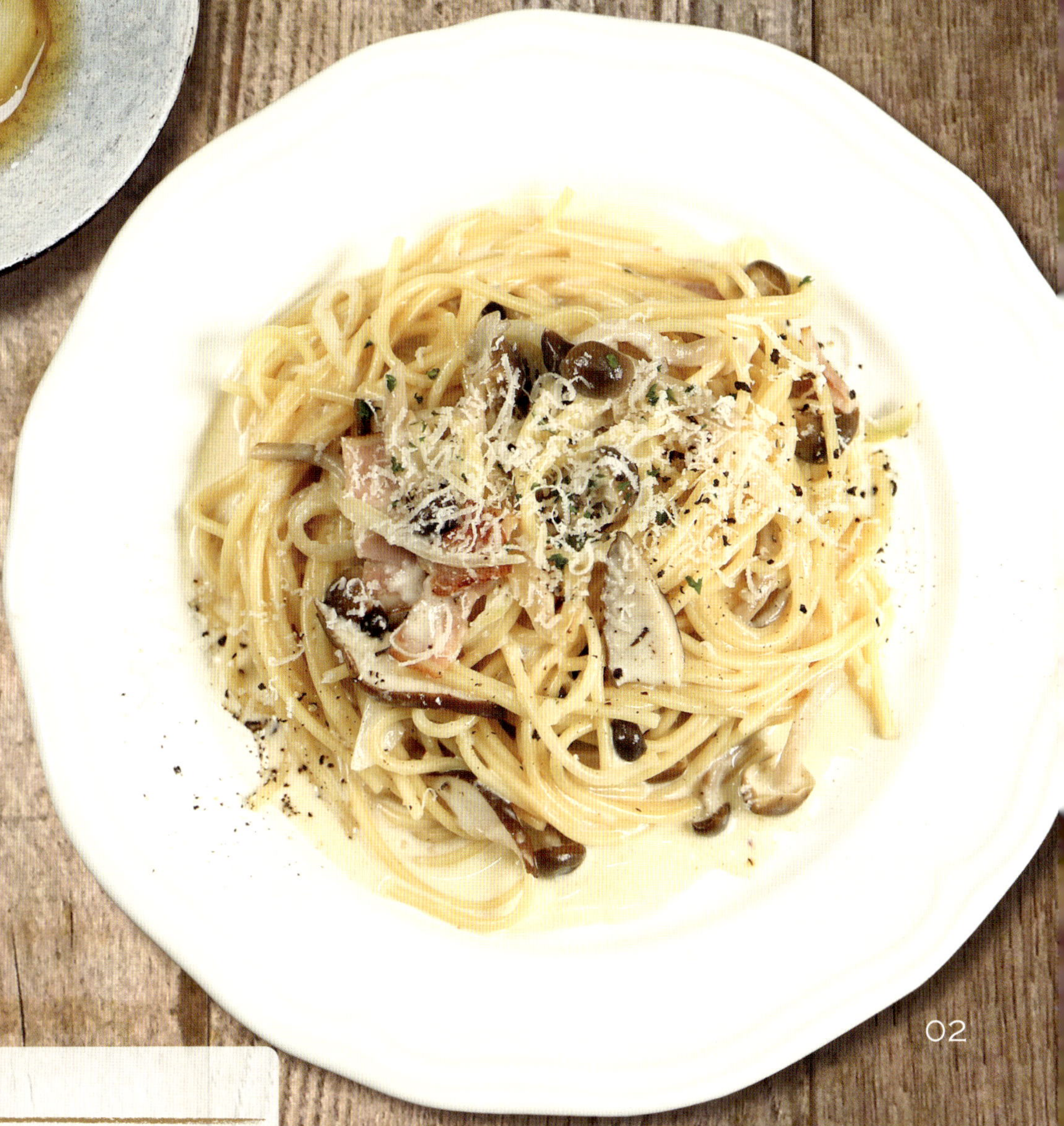

02

旬の食材を楽しもう！

recipe 03 洋梨のコンポート

材料 [2人分]

洋梨	2個
水	200cc
白ワイン	100cc
砂糖	100g
レモン汁	1個分

作り方

1. 洋梨は2つに切って皮をむき、芯をとっておく。
2. 鍋に白ワイン、水、砂糖、レモン汁を入れ、ひと煮立ちしたら洋梨を入れ、クッキングシートやアルミ箔などで落とし蓋をし、15分くらい静かに煮る。
3. 火を止め、煮汁ごと冷ます。
4. そのままでも美味しいですが、ヨーグルトやバニラアイスを添えたり、たくさん作って洋梨のタルトやパイにしてもいいです。

recipe 02 きのことベーコンのクリームパスタ

材料 [2人分]

パスタ	160g
しめじ	1パック
しいたけ	4枚
ベーコン	40g
玉ねぎ	1/4個
バター	大さじ2
生クリーム	1カップ
コンソメ	1/2個
塩・こしょう	少々
パセリ	適量
パルメザンチーズ	適量

作り方

1. しめじは子房に分け、しいたけは軸をとって5㎜幅に切り、ベーコンは1cm幅に切り、玉ねぎは薄切りにする。
2. 鍋にたっぷりの湯を沸かし、湯2ℓに対し、塩大さじ1と1/2くらい（分量外）入れてパスタを茹でる。袋の表示時間より2分ほど早く引き上げ、固めに茹でておく。
3. フライパンに、バターを入れ、玉ねぎを炒め、しんなりとしたらしめじとしいたけ、ベーコンを加え炒める。きのこがしんなりとしてきたら、生クリームを加え、沸騰したら固形コンソメを入れ、塩、こしょうで味を調える。
4. 2に3を加え、好みでチーズ、パセリをかける。

秋が旬の食材づくし 夫婦で楽しみましょう

recipe 04 大学栗

材料［2人分］

栗 ……………………………… 適量
塩 ……… 1ℓの水に対し、大さじ1/2強
たれ
　砂糖 ………………………… 大さじ4
　白だし ……………………… 小さじ2
　みりん ……………………… 小さじ1
黒ゴマ ………………………… 適量

作り方

1. 栗は水洗いし、水を張ったボールにいれ、2時間以上おく。
2. 栗の上の方に切り込みを入れておく。（後で剥きやすくなる）
3. 鍋に栗がつかるくらいたっぷりの水をいれ、塩（1ℓの水に対し、大さじ1/2強）をいれよく溶かす。
4. 栗を入れ、弱めの中火にかける。沸騰したら弱火にし、30～40分茹でる。
5. 栗を茹でている間にフライパンにたれの材料をいれ、飴状になるまで煮詰める。
6. 栗が茹ったら、火からおろし、粗熱が取れるまでそのままにする。
7. 粗熱が取れたらすぐに皮を剥く。（切込みをいれたところがめくれているので剥きやすくなっている）
8. 5に栗を手早く絡め黒ゴマを振って出来上がり。

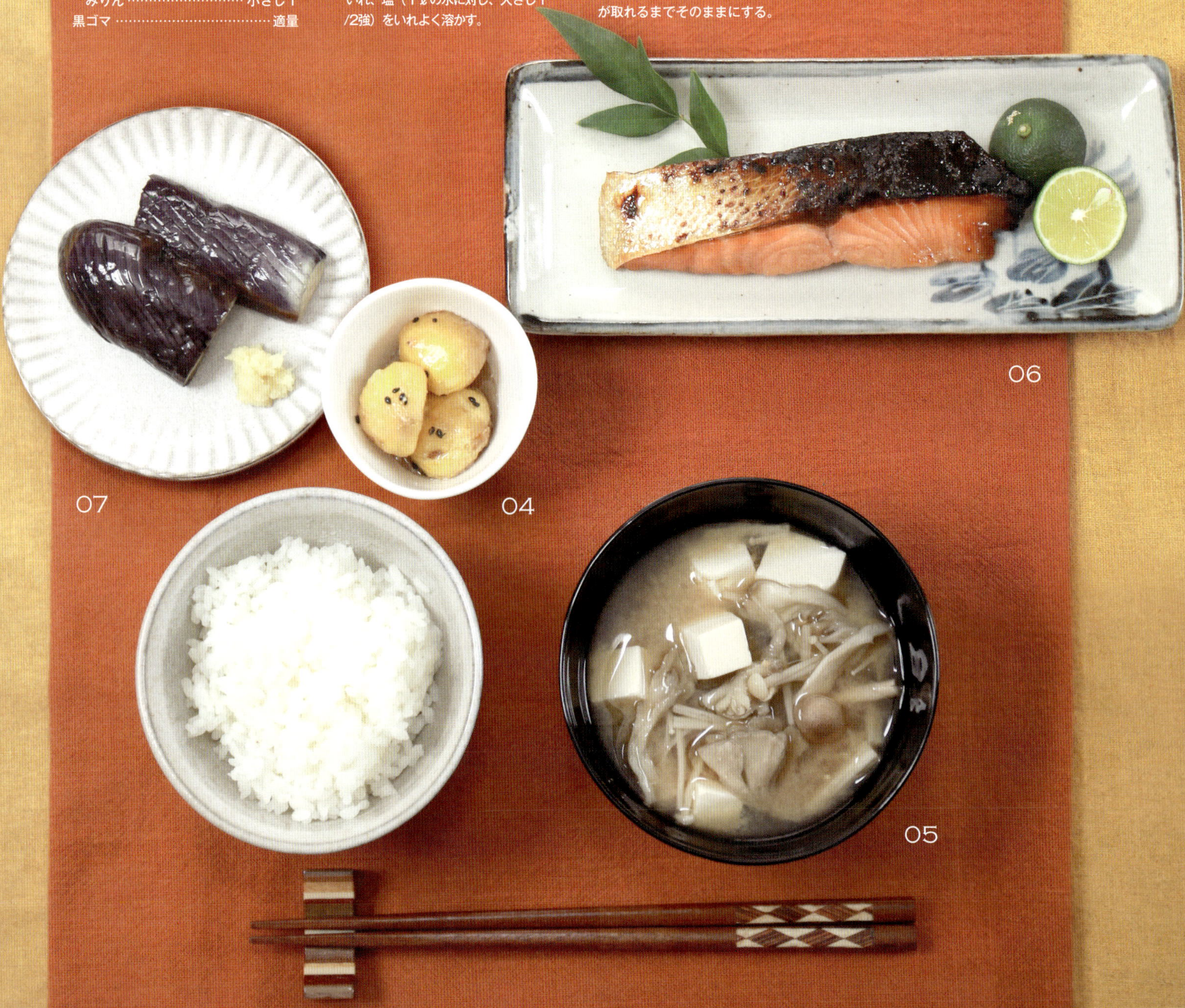

recipe 05 きのこと豆腐の味噌汁

材料［2人分］

えのき茸、舞茸、しめじなどお好みのきのこ ……………… 適量
出し汁 ………………………… 2カップ
豆腐 ……………… 1/2丁(約150ｇ)
みそ ………………………… 大さじ2

作り方

1. 豆腐は2㎝角に切る。きのこはいしづきを取って小房に分ける。
2. 鍋に出し汁を入れて中火にかけ、煮立ったらきのこ類を入れ、2～3分煮る。
3. 火を止めてみそを溶く。
4. 豆腐を入れてからもう一度火をつけ、煮立つ直前で火からおろし、盛り付ける。

recipe 07 秋茄子の煮びたし

材料［2人分］

なす	2本
ししとう	4～6本
☆水	150cc
☆しょう油	大さじ1
☆みりん	大さじ1
☆酒	大さじ1
油	適量
しょうが	ひとかけ

作り方

1. なすはヘタを取り半分に切り、皮目に細かく切り込みを入れる。ししとうは軸をとっておく。
2. フライパンに油を少し多めに入れ、なすを皮目から焼く。ししとうも空いたところに入れ、焼き色をつける。
3. 鍋に☆の材料をいれ、ひと煮立ちさせたら2を入れ、10分くらい煮る。
4. 器に盛りつけ、すったしょうがをのせる。

recipe 06 秋鮭の西京焼き

材料［2人分］

秋鮭(生)	2切れ
西京みそだれ	
西京みそ	200ｇ
みりん	1/2カップ
酒	1/2カップ
砂糖	大さじ2
すだち	適宜

作り方

1. 西京みそだれの材料を鍋にいれ、よく混ぜて火にかける。ふつふつとしてきたら弱火にし、へらで混ぜながら10分くらい煮詰める。
2. 秋鮭に塩少々を振り、約30分おき、水気をよくふき取る。
3. 西京みそだれが冷めたら、容器に大さじ6を均等に広げ、ガーゼを敷いた上に2を並べる。ガーゼをかぶせ、西京みそだれ大さじ6で覆い、冷蔵庫で2日置く。
4. 鮭を西京みそだれから取り出し、グリルに入れて7～9分焼く。焦げないように火加減を見ながら中まで火を通す。
5. 器に盛り、お好みですだちを絞りかけていただく。

とろりとした**秋茄子**の煮浸し

上品な風味の西京味噌と**秋鮭**

ごはんに合わないわけがない

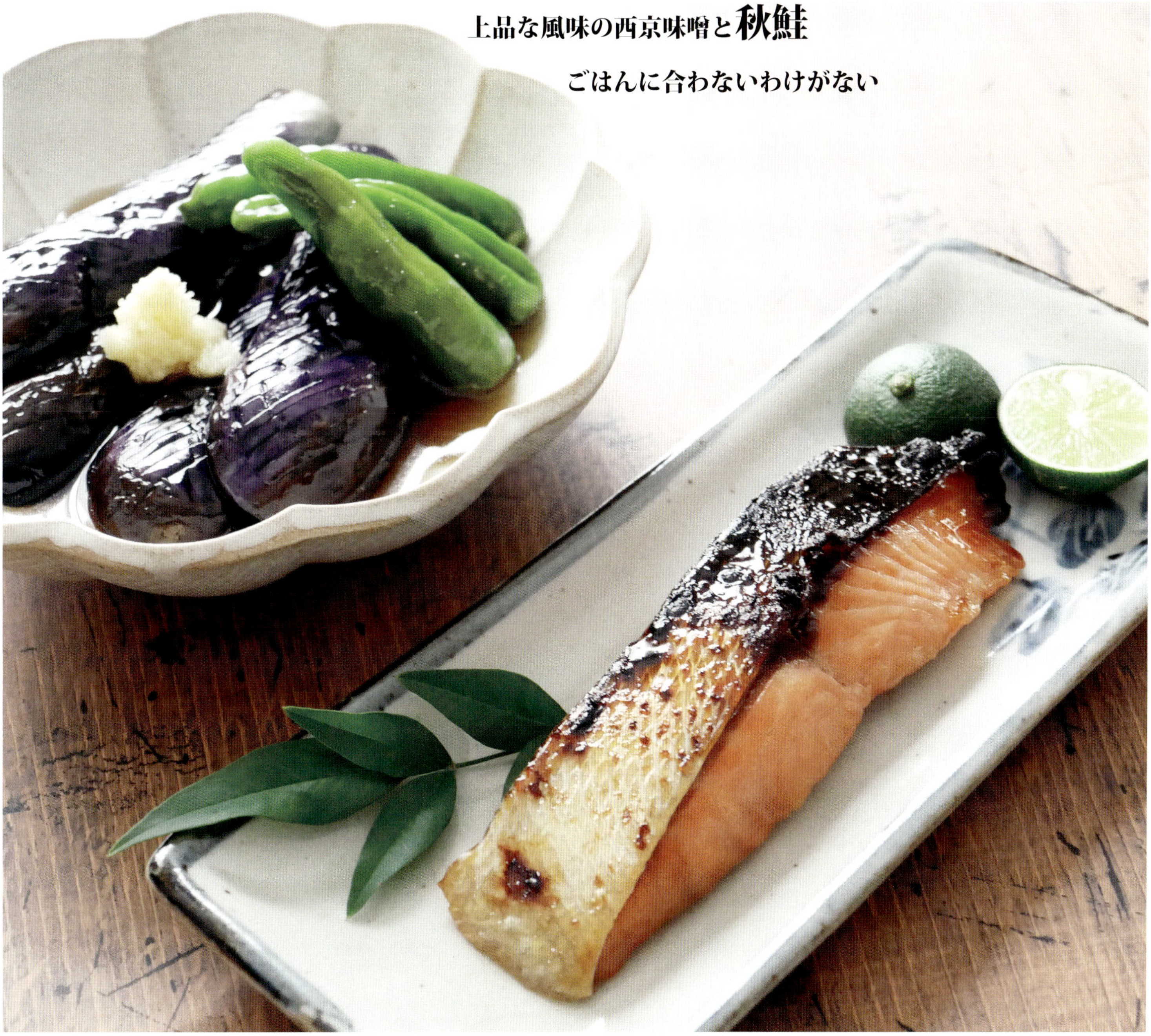

このコーナーでは全国で行われている不妊セミナー・勉強会や説明会の紹介をしています。

Seminar

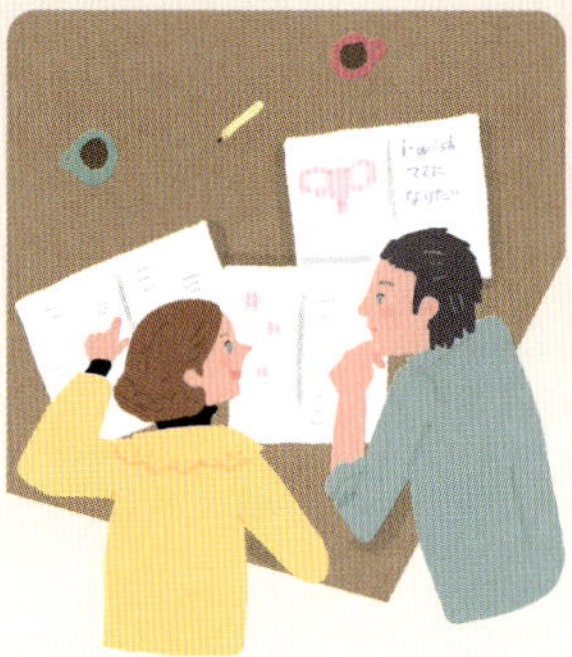

勉強会、説明会、セミナーで得られることは いっぱいある

夫婦でタイミングを合わせてきたけどなかなか妊娠しない！ 治療を続けてきたけれど、これからどうしたらいいのかな？ そんな時、みなさんはいろいろな情報を調べ始めることでしょう。手軽で簡単なインターネットから情報を得る方も多いと思いますが、おススメはクリニックの勉強会です。最近では、多くのクリニックで勉強会などが開催され、医師から直接、正確で最新、最適な情報を得ることができます。病院選びをするときには、いくつかの勉強会に参加してみるのがおススメです。自分たち夫婦にあった医師選び、病院選びがきっとできるでしょう。ぜひ、ご夫婦一緒に参加してみてくださいね！

- 妊娠の基礎知識
- 不妊症と治療のこと
- 検査や適応治療のこと
- 治療スケジュール
- 生殖補助医療・体外受精や顕微授精の説明
- 費用や助成金　など

Saitama　Access 東武東上線・東京メトロ有楽町線・副都心線 和光市駅南口　徒歩 40 秒

http://www.tenderlovingcare.jp

恵愛生殖医療医院

埼玉県和光市本町 3-13 タウンコートエクセル 3F
TEL: 048-485-1185

参加予約▶TEL ：048-485-1185

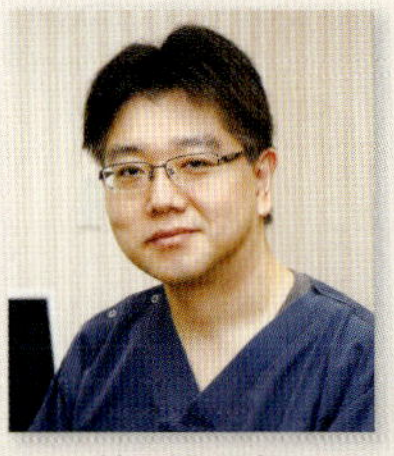

林　博 医師

■名称…………生殖医療セミナー
■日程…………原則土曜日15時半~約1時間半程度
■開催場所……当院内
■予約…………必要
■参加費用……無料
■参加…………他院の患者様 OK
■個別相談……無し

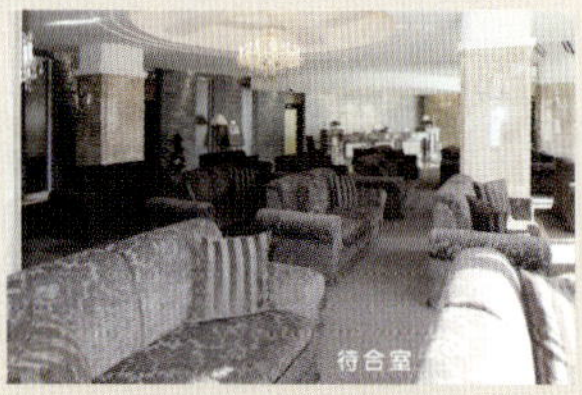

待合室

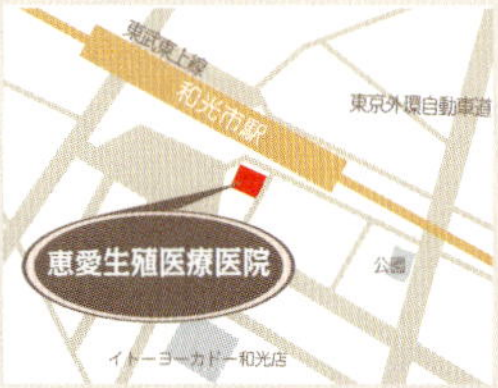

●世の中には不妊症や不育症に関しては情報があふれていますが、なかには誤った情報もあります。正しい知識をより深めてもらうための講義形式のセミナーです。ぜひご夫婦でご参加ください。（他院で治療中の患者様は、事前の受付、予約が必要です）

Tokyo Access 東京メトロ銀座線、東西線、都営浅草線日本橋駅（B6 出口）直結

http://www.naturalart.or.jp/session/

Natural ART Clinic 日本橋

東京都中央区日本橋 2-7-1 東京日本橋タワー 8 F
TEL: 03-6262-5757

参加予約 ▶ ホームページの申込みフォームより

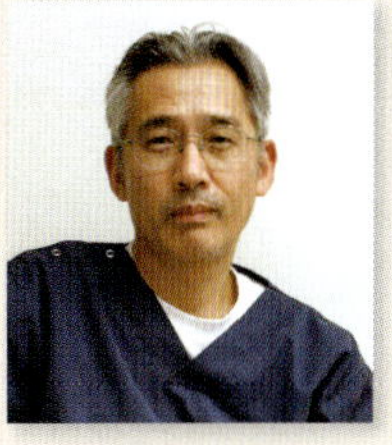

寺元章吉 医師

- 名称…………体外受精説明会
- 日程…………月 1 回ほど
- 開催場所……野村コンファレンスプラザ日本橋など
- 予約…………必要
- 参加費用……無料
- 参加…………他院の患者様 OK
- 個別相談……無し

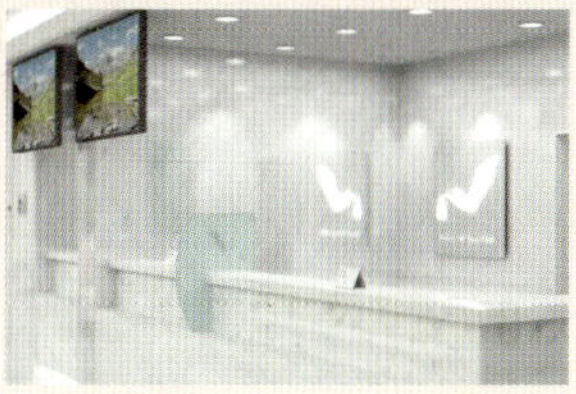

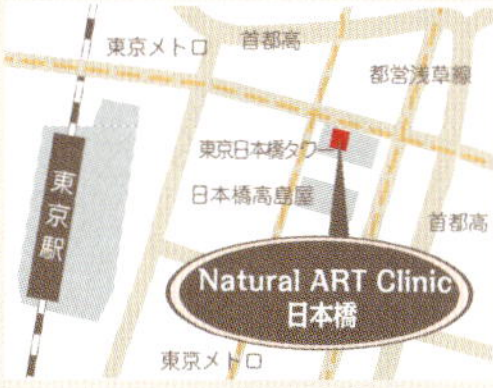

●定期的（月一回ほど）に体外受精説明会を行っております。医師はじめ培養士・看護師・検査技師・受付による当院の体外受精方法・方針を専門的な知識を織り込みご説明いたします。

Tokyo Access JR 新橋駅日比谷口 徒歩 2 分、地下鉄銀座線・都営浅草線新橋駅 8 番出口 徒歩 1 分、地下鉄都営三田線内幸町駅 A 1 出口 徒歩 1 分

http://www.yumeclinic.net/session/

新橋夢クリニック

東京都港区新橋 2-5-1 EXCEL 新橋
TEL: 03-3593-2121

参加予約 ▶ ホームページの申込みフォームより

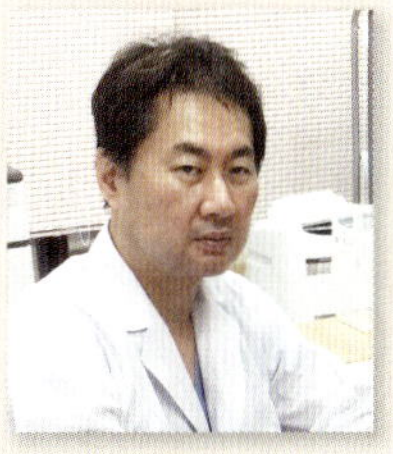

瀬川智也 医師

- 名称…………体外受精説明会
- 日程…………月 1 回程
- 開催場所……TKP 新橋カンファレンスセンターなど
- 予約…………必要
- 参加費用……無料
- 参加…………他院患者様 OK
- 個別相談……無し

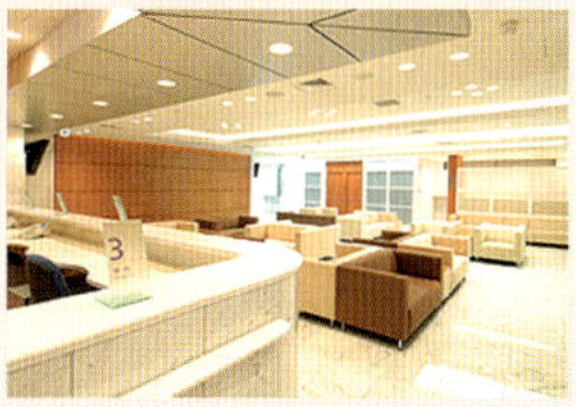

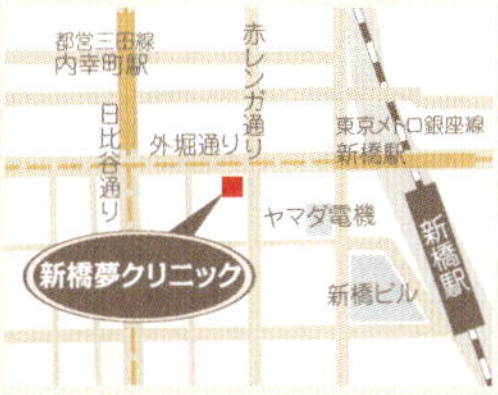

●定期的（月一回ほど）に体外受精説明会を行っております。医師はじめ培養士・看護師・検査技師・受付による当院の体外受精方法・方針を専門的な知識を織り込みご説明いたします。

Tokyo Access JR 品川駅高輪口 徒歩 5 分

https://ivf-kyono.com

京野アートクリニック高輪

東京都港区高輪 3-13-1 高輪コート 5 F
TEL: 03-6408-4124

参加予約 ▶ ホームページの申込みフォームより

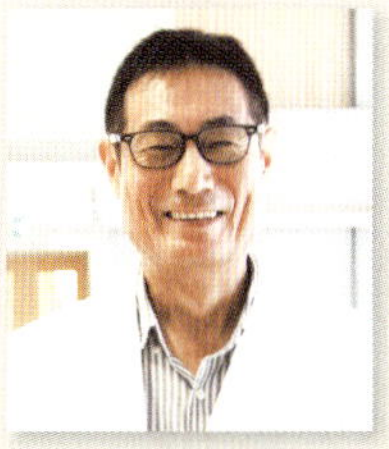

京野廣一 医師

- 名称…………妊活セミナー
- 日程…………月 1 回(土曜)
- 開催場所……TKP 品川カンファレンスセンター ANNEX
- 予約…………必要
- 参加費用……無料
- 参加…………他院の患者様 OK
- 個別相談……無し

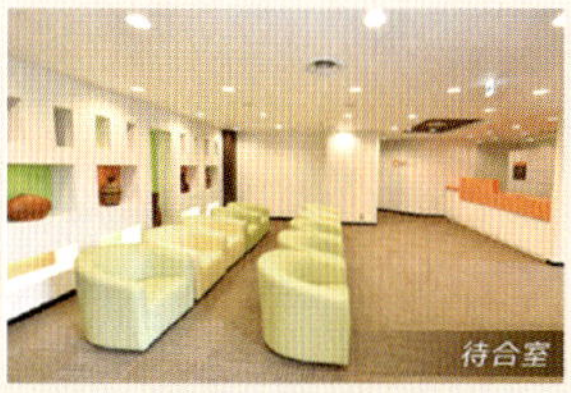

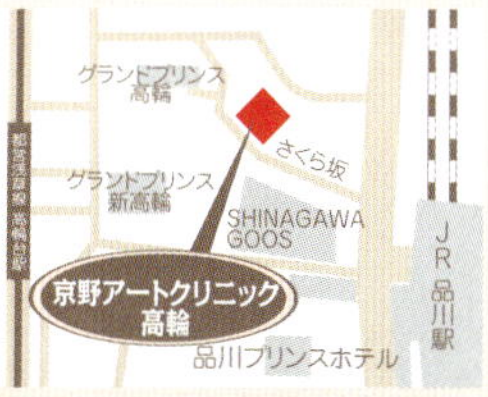

●当院の妊活セミナーは、不妊治療の全般（一般不妊治療から高度生殖医療まで）について、また、無精子症も含めた男性不妊、卵管鏡下卵管形成術、未熟卵体外成熟培養など、当院の治療方法・方針をご説明致します。

Tokyo　Access JR 大崎駅 南改札口より 徒歩 1 分半

https://www.ivf-shinagawa.com

はなおか IVF クリニック品川

東京都品川区大崎 1－1 1－2 ゲートシティ大崎イーストタワー 1F
TEL: 03-5759-5112

参加予約▶TEL：03-5759-5112

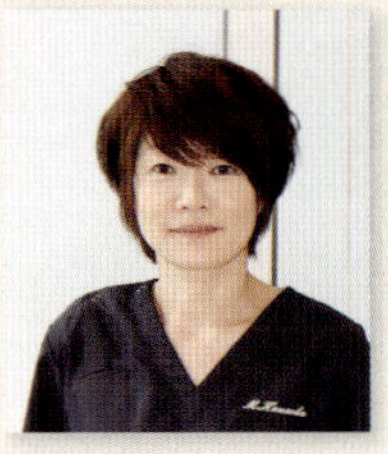

花岡嘉奈子 医師

- 名称…………IVF 勉強会
- 日程…………毎月 1 回
- 開催場所……ゲートシティーホール
- 予約…………必要
- 参加費用……無料
- 参加…………他院の患者様 OK
- 個別相談……無し

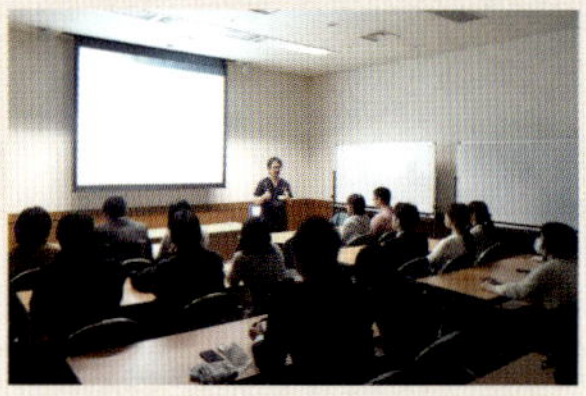

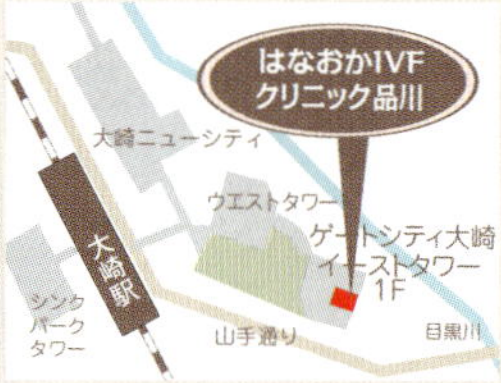

●正智院長と胚培養士が当院の ART 治療について詳しくお話しさせていただきます。映像とお話と、とてもわかりやすい勉強会ですので、早い段階で参加され正しい知識をつけ、安心して治療をお受けいただきたいと思います。

Tokyo　Access JR 山手線、総武線、都営大江戸線　代々木駅 徒歩 5 分　JR 千駄ヶ谷駅 徒歩 5 分　東京メトロ副都心線北参道駅 徒歩 5 分

https://www.haramedical.or.jp

はらメディカルクリニック

東京都渋谷区千駄ヶ谷 5-8-10
TEL: 03-3356-4211

参加予約▶ホームページの
申込みフォームより

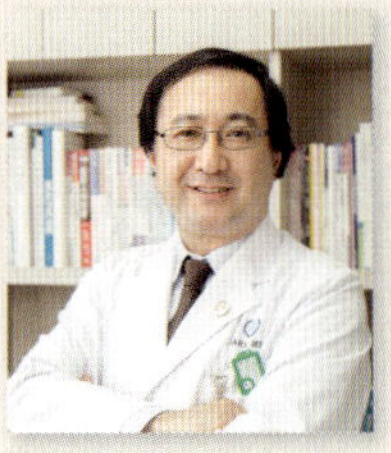

原　利夫 医師

- 名称…………体外受精説明会
- 日程…………2ヶ月に 1 回
- 開催場所……SYD ホール
- 予約…………必要
- 参加費用……無料
- 参加…………他院患者様 OK
- 個別相談……有り

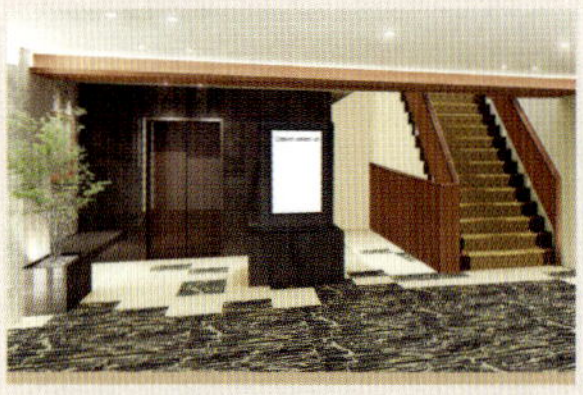

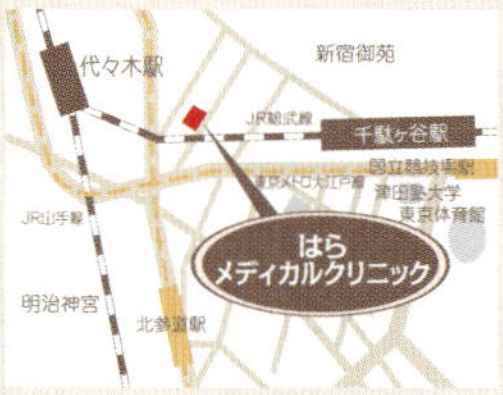

●【説明会・勉強会】はらメディカルクリニックでは、①体外受精説明会/2カ月に 1 回　②42 歳からの妊活教室/年 2 回
③不妊治療の終活を一緒に考える会/年 2 回　④おしゃべりサロン（患者交流会）/年 2 回を開催しています。
それぞれの開催日程やお申込は HP をご覧ください。

Tokyo　Access 東急東横線都立大学駅 徒歩 30 秒

http://www.tokuoka-ladies.com

とくおかレディースクリニック

東京都目黒区中根 1-3-1　三井住友銀行ビル 6 F
TEL: 03-5701-1722

参加予約▶TEL：03-5701-1722

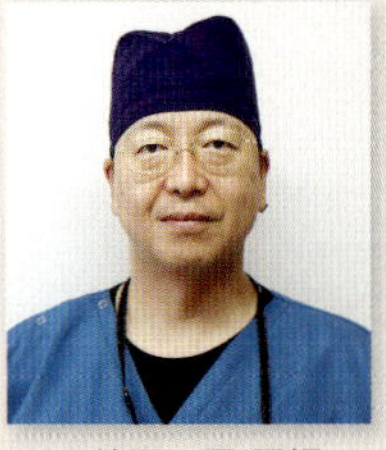

徳岡　晋 医師

- 名称…………不妊治療勉強会
- 日程…………毎月 2 回
- 開催場所……クリニック内
- 予約…………必要
- 参加費用……無料
- 参加…………他院患者様 OK
- 個別相談……有り

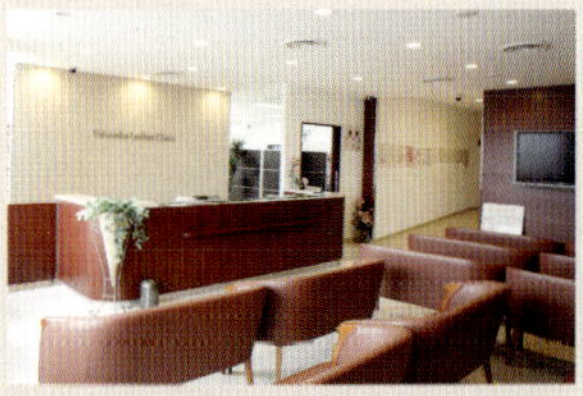

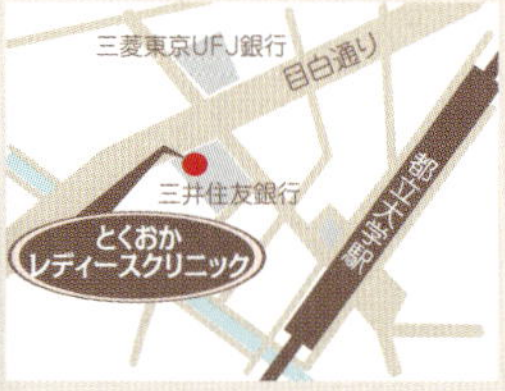

●毎月第 2 土曜と第 4 水曜の 2 回、「不妊治療勉強会」を無料開催しております。院長と主任胚培養士が当院の ART 治療について詳しくお話しさせていただきます。映像とお話と、とてもわかりやすい勉強会ですので、早い段階でご参加されて治療の知識をつけていただけるよう、お勧めしております。（会場はクリニック待合室 1　予約制）

Tokyo Access 東急東横線、大井町線「自由が丘駅」徒歩 30 秒

https://www.mine-lc.jp/

峯レディースクリニック

東京都目黒区自由が丘 2-10-4 ミルシェ自由が丘 4F
TEL: 03-5731-8161

参加予約▶ TEL ：03-5731-8161

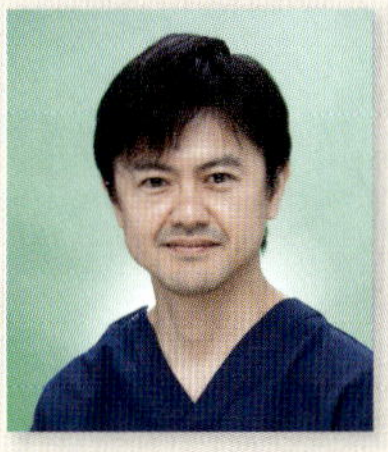

峯 克也 医師

- 名称…………体外受精説明会
- 日程…………毎月第４土曜※14：00～
- 開催場所……院内
- 予約…………必要
- 参加費用……無料
- 参加…………他院患者様 OK
- 個別相談……有り

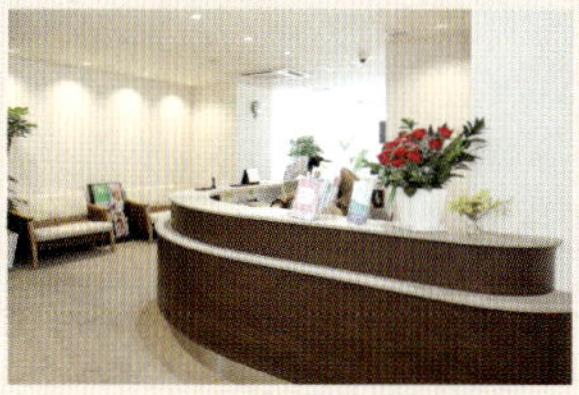

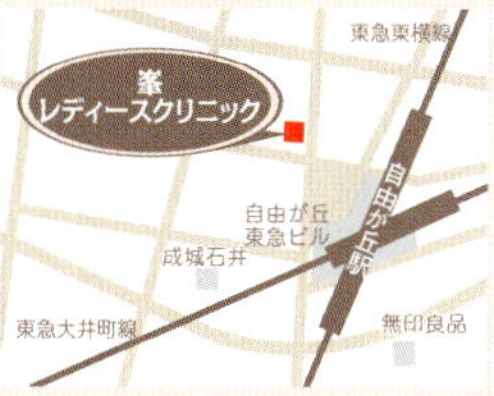

●当院での体外受精の治療方法やスケジュールを院長、看護師、培養士よりわかりやすく説明いたします。詳細な資料もお配りします。体外受精をお考えのご夫婦。体外受精について知りたいご夫婦。おひとり様でも参加は可能ですが、ぜひご夫婦でお越しください。※第４土曜日が祝日の場合は変更になります。※学会などにより変更の場合がありますので、詳細は HP にてご確認ください。

Tokyo Access 東急田園都市線三軒茶屋駅 徒歩３分、東急世田谷線三軒茶屋駅 徒歩４分

http://www.sangenjaya-wcl.com

三軒茶屋ウィメンズクリニック

東京都世田谷区太子堂１-12-34-２F
TEL: 03-5779-7155

参加予約▶ TEL ：03-5779-7155

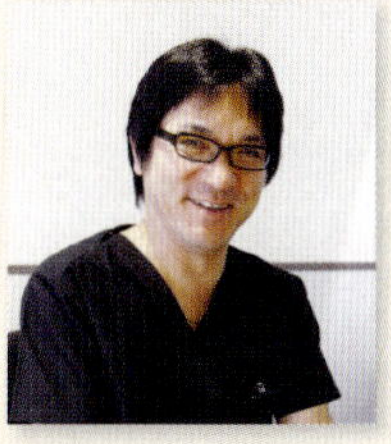

保坂 猛 医師

- 名称…………体外受精説明会
- 日程…………毎月開催
- 開催場所……クリニック内
- 予約…………必要
- 参加費用……無料
- 参加…………他院患者様 OK
- 個別相談……有り

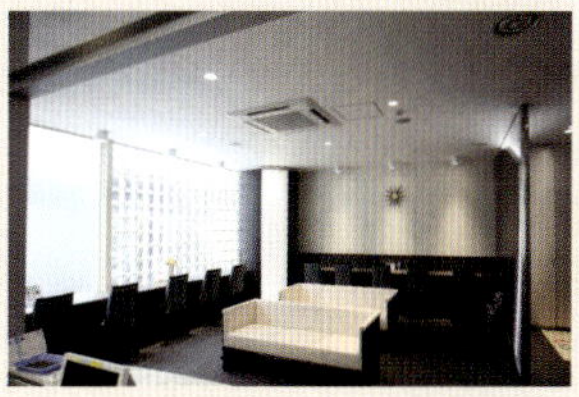

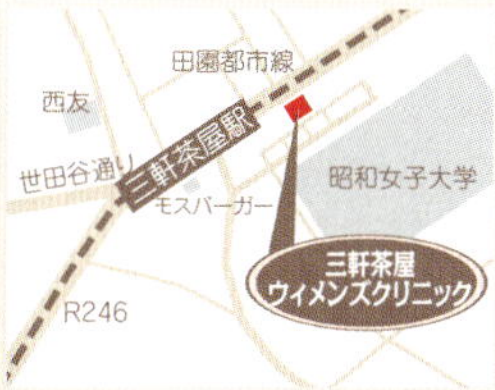

●体外受精説明会をはじめ、胚培養士や不妊症認定看護師による相談会なども実施しております。
お気軽にご相談ください。

Tokyo Access 新宿駅 地上出口７よりすぐ

https://www.sugiyama.or.jp/shinjuku

杉山産婦人科 新宿

東京都新宿区西新宿 1-19-6 山手新宿ビル
TEl: 03-5381-3000

参加予約▶ ホームページより仮 ID を取得後、申込みフォームより

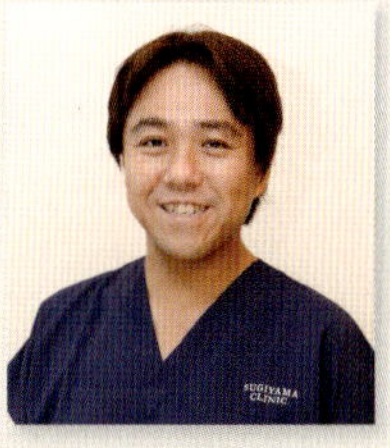

杉山力一 医師

- 名称…………体外受精講習会
- 日程…………毎月２回（土曜又は日曜日）
- 開催場所……杉山産婦人科 新宿セミナーホール
- 予約…………必要
- 参加費用……無料
- 参加…………他院患者様 OK
- 個別相談……無し

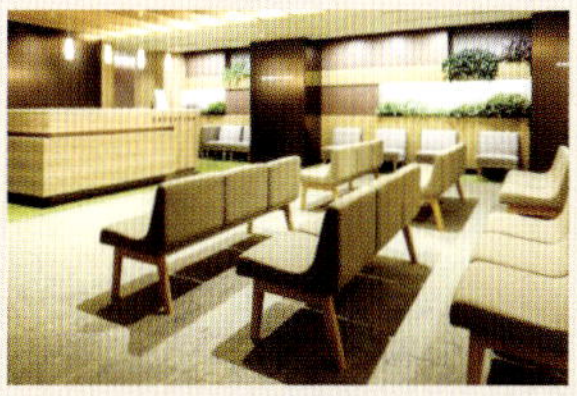

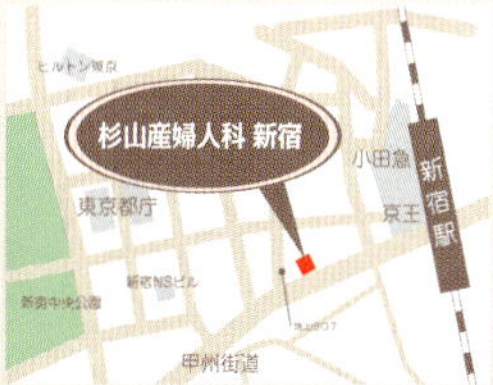

●体外受精講習会では、当院の特徴と腹腔鏡についてわかりやすくお話しいたします。それは年齢的に考えても時間のある原因不明不妊症の場合、体外受精を行う前に積極的に腹腔鏡をおすすめしているからです。この機会に、あらためて妊娠の仕組みを理解していただき、今後の治療に役立てていただきたいと思います。

Tokyo　Access 東京メトロ丸ノ内線　西新宿駅２番出口 徒歩３分、都営大江戸線　都庁前駅 C８番出口より徒歩３分、JR 新宿駅西口 徒歩 10 分

http://www.shinjukuart.com

Shinjuku　ART Clinic

東京都新宿区西新宿 6-8-1　住友不動産新宿オークタワー 3F
TEL: 03-5324-5577

参加予約▶ホームページの申込みフォームより

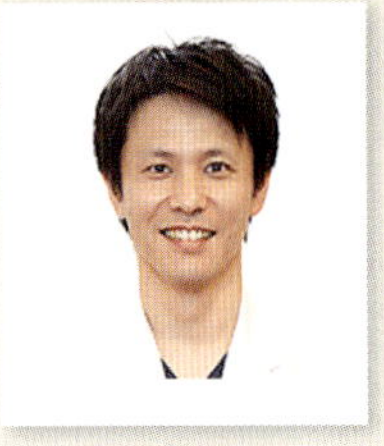

阿部 崇 医師

■名称…………不妊治療説明会
■日程…………毎月１回（土曜又は日曜日）
■開催場所……ベルサール新宿グランド コンファレンスセンター
■予約…………必要
■参加費用……無料
■参加…………他院患者様 OK
■個別相談……有り

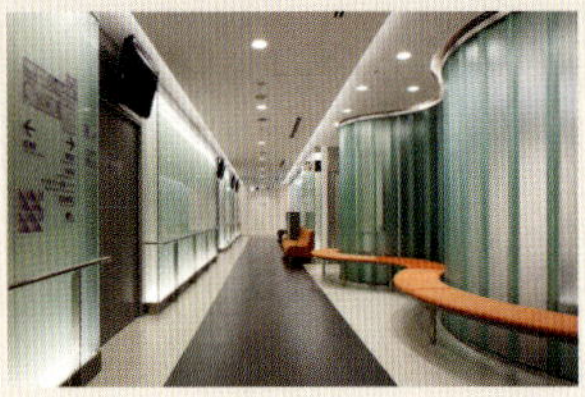

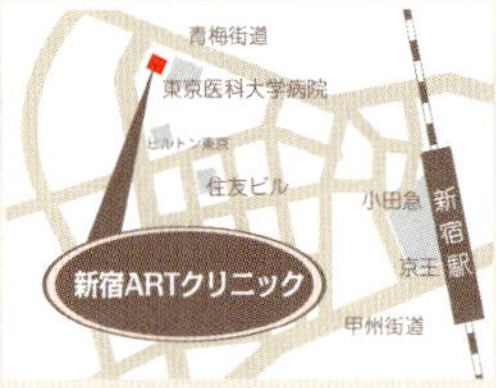

●現在不妊症でお悩みの方、不妊治療をしている方で、これから体外受精を受けようと考えている方々のために説明会を開催しています。当院の体外受精を中心とした治療方法・方針をスライドやアニメーションを使ってわかりやすくご説明します。なお、ご夫婦での参加はもちろん、当院に通院されていない方も参加可能です。

Tokyo　Access 京王線・京王井の頭線 明大前駅 徒歩５分

https://www.meidaimae-art-clinic.jp

明大前アートクリニック

東京都杉並区和泉 2－7-1　甘酒屋ビル 2F
TEL: 03-3325-1155

参加予約▶TEL ：03-3325-1155

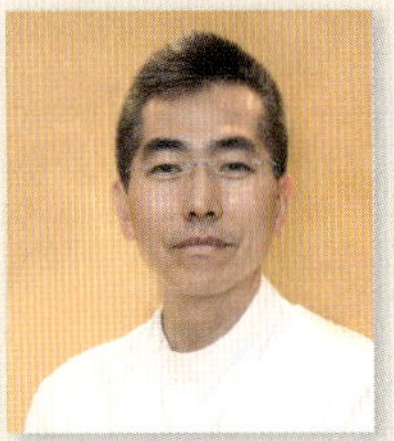

北村誠司 医師

■名称…………体外受精説明会
■日程…………毎月２回
■開催場所……クリニック内
■予約…………必要
■参加費用……無料
■参加…………他院の患者様 OK
■個別相談……無し

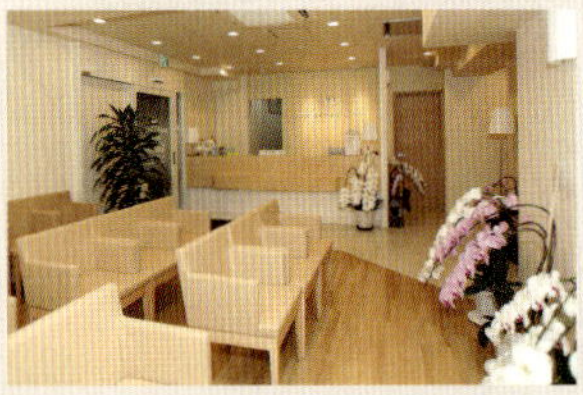

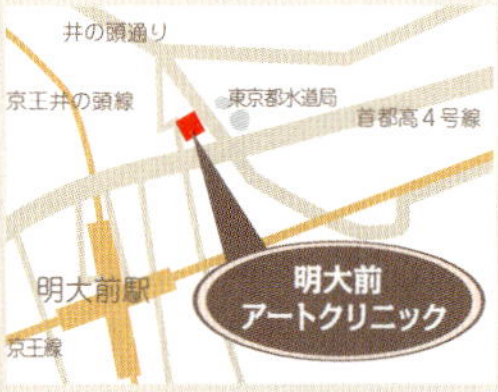

●この説明会は体外受精に対してご理解をいただき、不安や疑問を解消していく目的で行っております。
また、当院で実際行われている体外受精をスライドと動画を用いて詳しく説明しております。

Tokyo　Access JR 山手線・東京メトロ丸ノ内線・有楽町線・副都心線・東武東上線・西武池袋線　池袋駅 東口北 徒歩６分

https://www.matsumoto-ladies.com

松本レディースクリニック 不妊センター

東京都豊島区東池袋 2-60-3 グレイスロータリービル１F
TEL:03-5958-5633

参加予約▶TEL ：03-5958-5633

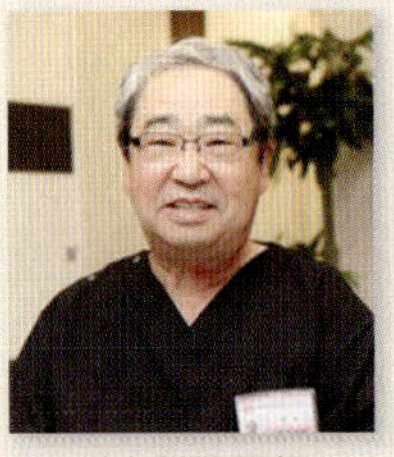

松本和紀 医師

■名称…………IVF 教室(体外受精教室)
■日程………… 毎月第１～３土曜日
■開催場所……院内
■予約…………必要
■参加費用……無料
■参加…………他院患者様 OK
■個別相談……有り

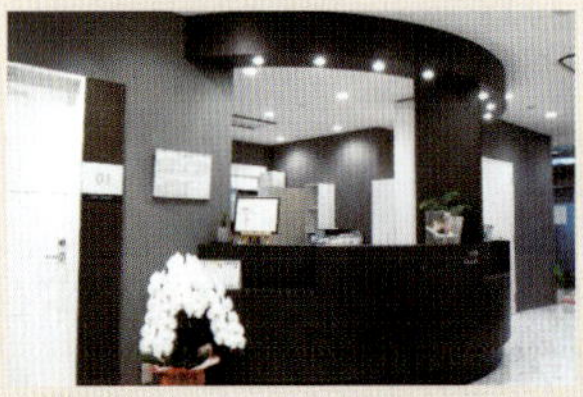

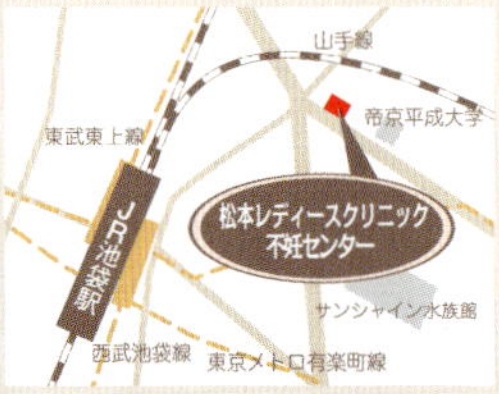

●高度な不妊治療である体外受精、もしくは顕微授精をご希望の患者様向け説明会となっております。「とりあえず話を聞いてみたい」という方も、お気軽にご参加ください。実際どのような治療を行うのか、イラストやビデオを使って詳しくご説明いたします。※当院で体外受精をされる場合には、事前に受講していただいております。

Kanagawa Access みなとみらい線みなとみらい駅 4番出口すぐ

http://www.mm-yumeclinic.com

みなとみらい夢クリニック

神奈川県横浜市西区みなとみらい3-6-3 MMパークビル2F
TEL: 045-228-3131

参加予約▶ ホームページの申込みフォームより

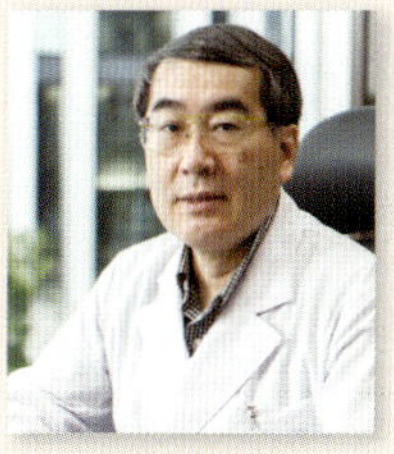

貝嶋弘恒 医師

- 名称…………患者様説明会
- 日程…………毎月1回開催
- 開催場所……MM パークビル3F
- 予約…………必要
- 参加費用……無料
- 参加…………他院患者様 OK
- 個別相談……有り

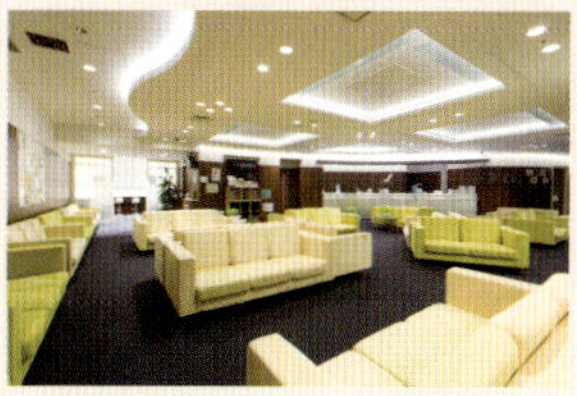

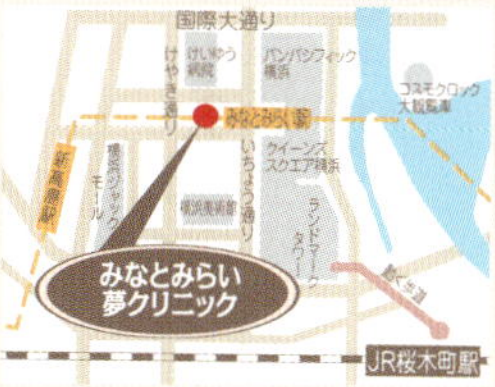

●一般の方（現在不妊症でお悩みの方、不妊治療中の方）向け説明会、当院に通院中の方向け説明会を、それぞれ隔月で開催しております。当院の体外受精を中心とした治療方法・方針をスライドやアニメーションを使ってわかりやすく説明し、終了後は個別に質問にもお答えしております。詳細はホームページでご確認下さい。

Kanagawa Access JR 東海道線・横浜線東神奈川駅 徒歩5分、東急東横線東白楽駅 徒歩7分、京急本線仲木戸駅 徒歩8分

http://www.klc.jp

神奈川レディースクリニック

神奈川県横浜市神奈川区西神奈川1-11-5 ARTVISTA 横浜ビル
TEL: 045-290-8666

参加予約▶ TEL：045-290-8666

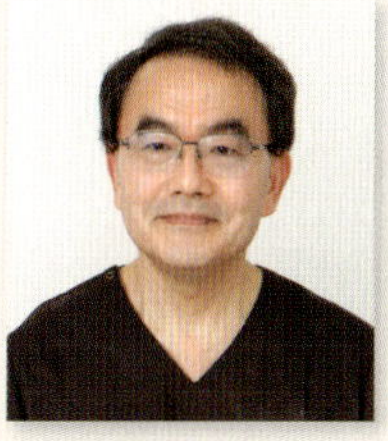

小林淳一 医師

- 名称…………不妊・不育学級
- 日程…………毎月第1日曜14:00～15:00
- 開催場所……当院 6F 待合室
- 予約…………必要
- 参加費用……無料
- 参加…………他院患者様 OK
- 個別相談……有り

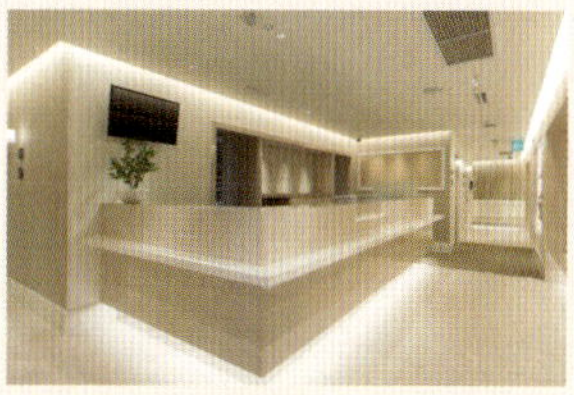

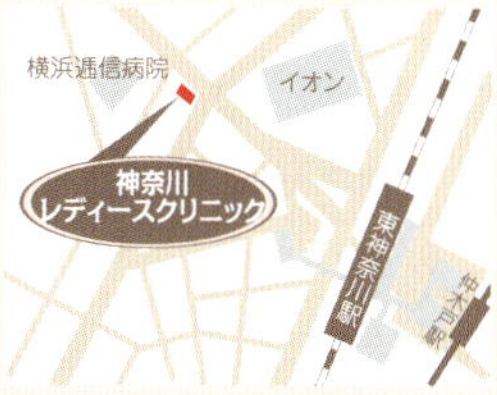

●「不妊／不育症とは」「検査／治療の進め方」「当クリニックの治療」について直接院長が説明します。不妊治療をこれから始めたいと考えている方、治療を始めてまだ間もない方などお気軽にご参加ください。体外受精のお話もあります。

Kanagawa Access JR 関内駅北口 徒歩5分、横浜市営地下鉄関内駅9番出口 徒歩2分、みなとみらい線馬車道駅 徒歩2分

https://www.bashamichi-lc.com

馬車道レディスクリニック

神奈川県横浜市中区相生町 4-65-3 馬車道メディカルスクエア 5F
TEL: 045-228-1680

参加予約▶ TEL：045-228-1680

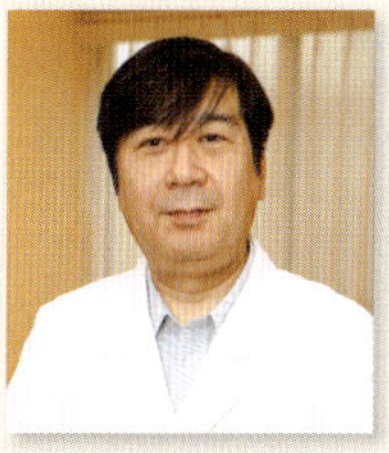

池永秀幸 医師

- 名称…………不妊学級
- 日程…………毎月第4土曜日
- 開催場所……クリニック内
- 予約…………必要
- 参加費用……無料
- 参加…………他院患者様 OK
- 個別相談……有り

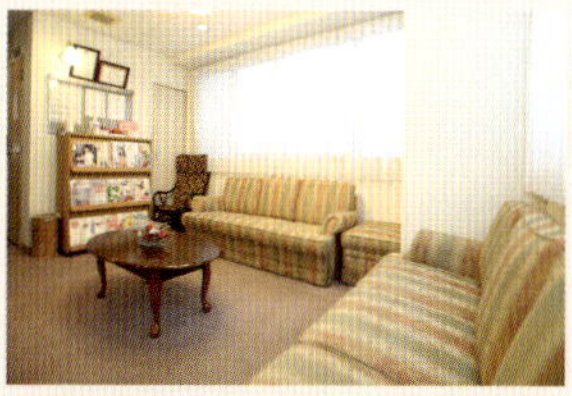

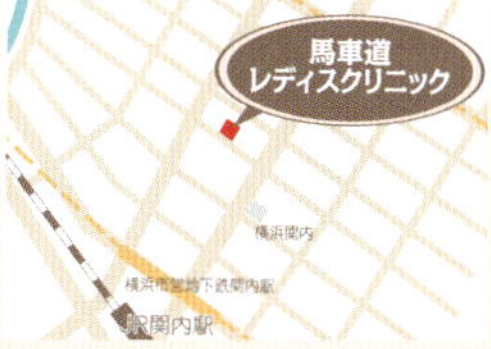

●当院では初診時に面接をし、個々の意向をお伺いした上で治療を進めております。ART 希望の方にはご夫婦で「不妊学級」に参加していただき、院長から直接、実際当院で行っている ART の流れや方法・院長の考えなどを聞いていただいています。この「不妊学級」にてより詳しい話やご相談希望がありましたら院長や培養士から個別で時間を設けさせていただいています。

Kanagawa Access JR 東海道線藤沢駅南口 徒歩４分 、小田急江ノ島線藤沢駅南口 徒歩４分、江ノ島電鉄線藤沢駅 徒歩３分

http://www.ysyc-yumeclinic.com

山下湘南夢クリニック

神奈川県藤沢市鵠沼石上１-２-10 ウェルビーズ藤沢４Ｆ
TEL: 0466-55-5011

参加予約▶TEL ：0466-55-5011
E-mail: sitsumon@ysyc-yumeclinic.com

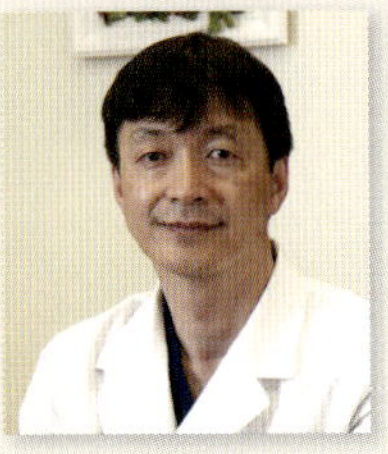

山下直樹 医師

■名称…………不妊治療説明会
■日程…………隔月
■開催場所……藤沢リラホール
■予約…………必要
■参加費用……無料
■参加…………他院患者様 OK
■個別相談……有り

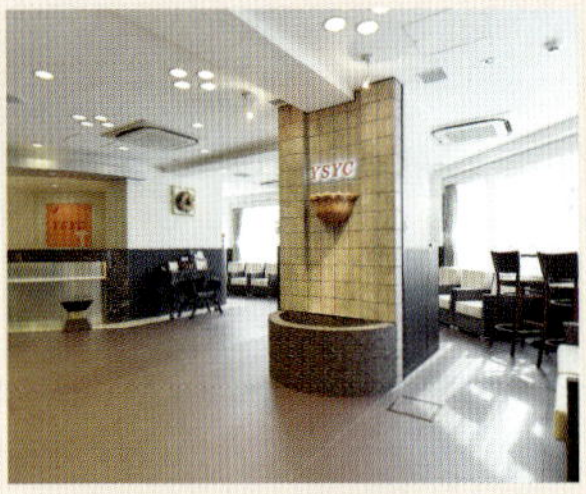

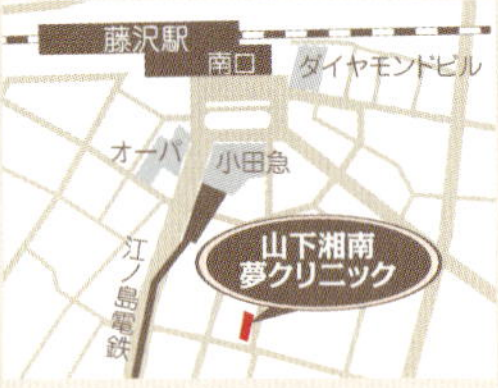

●約２ヵ月に１度不妊治療説明会を開催しています。(会場は院外/予約制/18:30～20:30) 医師、胚培養士、研究部、経理部より当院の、体外受精の特徴や成績、料金体制について説明を行っています。説明会終了後に個別の質問にもお答えしております。日程はHPにてご確認ください。

Osaka Access 地下鉄堺筋線・京阪本線「北浜駅」タワー直結/南改札口４番出口

https://www.lc-kitahama.jp

レディースクリニック北浜

大阪府大阪市中央区高麗橋１-７-３ ザ・北浜プラザ３Ｆ
TEL: 06-6202-8739

参加予約▶TEL ：06-6202-8739

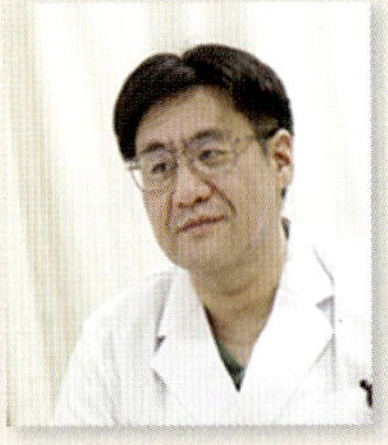

奥 裕嗣 医師

■名称…………体外受精(IVF)無料セミナー
■日程…………毎月第2土曜 16：30～18：00
■開催場所……クリニック内
■予約…………必要
■参加費用……無料
■参加…………他院患者様 OK
■個別相談……有り

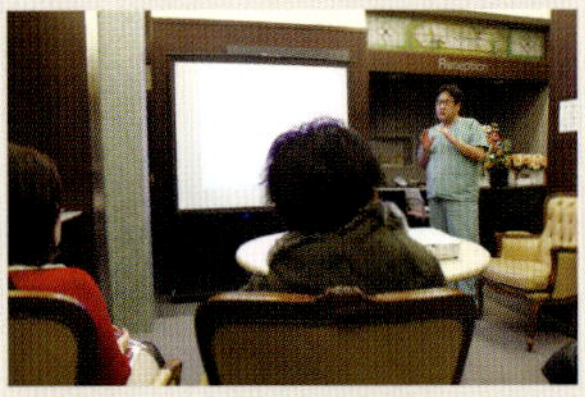

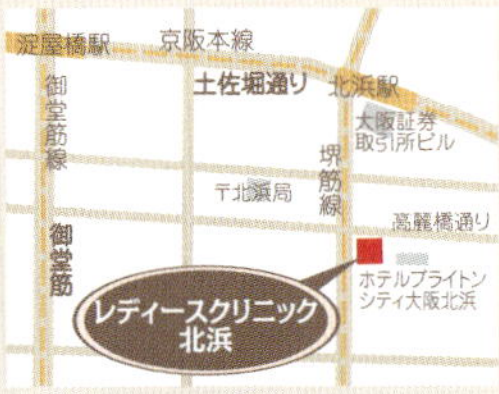

●毎月第２土曜日に体外受精教室を開き、医師はじめ胚培養士、看護師による当院の治療説明を行っています。会場は院内で参加は予約制です。他院に通院中の方で体外受精へのステップアップを考えられている患者さんの参加も歓迎しています。ぜひ、テーラーメイドでフレンドリーな体外受精の説明をお聞きになって、基本的なことを知っていってください。

Osaka Access 地下鉄 四ツ橋線玉出駅　徒歩０分、 南海本線岸里玉出駅 徒歩10分

https://www.oakclinic-group.com

オーク住吉産婦人科

大阪府大阪市西成区玉出西２-７-９
TEL: 06-4398-1000

参加予約▶TEL ：06-4398-1000

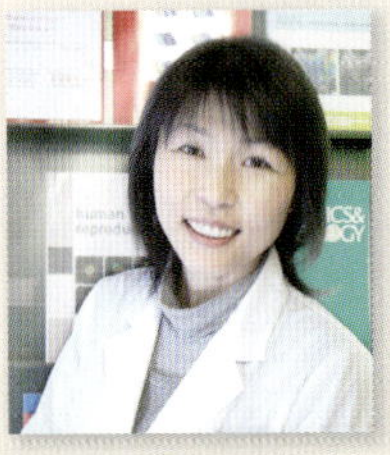

田口早桐 医師

■名称…………体外受精セミナー
■日程…………毎月第２土曜 15～17 時
■開催場所……クリニック内
■予約…………必要
■参加費用……無料
■参加…………他院患者様 OK
■個別相談……有り

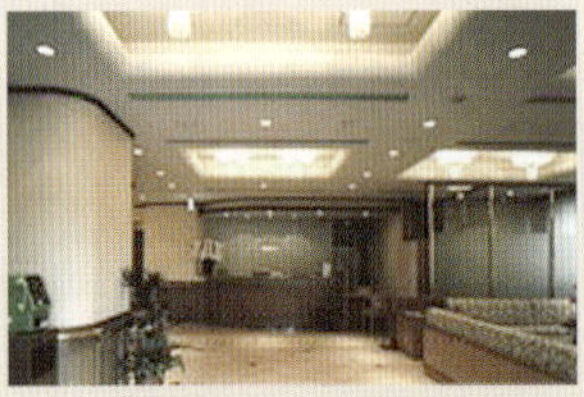

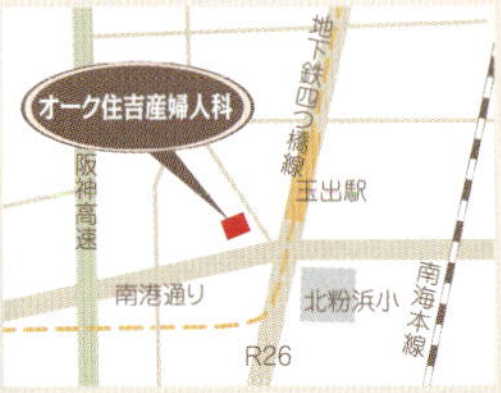

●自らも治療経験のある田口早桐先生のお話や、船曳美也子先生による不妊症の説明、エンブリオロジストによる培養室の特殊技術の解説、体外受精をされたご夫婦の体験談など、盛りだくさんの内容です。セミナーの後は、ご質問にお答えしたり、同じ悩みを持つ方々とお話しできるよう、ラウンジでのお茶会を設けています。

Hyogo Access 地下鉄海岸線旧居留地・大丸前駅 徒歩１分、JR 神戸線・阪神本線 元町駅 徒歩３分、JR 神戸線三宮駅 徒歩８分

神戸元町夢クリニック

http://www.yumeclinic.or.jp

兵庫県神戸市中央区明石町４４ 神戸御幸ビル３F
TEL:078-325-2121

参加予約▶ TEL ：078-325-2121

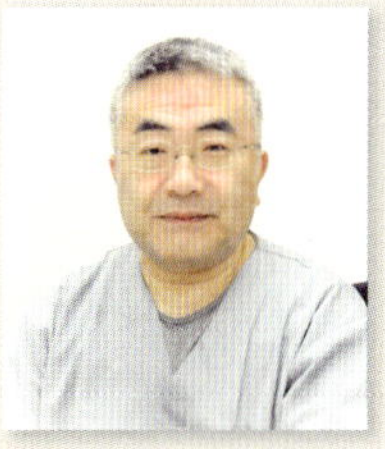

河内谷 敏 医師

■名称…………体外受精説明会
■日程…………不定期 毎月１回
■開催場所……スペースアルファ三宮
■予約…………必要
■参加費用……無料
■参加…………他院患者様 OK
■個別相談……有り

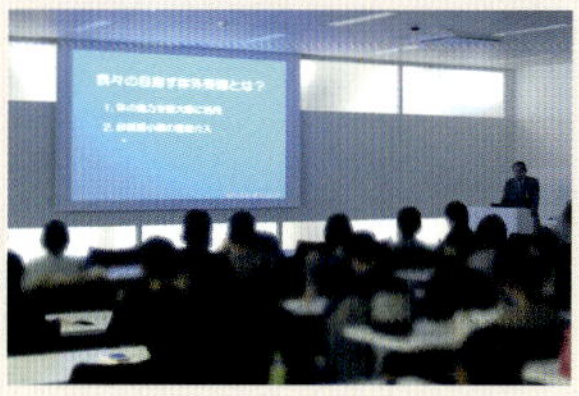

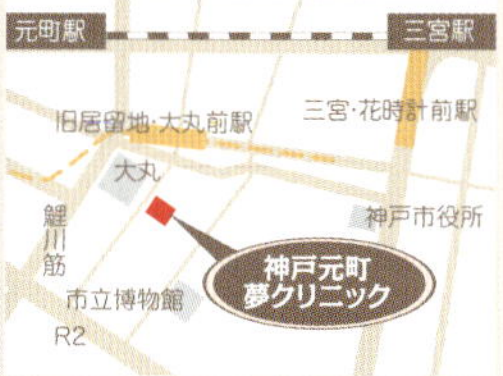

●定期的（月１回ほど）に不妊治療説明会を行っております。医師はじめ培養士、受付事務による当院の治療方法・方針、料金体系をご説明いたします。

Hyogo Access JR・山陽電車姫路駅 徒歩６分

Koba レディースクリニック

https://www.koba-ladies.jp

兵庫県姫路市北条口２-18 宮本ビル１F
TEL: 079-223-4924

参加予約▶ TEL ：079-223-4924

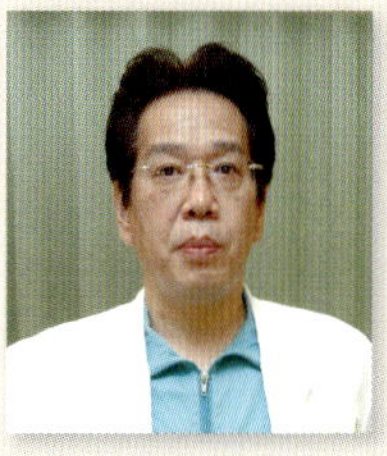

小林眞一郎 医師

■名称…………体外受精セミナー
■日程…………原則第３土曜 14：00〜15：40
■開催場所……宮本ビル７F
■予約…………必要
■参加費用……無料
■参加…………他院患者様 OK
■個別相談……有り

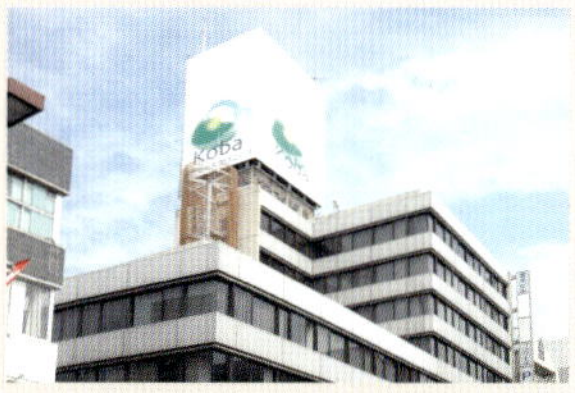

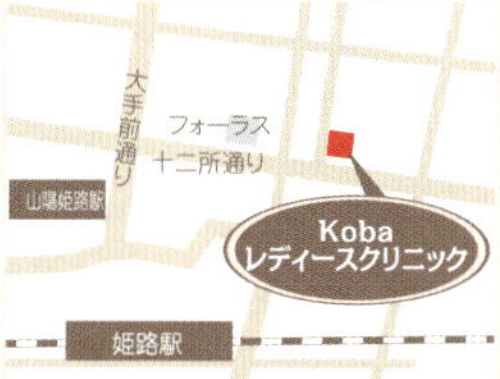

●体外受精（顕微授精）の認識度を UP すること。そして正しい情報を伝えること。一般の患者さんへ　ご主人は、はっきり言って体外受精というものを正しく把握されていませんので、歴史的な流れ、システム、料金、自治体のサポート、合併症などすべてお話しています。

Fukuoka Access 福岡市営地下鉄天神駅東口 11 番出口 徒歩１分、西鉄大牟田線福岡駅徒歩３分

アイブイエフ詠田クリニック

http://www.ivf-nagata.com

福岡県中央区天神 1-12-1 日之出福岡ビル６F
TEL: 092-735-6655

参加予約▶ Mail：Ngtlab4@yahoo.co.jp

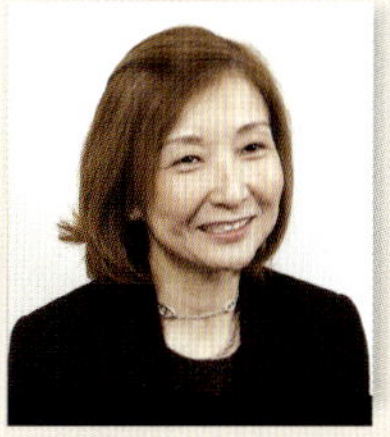

詠田由美 医師

■名称…………ART 説明会
■日程…………隔週火曜、第１，２，３土曜※
■開催場所……クリニック内
■予約…………必要
■参加費用……無料
■参加…………他院患者様 OK
■個別相談……有り

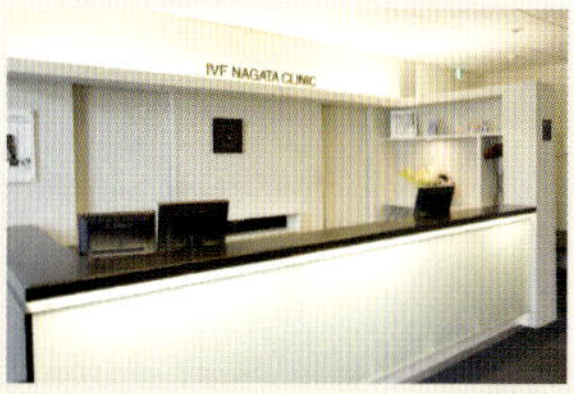

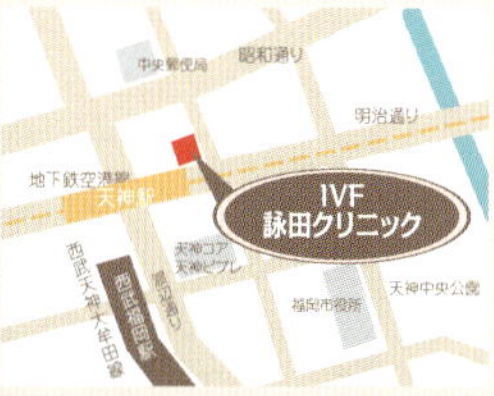

●体外受精・胚移植について当院の医師、看護師が適応、方法、リスク、費用、妊娠率、体外受精と顕微授精の違い、胚凍結保存などについてご説明いたします。また、当院の ART 治療内容について、皆様からの質問もお受けしています。
※火曜日 15:00〜16:00、土曜日 10:40〜11:30

● 赤ちゃんがほしい！ 夫婦のために ●

私たちに合うクリニックを見つけよう！

なかなか妊娠しないなぁ。どうしてだろう？
心配になってクリニックへ相談へ行こうと思っても、
「たくさんあるクリニックから、どう選べばいいの？」と悩むこともあるかもしれませんね。
ここでは、クリニックからのメッセージと合わせて基本的な情報を紹介しています。
お住いの近く、職場の近く、ちょっと遠いけど気になるクリニックが見つかったら、
ぜひ、問い合わせてみてください。（巻末の全国の不妊治療病院＆クリニックも、ぜひご活用ください。）

紹介のクリニック

- 中野レディースクリニック……… 千葉
- オーク銀座レディースクリニック…… 東京
- 木場公園クリニック・分院……… 東京
- 芝公園かみやまクリニック……… 東京
- とくおかレディースクリニック…… 東京
- 小川クリニック………………… 東京
- 菊名西口医院………………… 神奈川
- 神奈川レディースクリニック…… 神奈川
- 佐久平エンゼルクリニック……… 長野
- 田村秀子婦人科医院 ……………… 京都
- オーク梅田レディースクリニック…… 大阪
- オークなんばレディースクリニック… 大阪
- オーク住吉産婦人科……………… 大阪
- つばきウイメンズクリニック…… 愛媛

婦人科一般・不妊症・体外受精・顕微授精

●東京都・中央区

オーク銀座レディースクリニック

●TEL.03-3567-0099　URL. https://www.oakclinic-group.com/

大阪で展開するオーク会グループの東京院。オーク住吉産婦人科と同様、最高水準のラボを擁します

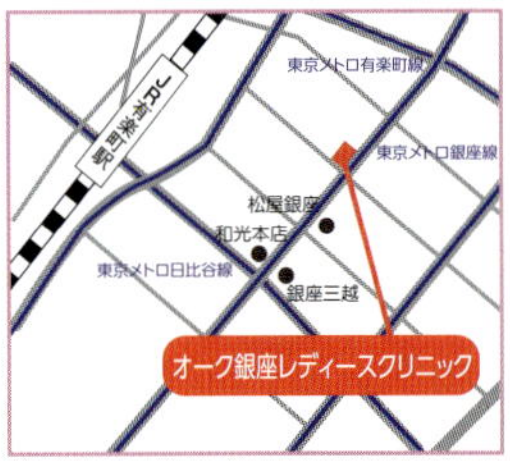

女性の医学を専門とするクリニックグループ、医療法人オーク会の一つで、東京・中央区銀座というアクセスに便利な立地のクリニックです。ここでは、検査から不妊の原因を探り、タイミング法・人工授精はじめ、体外受精・顕微授精まで、お一人おひとりにあった治療を進めています。

最高水準の培養ラボラトリーで、全ての受精卵をコンピュータシステムで個別管理。自家発電装置や医療ガス配管など目に見えないところにも安全に配慮しています。不妊治療に年齢制限を設けず、初診は予約なしでその日に診察が可能です。

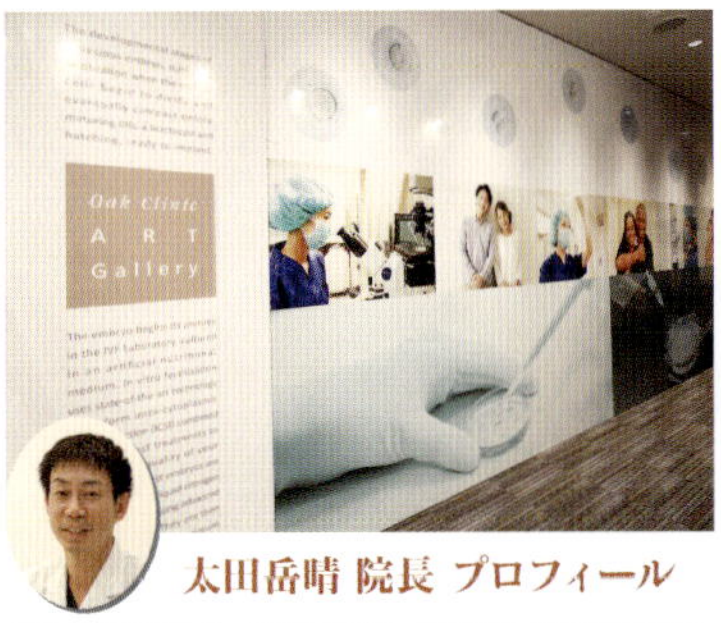

funin.info MEMBER

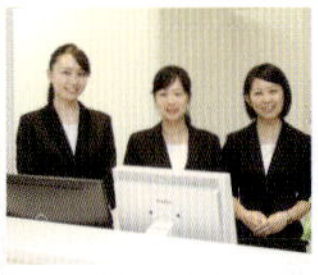

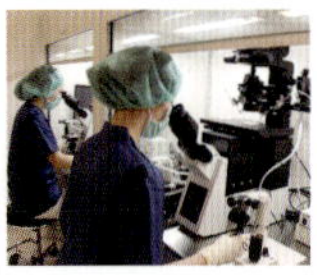

太田岳晴 院長 プロフィール

福岡大学医学部卒業。福岡大学病院、飯塚病院、福岡徳洲会病院を経て、オーク銀座レディースクリニック院長。

診療時間

	月	火	水	木	金	土	日
午前 9:00～13:00	♥	♥	♥	♥	♥	♥	♥
午後 14:00～16:00	♥	♥	♥	♥	♥	♥	休
夕方 17:00～19:00	♥	♥	♥	♥	♥	休	休

※祝日は9：00～13：00

□東京都中央区銀座2-6-12　Okura House 7F
□JR山手線・京浜東北線有楽町駅 徒歩5分、東京メトロ銀座駅　徒歩3分、地下鉄有楽町線銀座１丁目駅　徒歩2分

●人工授精●体外受精●顕微授精●凍結保存●男性不妊●漢方●カウンセリング●女医

不妊症・婦人科一般・更年期障害・その他

●千葉県・柏市

中野レディースクリニック

●TEL. 04-7162-0345　URL. http://www.nakano-lc.com

エビデンスに基づいた、イージーオーダーの不妊治療

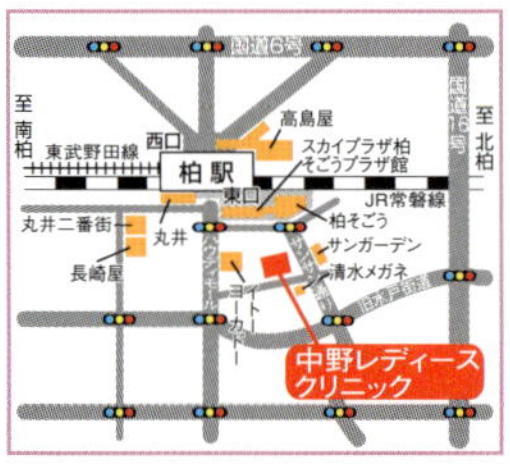

当院では、患者様お一人お一人の治療効果が高いレベルで実現できるよう、エビデンスに基づいた治療を行います。

そして、最終的に一人でも多くの方が妊娠できるよう、それぞれの方に合ったイージーオーダーの不妊治療をご提供しております。

不妊治療は、加齢とともに条件が悪くなりますから、みなさま、早めに私たちクリニックをお訪ねください。

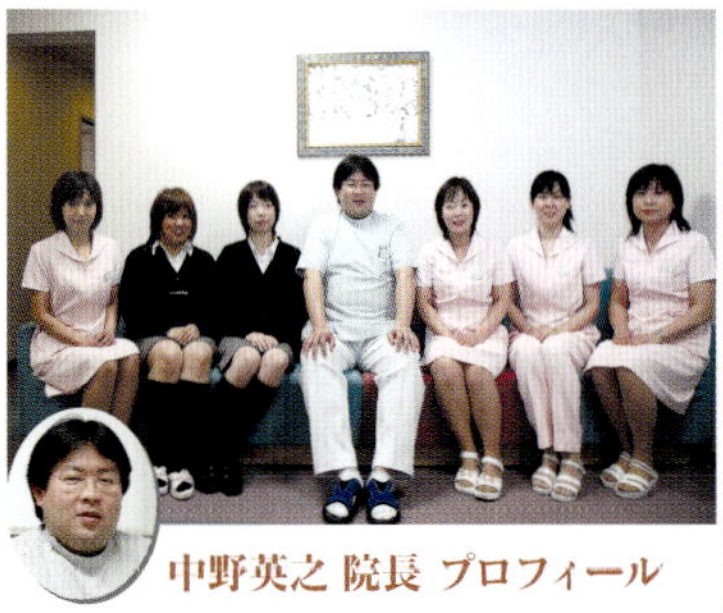

funin.info MEMBER

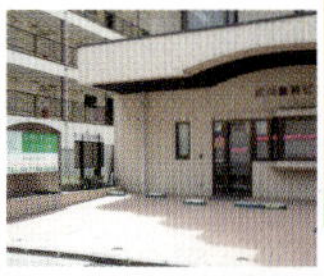

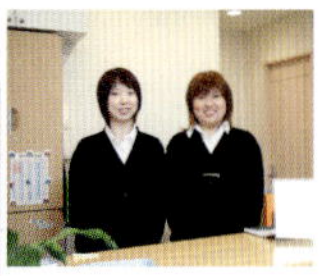

中野英之 院長 プロフィール

平成４年 東邦大学医学部卒業、平成８年 東邦大学大学院修了。
この間、東邦大学での初めての顕微授精に成功。
平成９年 東京警察病院産婦人科に出向。吊り上げ式腹腔鏡の手技を習得、実践する。
平成13年 宗産婦人科病院副院長。
平成17年 中野レディースクリニックを開設。医学博士。
日本生殖医学会認定生殖医療専門医。

診療時間

	月	火	水	木	金	土	日
午前 9:00～12:30	♥	♥	♥	♥	♥	♥	休
午後 3:00～ 5:00	♥	♥	♥	♥	♥	休	休
夕方 5:00～ 7:00	♥	休	♥	休	♥	休	休

※土曜午後、日・祝日は休診。
※初診の方は、診療終了1時間前までにご来院下さい。

□千葉県柏市柏2-10-11-1F
□JR常磐線柏駅東口より徒歩3分

●人工授精●体外受精●顕微授精●凍結保存●男性不妊●カウンセリング

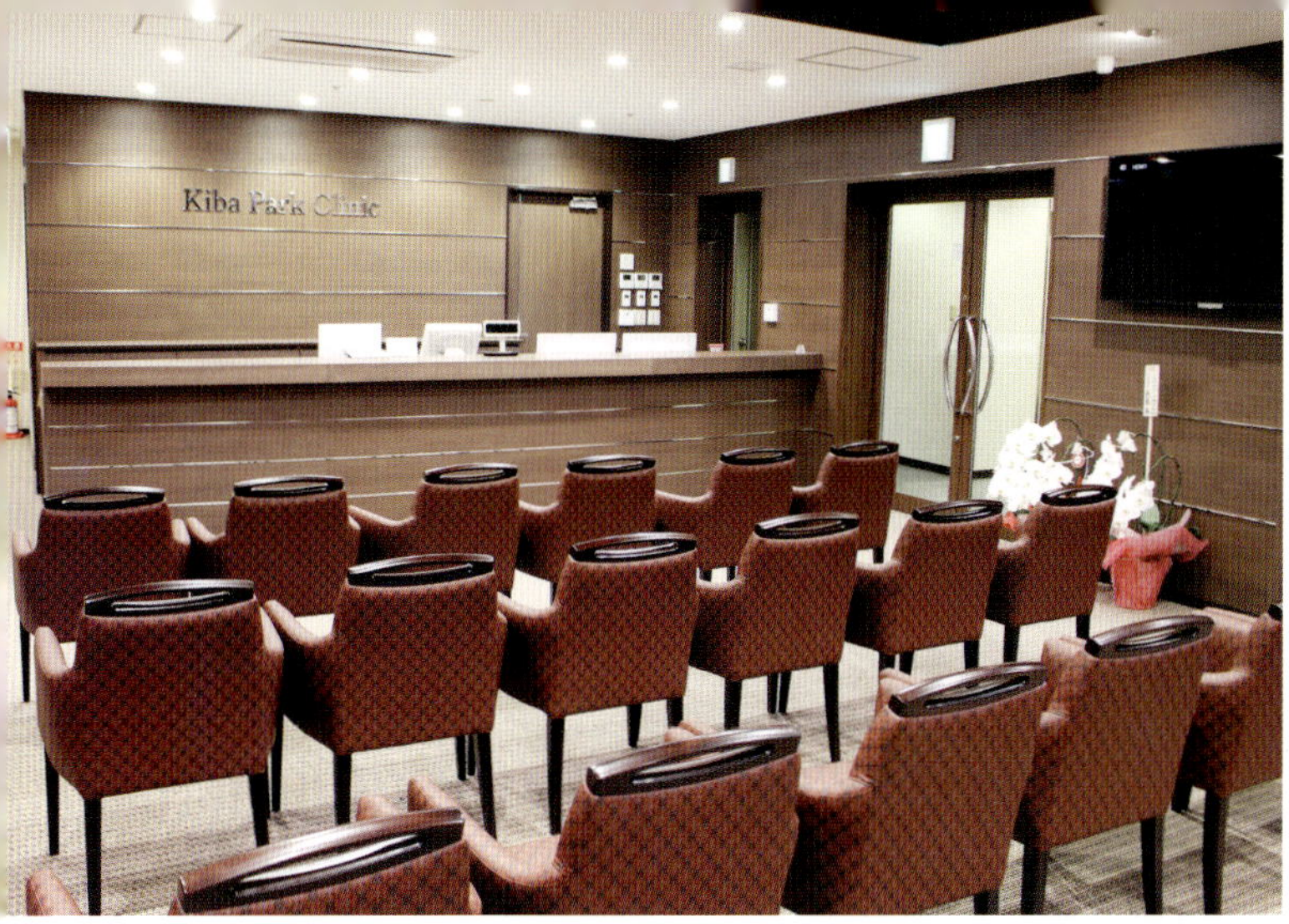

一般不妊症・体外受精・顕微授精・不育症

●東京都・江東区

木場公園クリニック・分院

●TEL. 03-5245-4122　URL. http://www.kiba-park.jp

世界トップレベルの医療を提供させていただきます

不妊症の治療は長時間を要することもあり、今後の治療方針や将来のことに不安を抱いている方も多く、心のケアを大事にしていかなければなりません。

当クリニックでは、心理カウンセラー、臨床遺伝専門医が患者様の心の悩みをバックアップさせていただきます。

一般の不妊症治療で妊娠されない方には、生殖補助技術を用いた体外受精・顕微授精を実施いたします。

ご夫婦の立場に立った生殖専門医による大学病院レベルの高品位な技術と、欧米スタイルの心の通った女性・男性不妊症の診察・検査・治療を行わせていただきます。

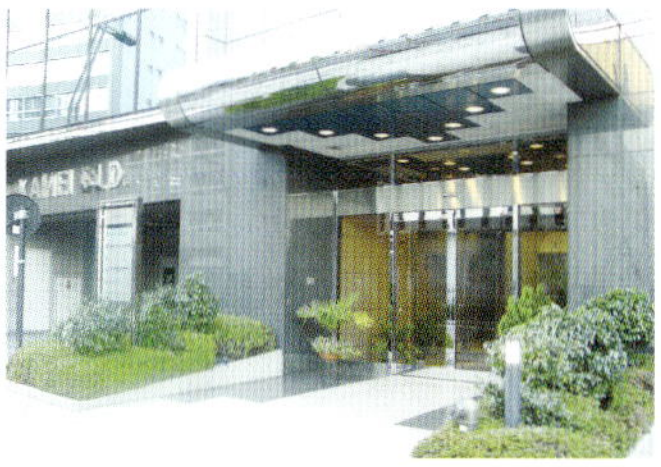

「不妊症はカップルの病気」
木場公園クリニック・分院は、カップルで受診しやすいクリニックを目指して、設計・運営しています。エントランスの雰囲気はごくシンプルで、男性だけでも入りやすいです。カップルで診察を待つ人が多いので、待合室に男性がいてもなんの違和感もありません。また、多目的ホールではセミナーなどを行っています。

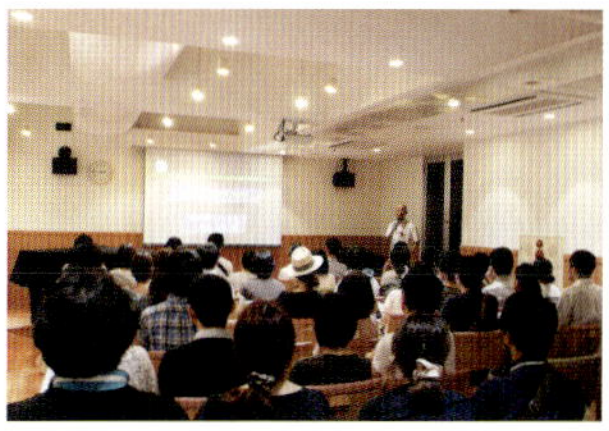

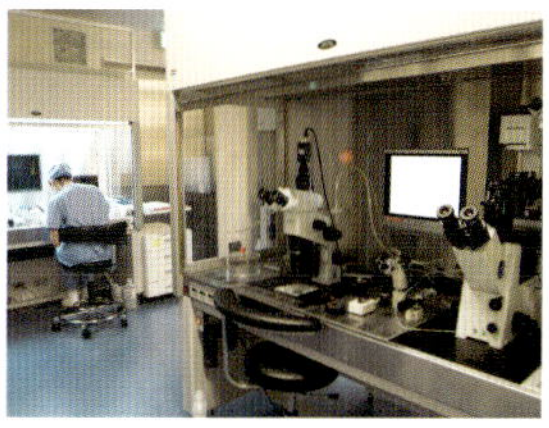

funin.info MEMBER

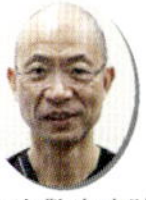

吉田 淳 理事長 プロフィール

昭和61年愛媛大学医学部卒業。同年５月より東京警察病院産婦人科に勤務。平成３年より池下チャイルドレディースクリニックに勤務。平成４年日本産婦人科学会専門医を取得。
その後、女性不妊症・男性不妊症の診療・治療・研究を行う。平成９年日本不妊学会賞受賞。
平成11年1月木場公園クリニックを開業。「不妊症はカップルの問題」と提唱し、日本で数少ない女性不妊症・男性不妊症の両方を診察・治療できるリプロダクション専門医である。

診療時間

	月	火	水	木	金	土	日
午前 8:30〜12:00	♥	♥	♥	♥	♥	♥	休
午後 1:30〜 4:30	♥	★	♥	★	♥	♥	休

★6Fのみ火曜日と木曜日の午後1:30〜6:00
※土曜日 午前9:00〜2:00、午後2:30〜4:00。
祝日の午前は8:30〜13:00。

□東京都江東区木場2-17-13 亀井ビル2F･3F･5〜7F
□東京メトロ東西線木場駅3番出口より徒歩2分

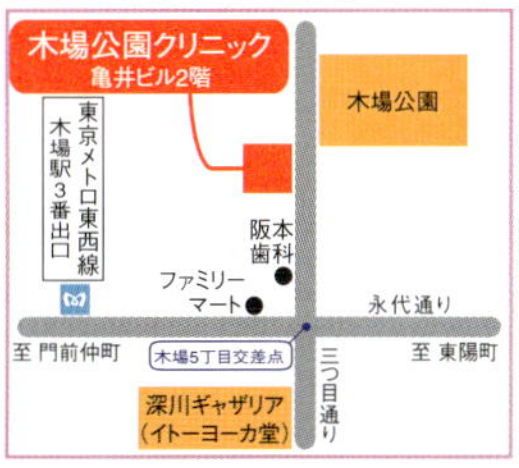

●人工授精●体外受精●顕微授精●凍結保存●男性不妊●漢方●カウンセリング●運動指導●女医●鍼灸●レーザー

婦人科一般・不妊症・体外受精・顕微授精

●東京都・目黒区

とくおかレディースクリニック

●TEL.03-5701-1722　URL. http://www.tokuoka-ladies.com

最先端の技術と不妊カウンセリングを提供しています

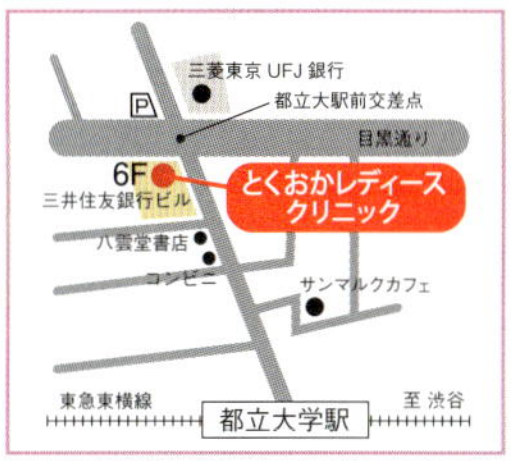

当院は、より夫婦で取り組んでいただけるよう、男性不妊・女性不妊の両方から丁寧に治療方針を組み立て、患者様一人ひとりにあった治療を行います。

不妊治療は夫婦二人の夢と希望があって臨むもの。決して辛いだけのものにして欲しくないと、私たちは考えます。

ご夫婦しっかりと手を取り合って、不妊治療というものを乗り越える事で、本当の幸せを手にされて下さい。

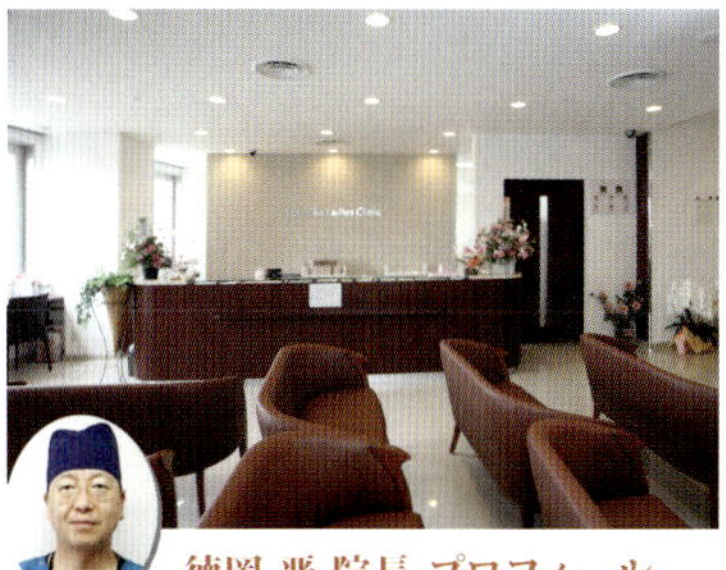

funin.info MEMBER

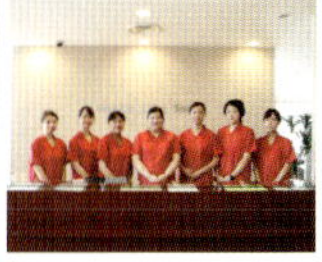

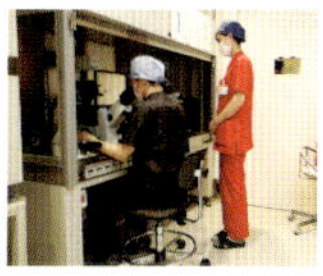

徳岡 晋 院長 プロフィール

防衛医科大学校卒業、同校産婦人科学講座入局。防衛医科大学校附属病院にて臨床研修。防衛医科大学校医学研究科（医学博士取得課程）入学。『子宮内膜症における腹腔内免疫環境の検討』にて学位。自衛隊中央病院（三宿）産婦人科勤務。防衛医科大学校付属病院勤務。木場公園クリニック（不妊症専門）勤務。5年間の木場公園クリニック勤務後独立。とくおかレディースクリニック開設。

診療時間

	月	火	水	木	金	土	日
午前 10:00〜13:00	♥	♥	♥	※	♥	♥	※
午後 3:00〜 7:00	♥	♥	♥	※	♥	★	※

※不妊外来ARTの予約診療
★予約・手術のみ

□東京都目黒区中根1-3-1
三井住友銀行ビル6F
□東急東横線都立大学駅 徒歩1分

●人工授精●体外受精●顕微授精●凍結保存●男性不妊●漢方
●カウンセリング●食事指導●運動指導

不妊症・婦人科一般

●東京都・港区

芝公園かみやまクリニック

●TEL. 03-6414-5641　URL. http://www.s-kamiyamaclinic.com

不妊症はご夫婦の問題です。ご夫婦に合った最適な治療をご提供いたします

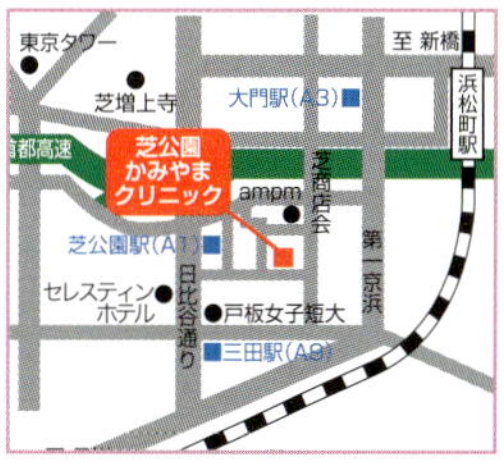

医療不信や医療の質が問題となる現在、我々は患者様が何を一番求められているかを見極める事が大切だと考えています。当院では、排卵誘発剤の使用や人工授精、体外受精を画一的に行うのではなく、ご夫婦のご希望に添えるよう、段階を追って進めて参ります。

不妊症の原因の半数近くは、男性にも原因があるといわれています。しかし、不妊症は女性の問題とする考え方が、広く認められています。そこで当院では、ご夫婦を同時に診療して、お二人の問題として考えていきます。男性不妊症、性機能障害の治療にも、積極的に取り組んでいます。

月に一回、妊娠準備学級（無料）を行っていますので、何でもお気軽にご相談下さい。詳しくはＨＰをご覧ください。

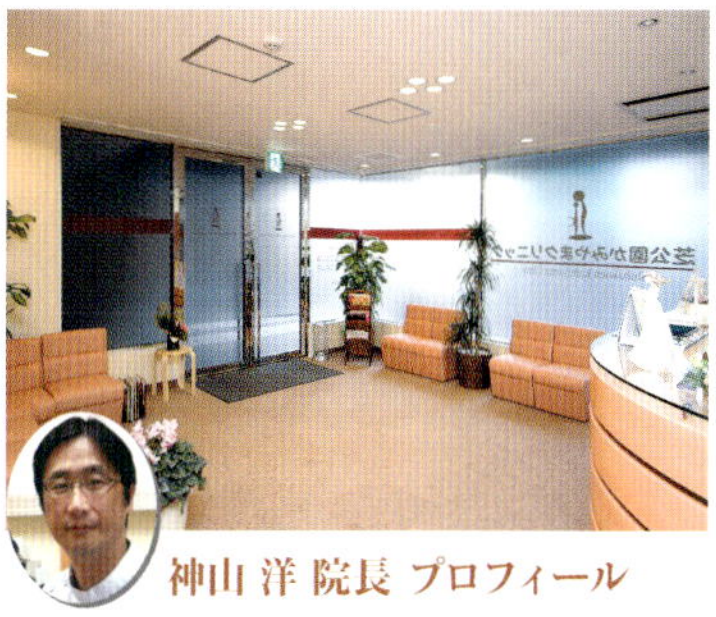

funin.info MEMBER

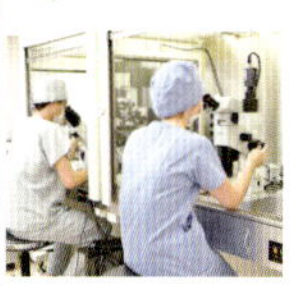

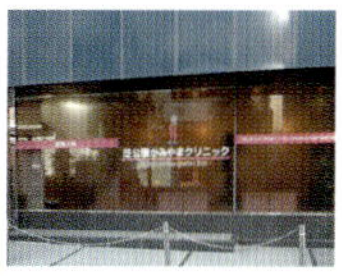

神山 洋 院長 プロフィール

昭和60年3月昭和大学医学部卒業。平成2年3月昭和大学医学部大学院医学研究科外科系産婦人科修了。平成4年5月医学博士授与。平成13年7月米国 Diamond Institute infertility and Menopauseにて体外受精の研修。平成14年10月虎の門病院産婦人科医員不妊外来担当。平成17年6月芝公園かみやまクリニック院長に就任。

診療時間

	月	火	水	木	金	土	日
午前 10:00〜13:00	♥	♥	♥	休	♥	♥	休
午後 4:00〜 7:00	♥	♥	♥	★	♥	休	休

※木曜午前、土曜の午後、日曜・祝日は休診。
★医師から指示のある方のみ。
※お電話にてご予約の上、ご来院下さい。

□東京都港区芝2-9-10 ダイユウビル1F
□都営三田線 芝公園駅 A1出口より徒歩3分、
JR山手線田町駅 三田口･浜松町駅 南口より徒歩9分、
都営大江戸線･都営浅草線大門駅 A3出口より徒歩9分

●人工授精●体外受精●顕微授精●凍結保存●男性不妊●漢方

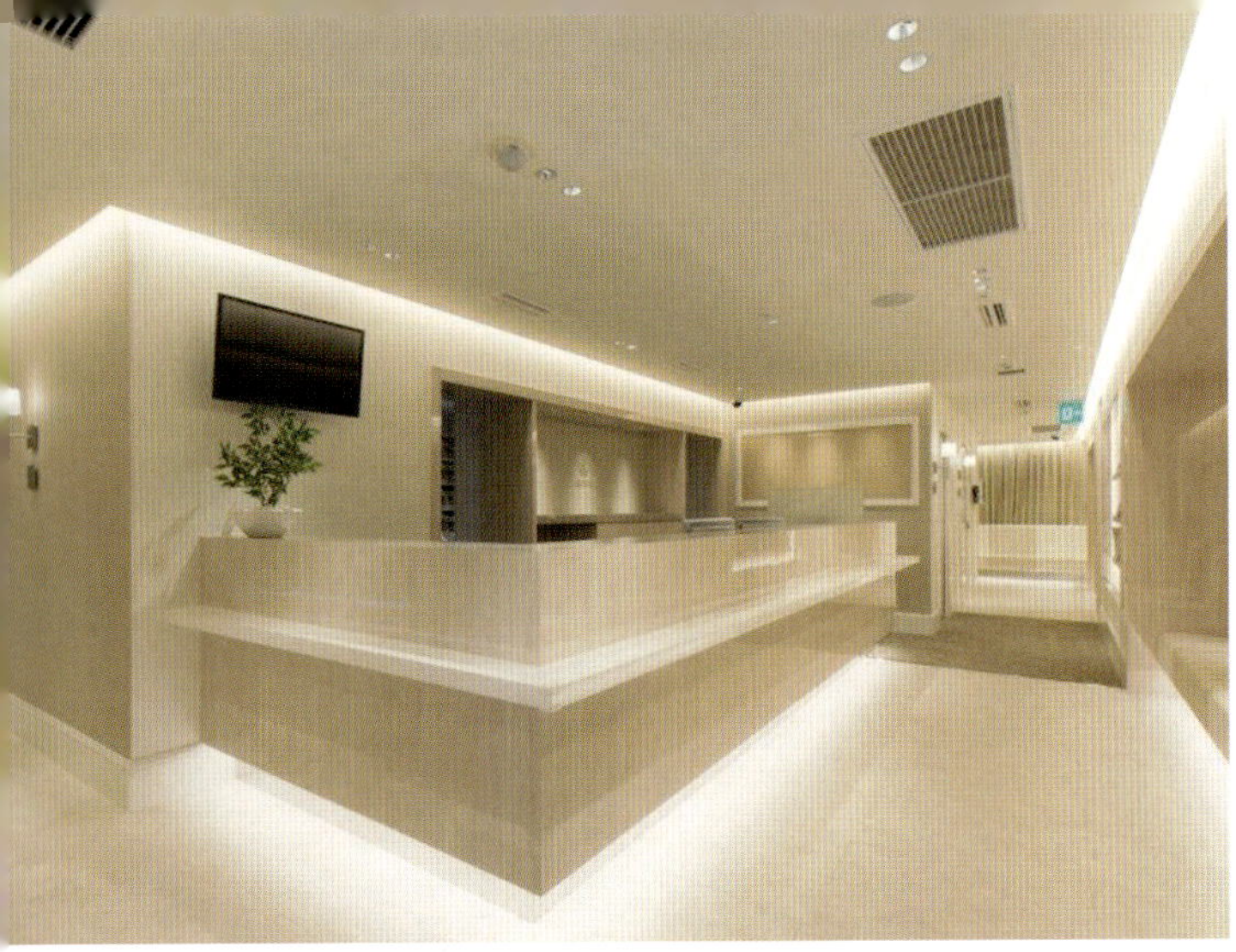

不妊不育IVFセンター・婦人科一般

●神奈川県・横浜市

神奈川レディースクリニック

●TEL. 045-290-8666　URL. http://www.klc.jp

患者様お一人おひとりのお気持ちを大切に納得のいく治療を進めていきます

不妊・不育の治療をされている患者様の身近な存在として、気軽に活用できるクリニックでありたいというのが当クリニックのモットーです。不妊治療は、患者様の体調やお気持ちにいかに寄り添うかが大切となります。治療へのストレスや不安を少しでもとり除いて治療に臨んでいただくための多くの相談窓口を設けており、疑問や悩みをお気軽に相談できるようになっています。

不妊・不育症の原因は様々あり、複雑です。患者様のお気持ちを大切に医師・培養士・看護師がチームとして治療を進めてまいります。

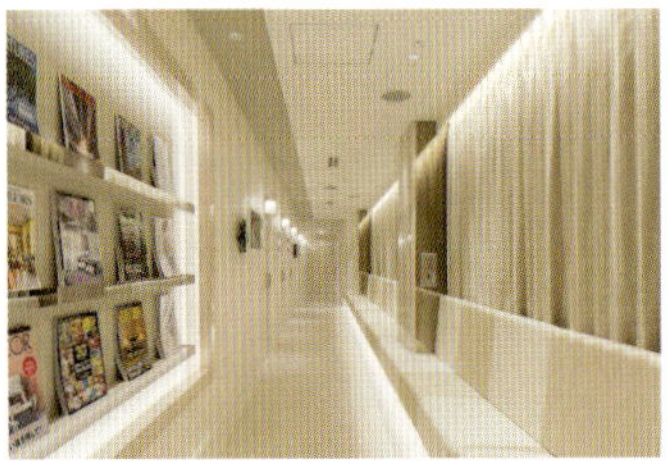

緊急時や入院の必要な方は、近隣の医療機関と提携し、24時間対応にて診療を行っております。また、携帯電話から診察の順番がわかる、受付順番表示システムを導入しております。

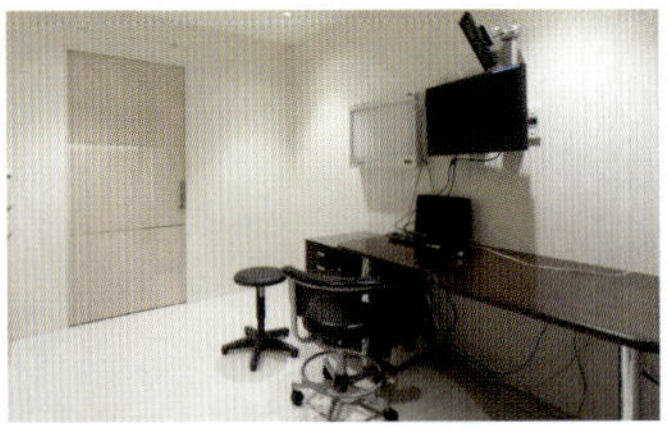

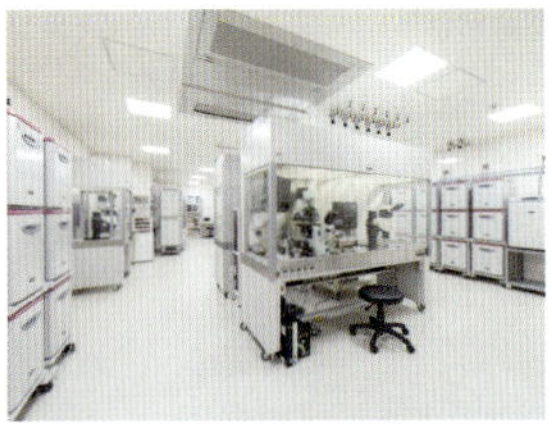

funin.info MEMBER

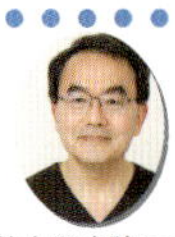

小林淳一院長 プロフィール

昭和56年慶應義塾大学医学部卒業。慶應義塾大学病院にて習慣流産で学位取得。
昭和62年済生会神奈川県病院にて、IVF・不育症を専門に外来を行う。平成9年新横浜母と子の病院にて、不妊不育IVFセンターを設立。平成15年6月神奈川レディースクリニックを設立し、同センターを移動する。医学博士。日本産科婦人科学会専門医。母体保護法指定医。日本生殖医学会、日本受精着床学会、日本卵子学会会員。

診療時間

	月	火	水	木	金	土	日
午前 8:30～12:30	♥	♥	♥	★	♥	▲	▲
午後 2:00～ 7:00	♥	♥	♥	★	♥	休	休

▲土・日(第2・第4)・祝日の午前は8:30～12:00、午後休診
水曜午後は2:00～7:30。
★木曜、第1・第3・第5日曜の午前は予約制。

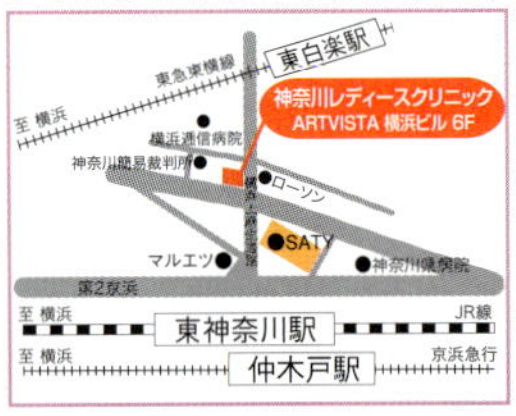

□神奈川県横浜市神奈川区西神奈川1-11-5
ARTVISTA 横浜ビル
□JR東神奈川駅より徒歩5分、京急仲木戸駅より徒歩8分、東急東白楽駅より徒歩7分

●人工授精●体外受精●顕微授精●凍結保存●男性不妊●漢方●カウンセリング●食事指導

不妊症・産科・婦人科・小児科・内科

●神奈川県・横浜市

菊名西口医院

●TEL.045-401-6444　URL. http://www.kikuna-nishiguchi-iin.jp

約6割の方が自然妊娠！プラス思考で妊娠に向けてがんばってみませんか？

できる限り、自然に近い妊娠につながる不妊治療を心がけ、妊娠後のアフターフォローまで責任を持って診ることが、私たち菊名西口医院のモットーです。

そのため、外来の妊婦さんも約半数は不妊治療を経た妊娠成功者ですし、小児科の約3割はそのご夫婦のお子さんです。

「妊婦がいる外来は通院したくない」、「子どもがいる外来は通院したくない」というお気持ちは十分に受け止めています。だからこそ、そのご夫婦のように「妊娠できるんだ！」と、プラス思考で妊娠に向けてがんばってみませんか。

無理のない範囲で、根気強く。基礎体温をつける気持ちになれないほど落ち込んだら、何カ月でも待ちます。通院をしばらく休んでも良いのですよ。

…『待つことも治療』ですから。

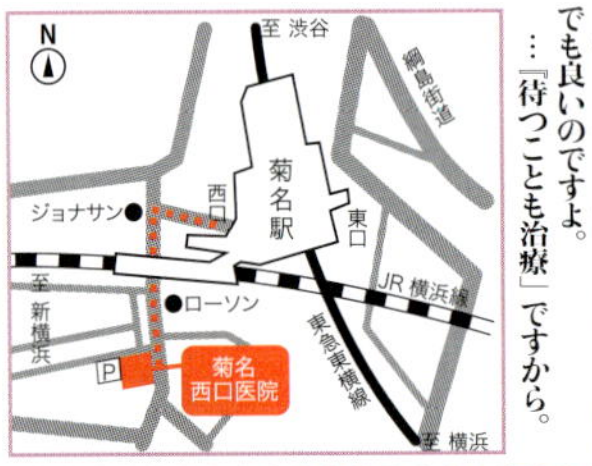

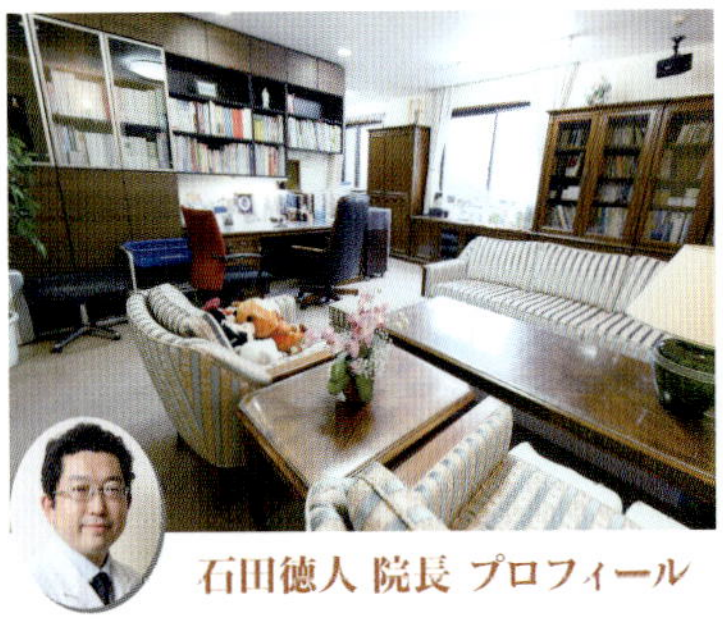

funin.info MEMBER

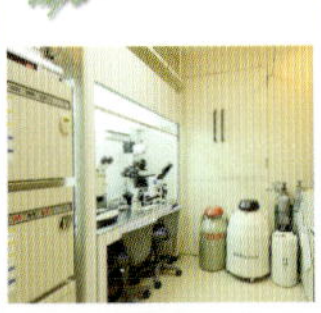

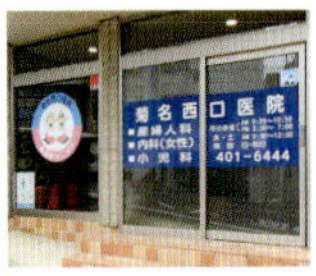

石田徳人 院長 プロフィール

平成2年金沢医科大学卒業。同年聖マリアンナ医科大学産婦人科入局。平成8年聖マリアンナ医科大学大学院修了。平成8年カナダMcGill大学生殖医学研究室客員講師。平成9年聖マリアンナ医科大学産婦人科医長。平成13年菊名西口医院開設。
日本産科婦人科学会専門医。日本生殖医学会会員。日本受精着床学会会員、高度生殖技術研究所会員。男女生み分け研究会会員。母体保護法指定医。医学博士。

診療時間

	月	火	水	木	金	土	日
午前 9:30～12:30	♥	♥	♥	♥	♥	♥	休
午後 3:30～ 7:00	♥	♥	♥	休	♥	休	休

※木・土曜午後、日曜・祝日は休診。
※土曜午後、日曜・祝日は体外受精や顕微授精などの特殊治療を行う患者さんのみを完全予約制にて行っています。
※乳房外来、小児予防接種は予約制。

□神奈川県横浜市港北区篠原北1-3-33
□JR横浜線・東急東横線 菊名駅西口より徒歩1分
医院下に駐車場4台有り。（車でお越しの方は、その旨お伝え下さい。）

●人工授精●体外受精●顕微授精●凍結保存●男性不妊
●漢方●カウンセリング●食事指導●運動指導

不妊症・婦人科一般・産科・更年期障害・その他

●東京都・豊島区

小川クリニック

●TEL.03-3951-0356　URL. https://www.ogawaclinic.or.jp

希望に沿った治療の提案で、無理のない妊娠計画が実現

不妊治療の基本は、なるべく自然状態に近い形で妊娠を計ることです。やみくもに最新治療の力を借りることは、避けなければなりません。

まず、タイミング法より始め、漢方療法、排卵誘発剤、人工授精などその人の状態により徐々にステップアップしていきます。

当院では開院以来、高度生殖医療（体外受精、顕微授精など）の治療に到達する前に多くの方々が妊娠されています。

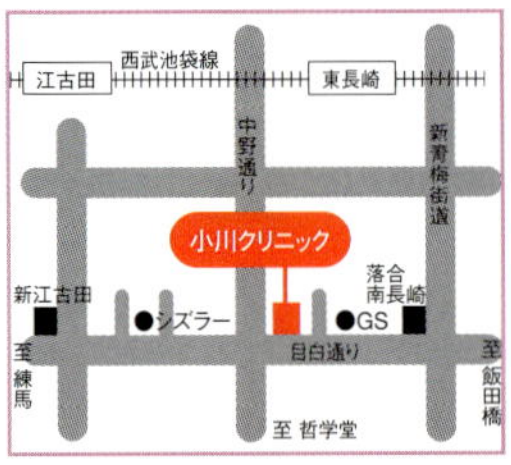

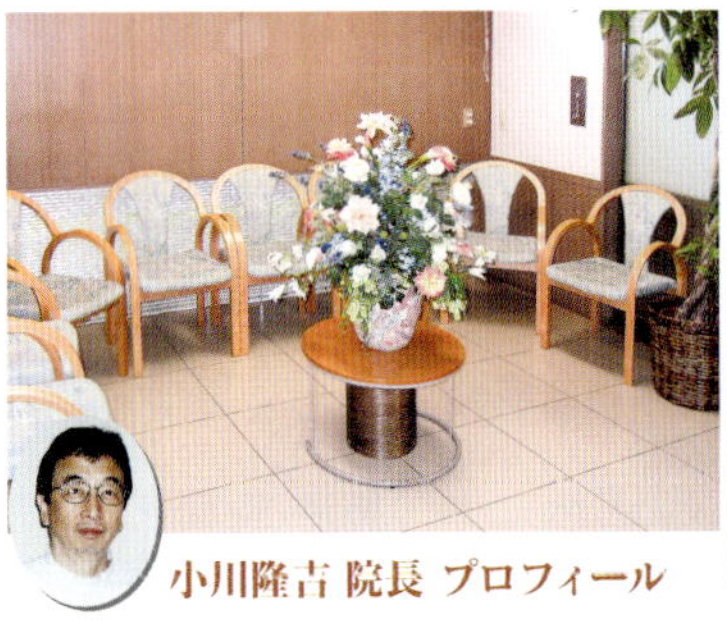

funin.info MEMBER

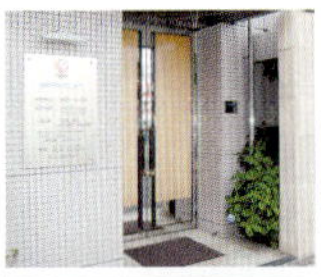

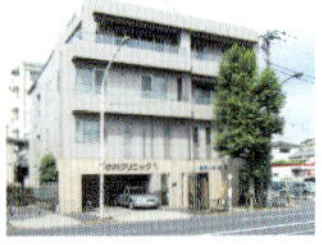

小川隆吉 院長 プロフィール

1949年生まれ。医学博士。元日本医科大学産婦人科講師。1975年日本医科大学卒業後、医局を経て1995年4月まで都立築地産院産婦人科医長として勤務。セックスカウンセラー・セラピスト協会員。日本生殖医学会会員。1995年6月不妊症を中心とした女性のための総合クリニック、小川クリニックを開院。著書に「不妊の最新治療」「ここが知りたい不妊治療」「更年期を上手に乗り切る本」「30才からの安産」などがある。

診療時間

	月	火	水	木	金	土	日
午前 9:00～12:00	♥	♥	♥	♥	♥	♥	休
午後 3:00～ 6:00	♥	♥	休	♥	♥	休	休

※水・土曜の午後、日・祝日は休診。緊急の際は、上記に限らず電話連絡の上対応いたします。

□東京都豊島区南長崎6-7-11
□西武池袋線東長崎駅、地下鉄大江戸線落合南長崎駅より徒歩8分

●人工授精●男性不妊●漢方●カウンセリング

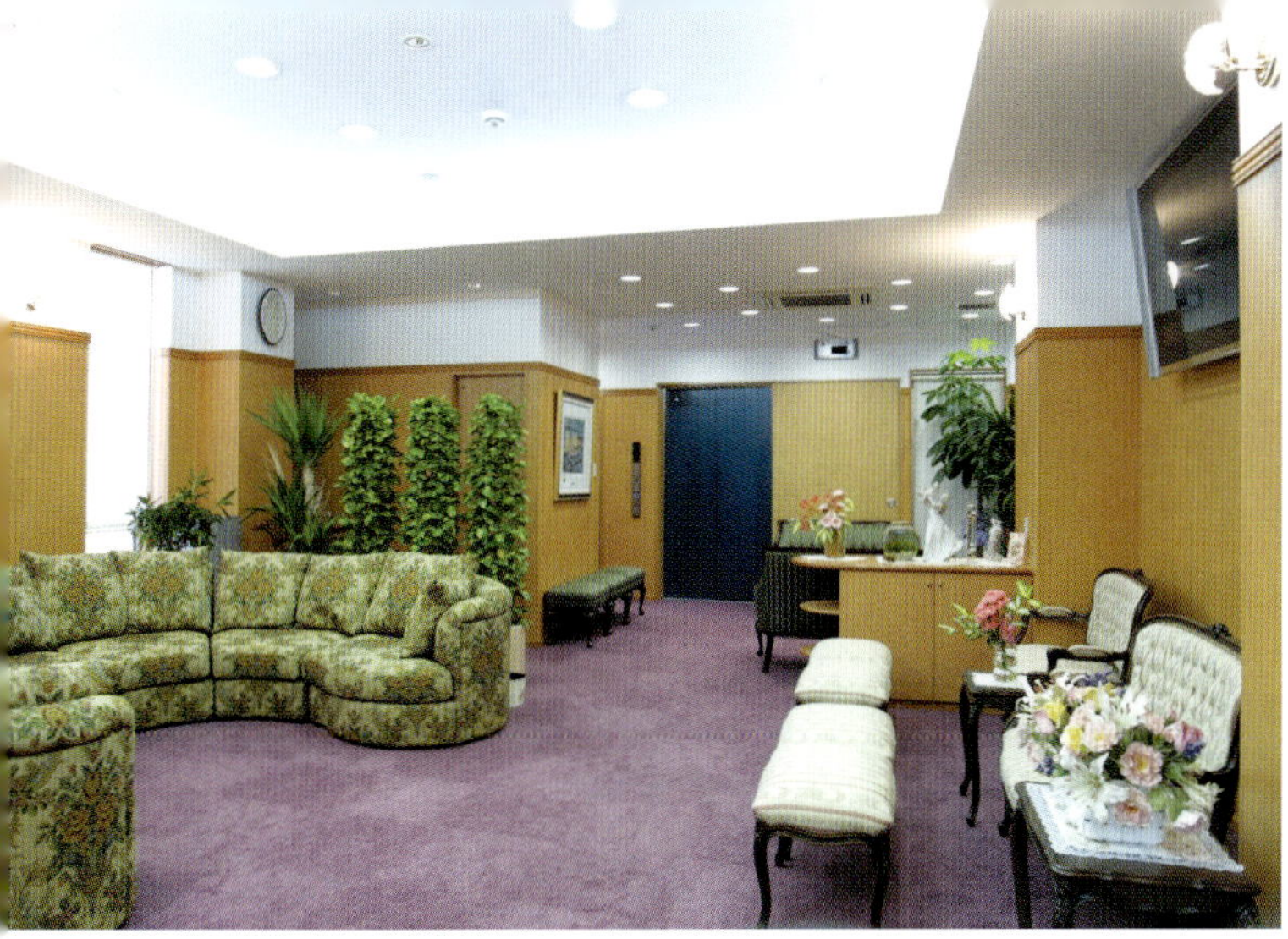

不妊症専門

●京都府・京都市

田村秀子婦人科医院

●TEL. 075-213-0523　URL. https://www.tamura-hideko.com/

心の持ち方や考え方、生活習慣などを聞き、その人だけのオーダーメイドな治療の提案

『これから病院に行くんだ』という気持ちでなく、もっとリラックスした気持ちで、たとえばレストランに食事に行く時やウィンドウショッピングの楽しさ、ホテルでお茶をする時の心地良さで来ていただけるような病院を目指しています。

また、不妊症は子どもが欲しくても自分ではどうしようもなく、かつ未体験のストレスとの戦いでもありますから、できればここに来たら、お姫さまのように自分主体でゆとりや自信を持てる雰囲気を作るよう心がけています。

我々は皆様が肩の力を抜いて通院して下さってこそ、治療の最大の効果を発揮できるものと思っております。ですから、そんな雰囲気作りに、これからも力を注いでいきたいと思っています。

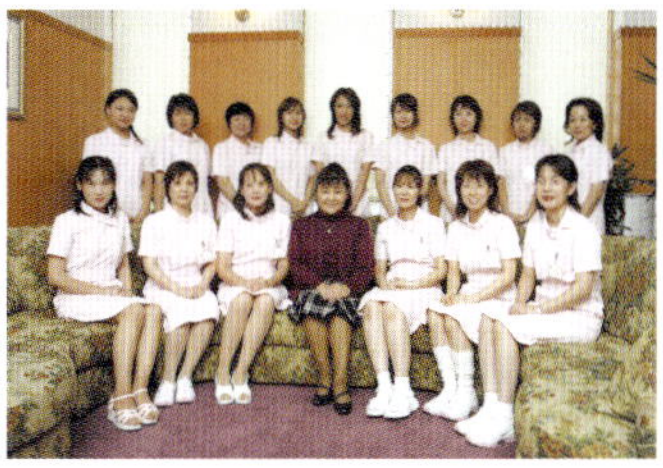

やわらかくあたたかいカラーリング。アロマテラピーによる心地よい匂い。さらに、冷たさを感じないようにと医療機器に覆いかけられたクロスなど、院内には細かな配慮がなされている。体外受精のあとに安静室（個室）でもてなされる軽食も好評。

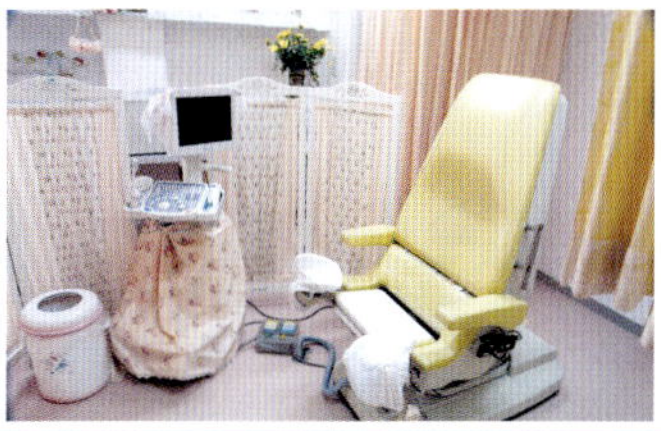

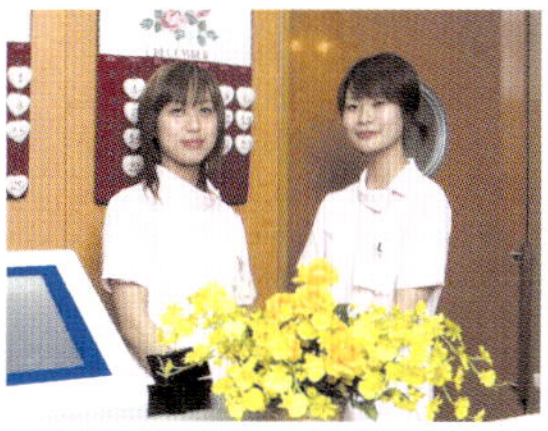

funin.info MEMBER

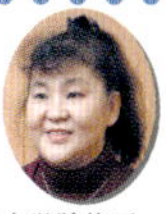

田村秀子 院長 プロフィール

昭和58年、京都府立医科大学卒業。平成元年同大学院修了。同年京都第一赤十字病院勤務。
平成3年、自ら治療し、妊娠13週での破水を乗り越えてできた双子の出産を機に義父の経営する田村産婦人科医院に勤務して不妊部門を開設。
平成7年より京都分院として田村秀子婦人科医院を開設。平成15年8月、現地に発展移転。
現在、自院、田村産婦人科医院、京都第二赤十字病院の3施設で不妊外来を担当。
専門は生殖内分泌学。医学博士。

診療時間

	月	火	水	木	金	土	日
午前 9:30～12:00	♥	♥	♥	♥	♥	♥	休
午後 1:00～ 3:00	♥	♥	♥	♥	♥	休	休
夕方 5:00～ 7:00	♥	♥	♥	♥	♥	休	休

※日・祝祭日

□京都府京都市中京区御池高倉東入ル御所八幡町229
□市営地下鉄烏丸線 御池駅1番出口 徒歩3分

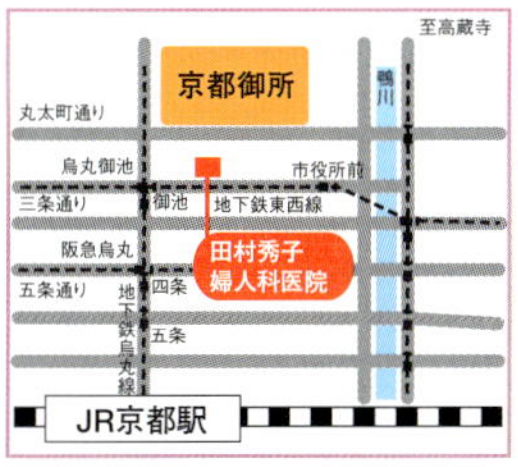

●人工授精●体外受精●顕微授精●凍結保存●男性不妊●漢方●カウンセリング●女医

不妊症・婦人科一般・ダイエット外来

●大阪府・大阪市

オークなんばレディースクリニック

●TEL. 06-4396-7520　URL. https://www.oakclinic-group.com/

なんばパークスタワー内にある最先端の高度な医療を提供する不妊治療・婦人科専門クリニック

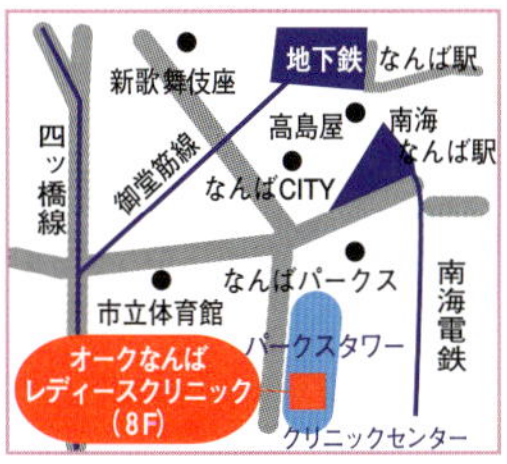

女性の医学を専門とするクリニックグループ、医療法人オーク会の一つで、なんばパークス・パークスタワー8階のクリニックフロアにあります。自家発電装置や医療ガス配管など、目に見えないところでも安全のための配慮がなされています。

体外受精では、何度も通院が必要な卵胞チェックや注射をなんばで行い、採卵や移植などは本院のオーク住吉産婦人科で行うといった、連携した診療が可能です。

排卵障害に効果のある、独自の短期集中ダイエット外来も設置しています。

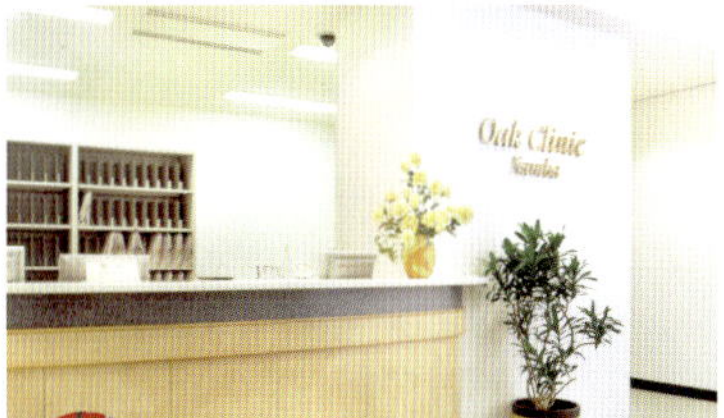

funin.info MEMBER

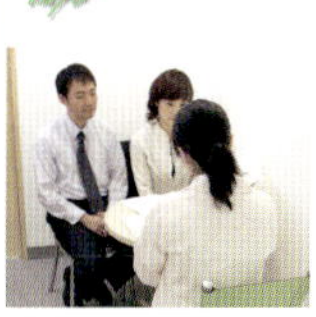

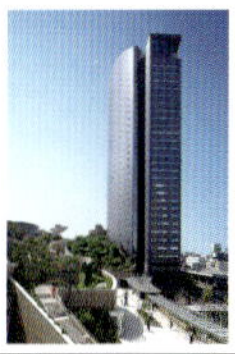

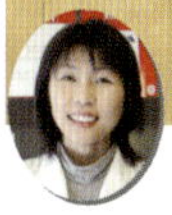

田口早桐 院長 プロフィール

川崎医科大学卒業。兵庫医科大学大学院にて抗精子抗体による不妊症について研究。兵庫医科大学病院、府中病院、オーク住吉産婦人科を経て当院で活躍。医学博士、産婦人科専門医、生殖医療専門医。

診療時間

	月	火	水	木	金	土	日
午前 10:00～13:00	♥	♥	♥	♥	♥	♥	休
午後 14:30～16:30	休	休	休	休	♥	休	休
夕方 17:00～19:00	休	♥	♥	♥	♥	休	休

□大阪府大阪市浪速区難波中2-10-70 パークスタワー8F
□南海なんば駅徒歩3分　御堂筋線なんば駅徒歩5分

●人工授精●体外受精●顕微授精●凍結保存●男性不妊●漢方●カウンセリング●女医

不妊症・婦人科一般・ダイエット外来

●大阪府・大阪市

オーク梅田レディースクリニック

●TEL. 06-6348-1511　URL. https://www.oakclinic-group.com/

本院のオーク住吉産婦人科と連携している最先端の不妊治療・婦人科専門クリニック

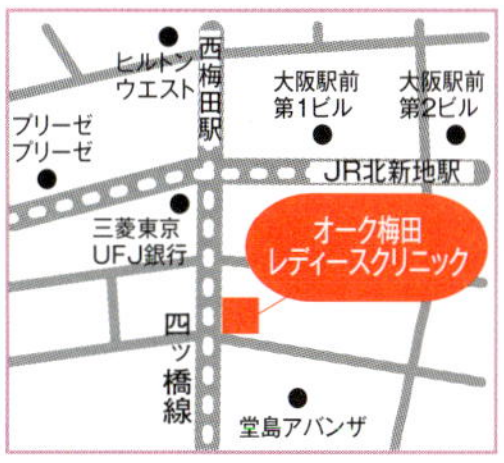

女性の医学を専門とするクリニックグループ、医療法人オーク会の一つで西梅田の堂島アバンザ横という、アクセスに便利な立地です。

医療ガス配管など、目に見えないところでも安全のための配慮がなされております。

体外受精では、何度も通院が必要な卵胞チェックや注射などは梅田で行い、採卵や移植などは本院で行うといった、連携した診療が可能です。また、「オーク式ダイエット」という独自の短期集中ダイエット・プログラムを開発し、排卵障害の改善にも効果を上げております。

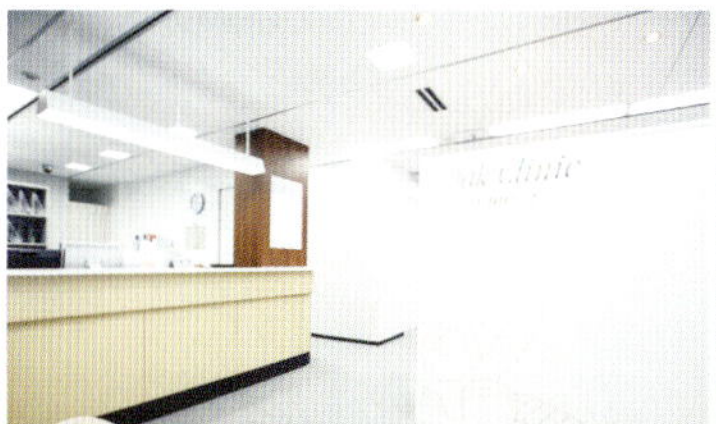

funin.info MEMBER

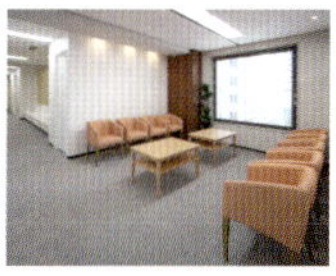

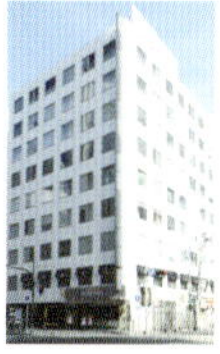

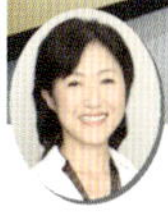

船曳美也子 医師 プロフィール

神戸大学文学部心理学科、兵庫医科大学卒業
兵庫医科大学、西宮中央市民病院、パルモア病院を経て当院へ。
エジンバラ大学で未熟卵の培養法などを学んだ技術と自らの不妊体験を生かし、当院・オーク住吉産婦人科で活躍する医師。産婦人科専門医、生殖医療専門医。

診療時間

	月	火	水	木	金	土	日
午前 10:00～13:00	♥	♥	♥	♥	♥	♥	休
午後 14:30～16:30	休	♥	休	休	休	休	休
夕方 17:00～19:00	♥	♥	♥	♥	♥	休	休

□大阪府大阪市北区曽根崎新地1-3-16　京富ビル9F
□地下鉄四つ橋線西梅田駅、JR東西線
北新地駅C60出口すぐ。JR大阪駅より徒歩7分

●人工授精●体外受精●顕微授精●凍結保存●男性不妊●漢方●カウンセリング●女医

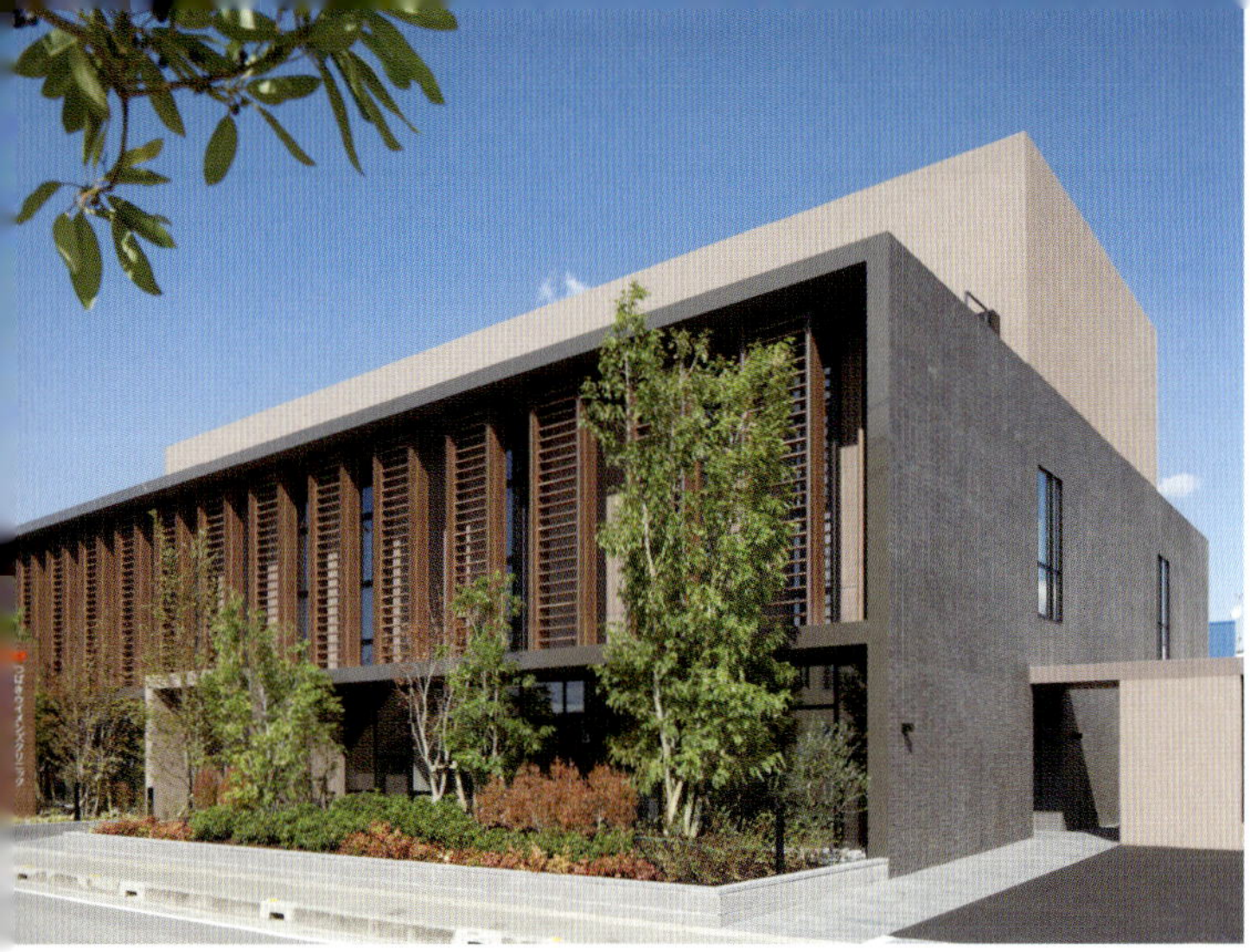

不妊症・産婦人科・新生児内科・麻酔科

●愛媛県・松山市

つばきウイメンズクリニック

●TEL.089-905-1122　URL. http://www.tsubaki-wc.com/

生殖医療、無痛分娩、ヘルスケアを中心に地域に根差した「かかりつけ産婦人科」

不妊症の原因を十分に調べたうえで、効果的な治療を積極的に行う「テーラーメイドな生殖医療」を信念としています。産婦人科医による女性不妊だけでなく、男性不妊を専門とする泌尿器科医による診療も重要です。当院は男性不妊に特化した専門外来を開設し、男女双方からのアプローチも可能にしています。男性不妊の分野で先駆的な治療や研究を実践し、国内外でも著名な獨協医科大学埼玉医療センターの岡田弘主任教授が診療・手術を担当しています。高度生殖医療の核とも言える培養部門は、高水準の培養技術を日夜追求しています。

妊娠後も当院での管理が可能で、無痛分娩も提供し、感動的な理想分娩を追求しています。また女性医学の見地から、女性の生涯にわたるヘルスケアをサポートしています。

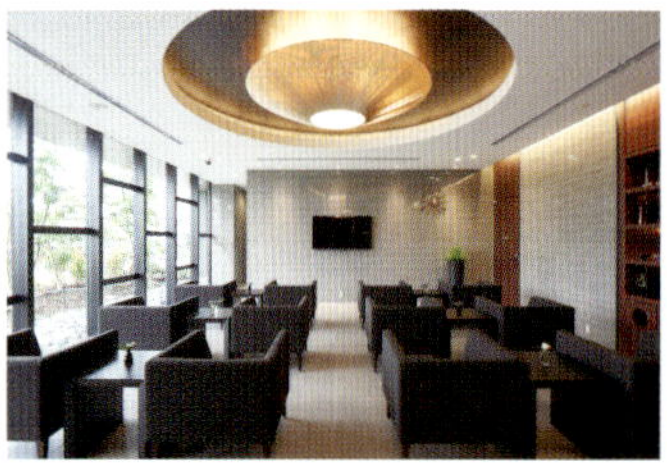

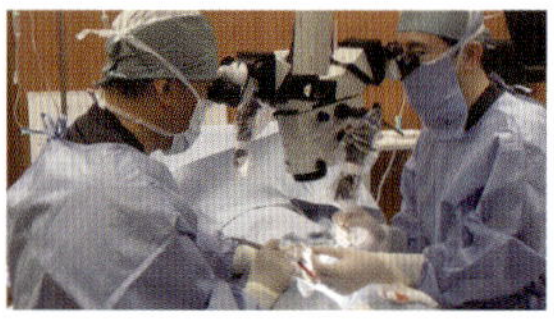

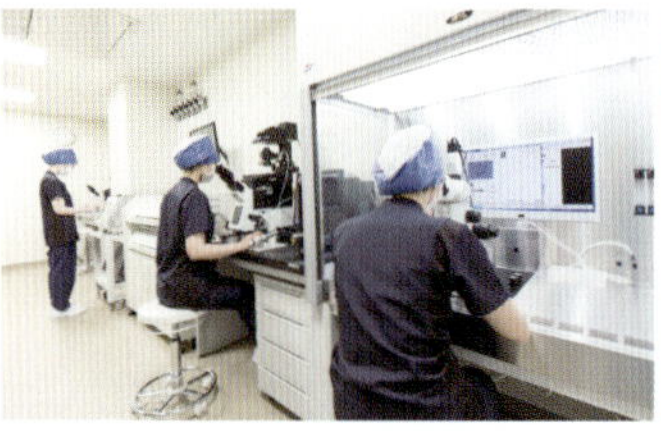

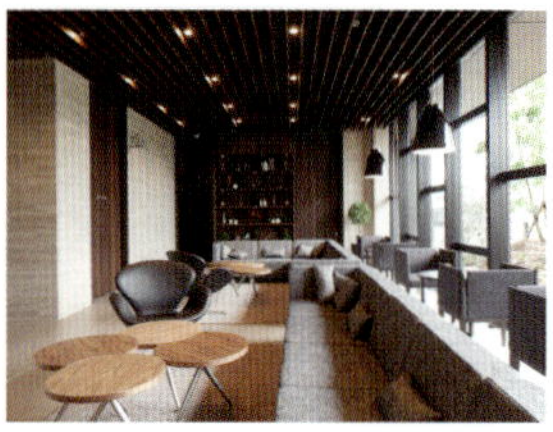

funin.info MEMBER

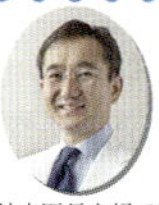

鍋田基生 院長 プロフィール

久留米大学医学部卒業。愛媛大学医学部附属病院講師、外来医長を経て現職。大学病院での診療、研究により生殖医療の発展、向上に寄与する。理論的かつ迅速、適切な治療により速やかな妊娠を目指す。
医学博士。愛媛大学非常勤講師。産婦人科専門医・指導医。生殖医療専門医。管理胚培養士。女性ヘルスケア専門医・指導医。漢方専門医。日本卵子学会代議員。日本レーザーリプロダクション学会評議員。生殖バイオロジー東京シンポジウム世話人。平成22年度日本生殖医学会学術奨励賞受賞。平成24年度中四国産科婦人科学会学術奨励賞受賞。第19回愛媛医学会賞受賞。

診療時間

	月	火	水	木	金	土	日
午前 9:00～12:00	♥	♥	♥	♥	♥	♥	休
午後 3:00～ 6:00	♥	♥	休	♥	♥	▲	休

※水曜の午後、日・祝日は休診。▲土曜午後は3:00～5:00
男性不妊外来／月1回完全予約制　土曜 15:00～17:00
日曜　9:00～11:00

□愛媛県松山市北土居5-11-7
□伊予鉄道バス「椿前」バス停より徒歩約4分／「椿神社前」バス停より徒歩約9分

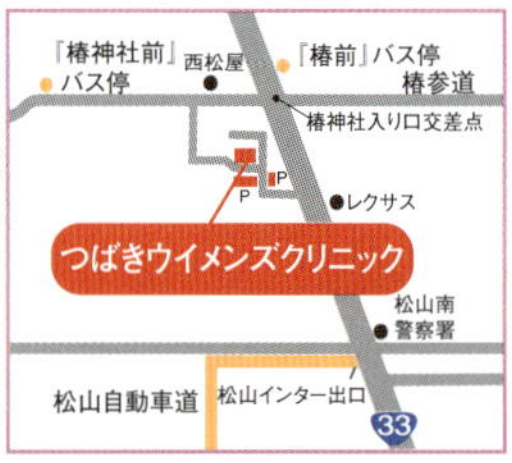

●人工授精●体外受精●顕微授精●凍結保存●漢方●男性不妊●カウンセリング

不妊症・産婦人科

●長野県・佐久市

佐久平エンゼルクリニック

●TEL.0267-67-5816　URL. https://www.sakudaira-angel-clinic.jp/

元気な赤ちゃんを産み育てていくためのベースとなる体作りを重視した不妊治療を行っています

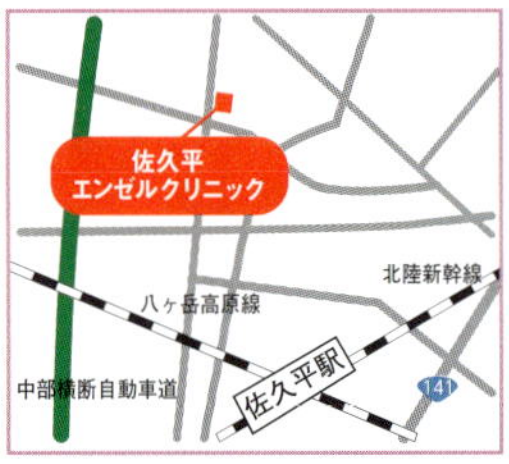

元気な赤ちゃんを産むためには母体が健康でなくてはなりません。一般に健康とは〝病気でない状態〟を指しますが、不妊治療を進める上での健康とは、〝母体に胎児を育てるために十分な栄養が満たされている状態〟と、考えています。胎児の発育には、母体から十分な栄養供給が必要です。

不妊治療を、これから赤ちゃんを産み育てるための準備期間と考え、妊娠しやすい体作りや不足する栄養素の補充を行い、単に妊娠するだけでなく、元気な赤ちゃんを産むことを最大の目標としています。

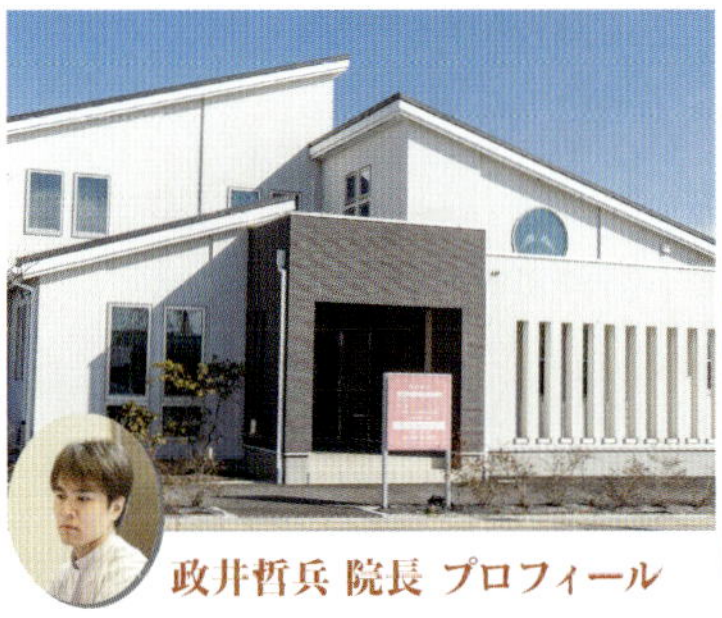

funin.info MEMBER

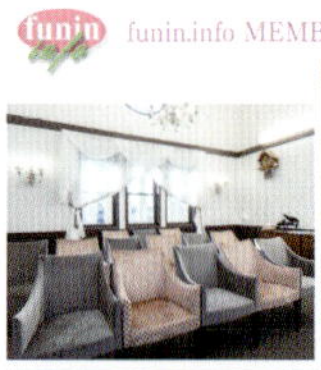

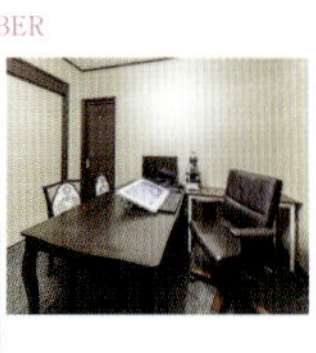

政井哲兵 院長 プロフィール

鹿児島大学医学部卒業、東京都立府中病院(現東京都立多摩医療センター)研修医。2005年 東京都立府中病院産婦人科、2007年 日本赤十字社医療センター産婦人科、2012年 高崎ARTクリニック、2014年 佐久平エンゼルクリニック開設。
産婦人科専門医、生殖医療専門医

診療時間

	月	火	水	木	金	土	日
午前 8:30～12:00	♥	♥	♥	♥	♥	♥	休
午後 2:00～ 5:00	♥	♥	♥	休	♥	休	休

※木曜、土曜の午後、日・祝日は休診。

□長野県佐久市長土呂1210-1
□佐久北IC・佐久ICより車で約5分
JR佐久平駅より徒歩約10分

●人工授精●体外受精●顕微授精●凍結保存
●男性不妊●漢方●カウンセリング

不妊症・リプロダクションセンター・体外受精ラボラトリー・サージセンター

●大阪府・大阪市

オーク住吉産婦人科

●TEL. 06-4398-1000　URL. https://www.oakclinic-group.com/

体外受精や内視鏡手術など、高度先端医療を行う年中無休の不妊治療専門センター

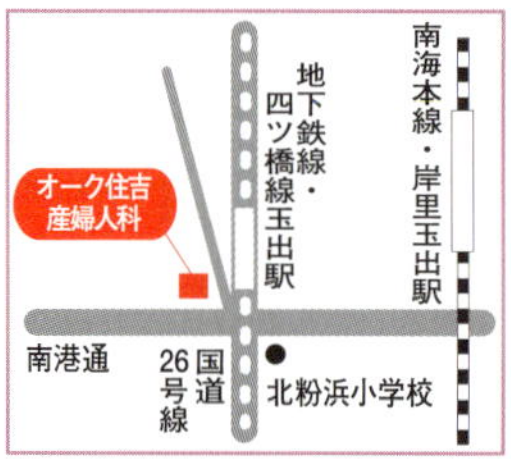

24時間365日体制の高度不妊治療施設です。

国際水準の培養ラボラトリーがきめ細かくサポートし、顕微授精やAHA、TESEなどに対応。体外受精には積極的なコースと、税別18万5千円を切る体に優しい自然なコースをご用意。

不育外来や男性不妊外来も設けています。

毎月第2土曜日の15時からは無料の体外受精セミナーを実施。動画を使っての最新治療法の解説や体外受精の体験談などを聞いていただき、患者様同士の交流の場も設けています。

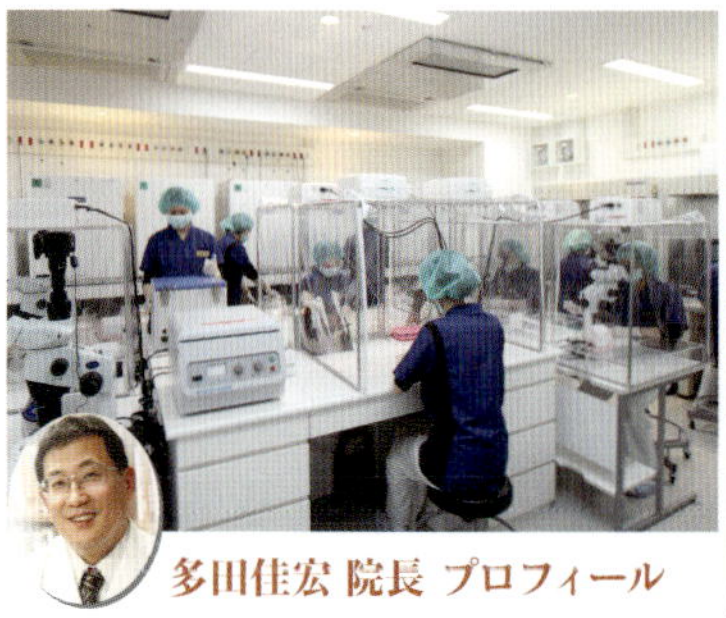

funin.info MEMBER

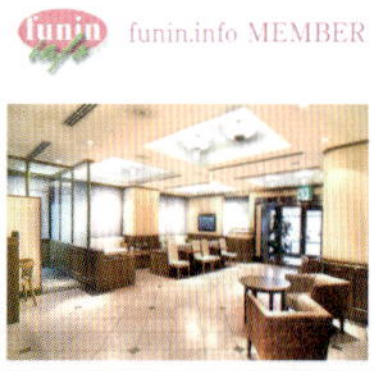

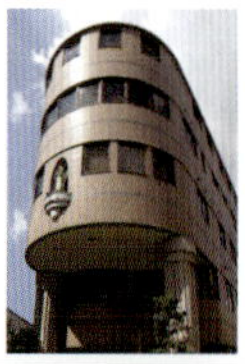

多田佳宏 院長 プロフィール

京都府立医科大学卒業。同大学産婦人科研修医、国立舞鶴病院、京都府立医科大学産婦人科修練医、京都市立病院、松下記念病院などを経て当院へ。女性の不妊治療の診察とともに、男性不妊も担当。医学博士。産婦人科専門医、生殖医療専門医。

診療時間

	月	火	水	木	金	土	日
午前 9:00～13:00	♥	♥	♥	♥	♥	♥	●
午後 14:00～16:00	♥	♥	♥	♥	♥	♥	休
夕方 17:00～19:00	♥	♥	♥	♥	♥	休	休

※土曜夜・日・祝日の昼・夜は休診。●日・祝日は10:00～12:00
卵巣刺激のための注射、採卵、胚移植は日・祝日も行います。

□大阪府大阪市西成区玉出西2-7-9
□地下鉄四ッ橋線玉出駅5番出口徒歩0分
南海本線岸里玉出駅徒歩10分

●人工授精●体外受精●顕微授精●凍結保存●男性不妊
●漢方●カウンセリング●女医

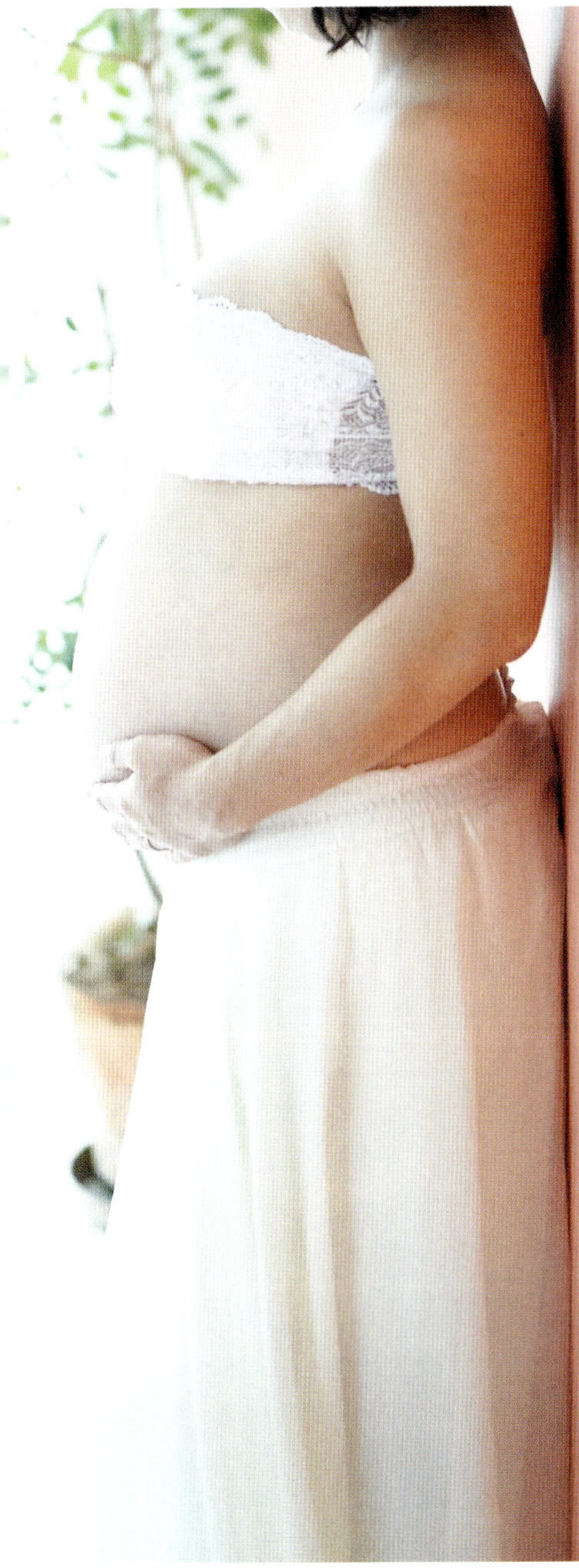

Anela

ビタミン
ミネラルを
豊富に配合

「妊活を応援するサプリメント」
ママになるための　パパになるための
からだづくりをしよう！

葉酸　マカ　ビタミンB群

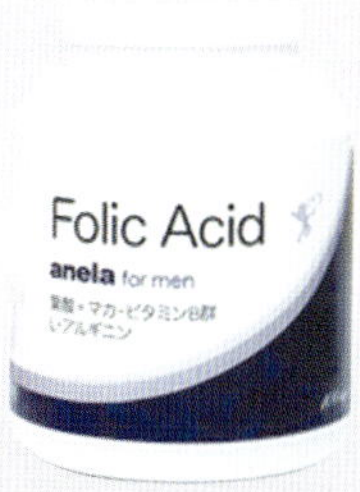

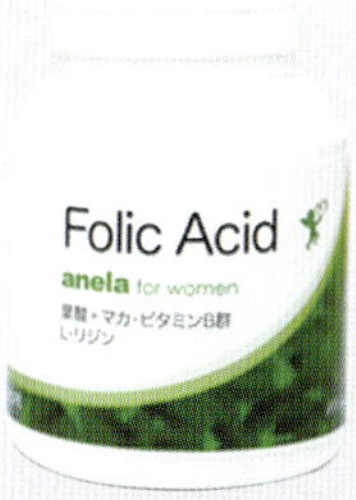

葉酸 Folic Acid
for women

葉酸 Folic Acid
for men

葉酸　マカ　アルギニン

ママが葉酸を必要とするのは、生まれてくる赤ちゃんが二分脊椎などの障害にならないようにするため。そして、パパとママが細胞から元気になるようにと葉酸、ビタミンB群など大切な栄養素とともに、必須栄養素を豊富に含み、天然のマルチビタミンとも呼ばれるマカを配合したサプリメントができました。

多くのラインナップから気になる症状に合わせて選べるサプリメントです。

葉酸　マカ
Folic Acid（女性用）
葉酸+マカ
ビタミンB群
L-リジンなど

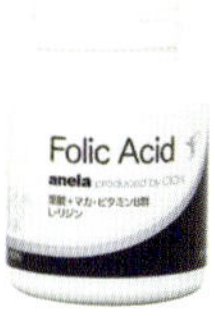

葉酸　マカ
Folic Acid（男性用）
葉酸+マカ
ビタミンB群
L-アルギニンなど

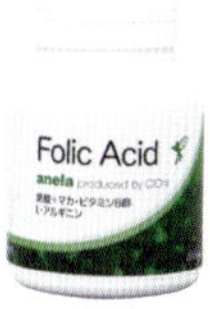

葉酸　酵素
Folic Acid
葉酸+ビタミンB群
ビタミンC
酵素など

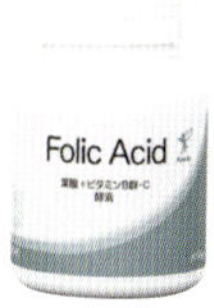

カルシウム　酵素
Ca
カルシウム+ビタミンB群
ビタミンC
酵素など

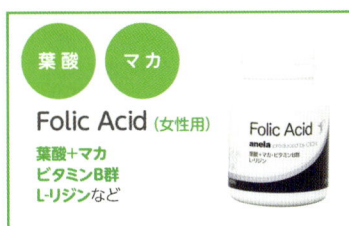

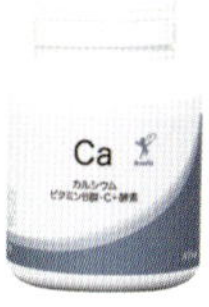

鉄　酵素
Fe
鉄+ビタミンB群
ビタミンC
酵素など

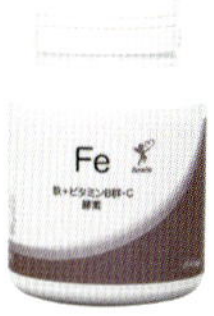

コエンザイム　酵素
Q10
コエンザイムQ10
ビタミンB群
ビタミンC
酵素など

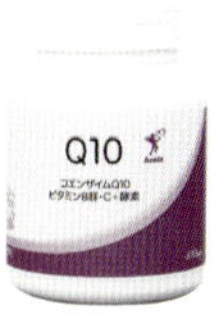

コラーゲン　リジンプロリン
Collagen
コラーゲン
ビタミンB群
ビタミンC
L-リジン+L-プロリンなど

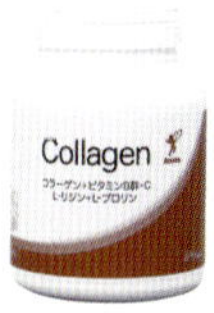

カルニチン
L-カルニチン
L-カルニチン
ビタミンB群
ビタミンCなど

安心・安全、こだわりの品質

GMP準拠国内工場で製造し、余分な添加物は使用しない方針で、内容物には徹底的なこだわりでお届けします。またDr.の要望に合わせ、オリジナルの病院専用サプリメントも企画・ご提供しております。

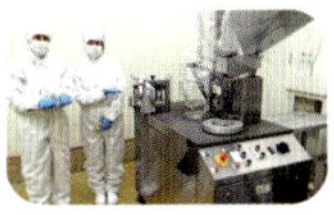

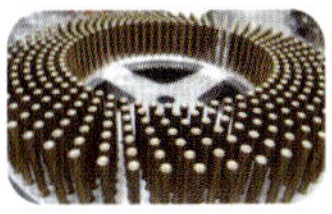

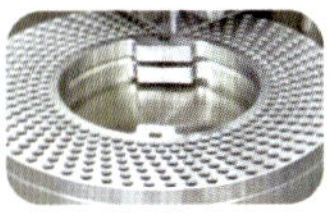

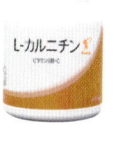

http://anela.life

Anelaとは？
アネラは、ハワイ語で天使。
赤ちゃんを望むご夫婦の健康と
幸せを考えたサプリメントを企画する会社です。

子宮内の検査は新時代へ！3種類の検査を同時解析
次世代検査エラにエマ＆アリスが加わりました

ヨーロッパの最先端不妊技術が日本に上陸！

アイジェノミクスは、スペインのバレンシアに本社のある遺伝子検査会社で、アメリカやイギリスなど世界14ヶ所（2018年9月現在）に自社検査施設を持つ企業です。

2017年3月に、アジア・オセアニア地域を統括する機関として、東京都中央区に株式会社アイジェノミクス・ジャパンを設立しました。この目的は、日本を中心にアジア諸国へ検査を提供し、不妊治療の役に立とうとするものです。

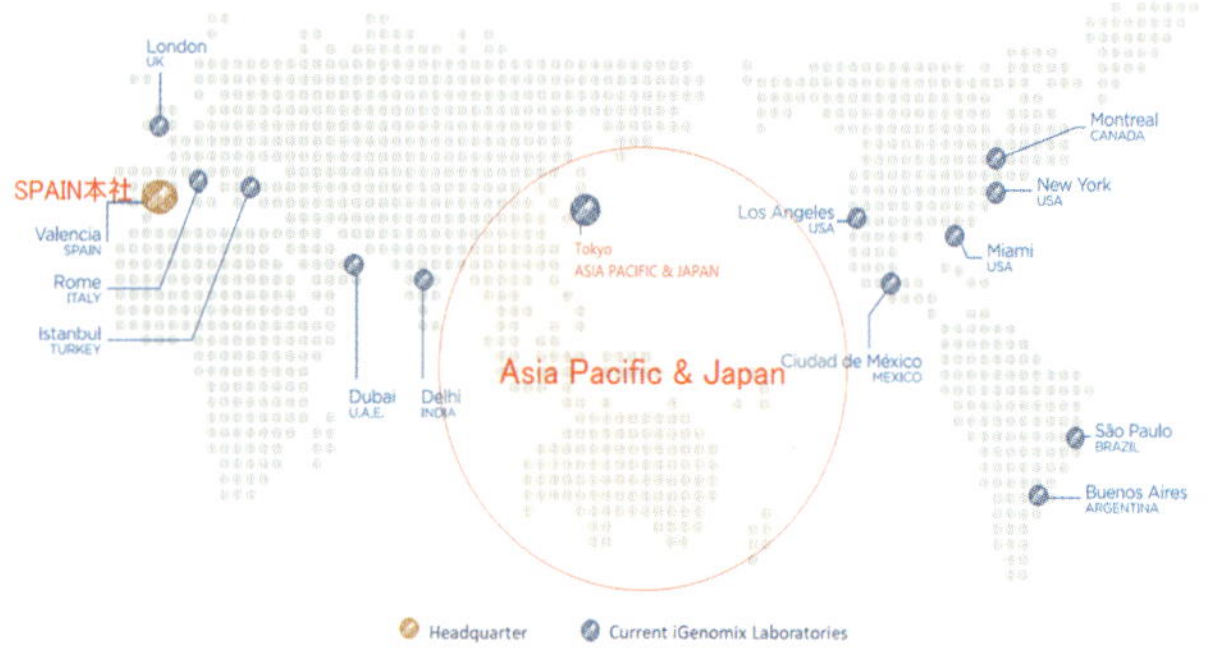

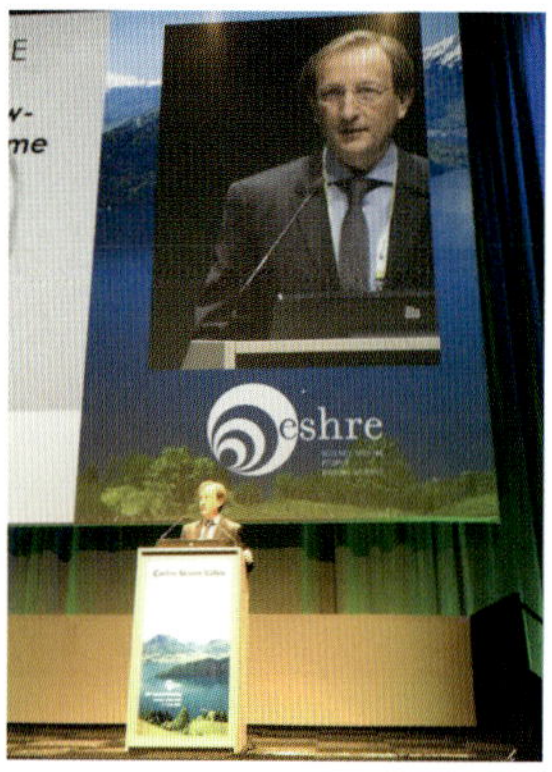

アイジェノミクスという企業は、世界的に注目されている研究者や大学、企業との共同研究によって得られたデータを元に、独自の技術で医療現場に「適正な着床時期」を検査するシステムを提供するとともに「子宮内膜着床能」の研究を進めています。それが分かれば、体外受精で着床にいたらない夫婦に良い結果をもたらすからです。

これら開発功績は高く評価され、最高技術責任者のカルロス・シモン教授は2016年にアメリカの生殖医学会（ASRM）でDistinguished Research Awardを受賞し、2017年の欧州生殖医学会（E SHRE）の開会式基調講演者として招待されました。同年11月、日本の生殖医学会においても特別講習者として招待され、高い評価を得ました。

1回の生検で3検査同時解析！

2018年6月、アイジェノミクスは最新の検査技術により、ERA（子宮内膜着床能検査）、EMMA（子宮内マイクロバイオーム検査）、ALICE（感染性慢性子宮内膜炎検査）の3検査を同時に解析することが可能となりました。

<子宮が秘める謎を解き明かす>

1 ERA検査（エラ）

着床の窓が開くときには個人差があるのをご存じですか？

ERA（エラ）検査では、最適な着床時期である「着床の窓」を特定し、大切な胚を子宮に戻す時期を定めることができます。（図1）

（図1）

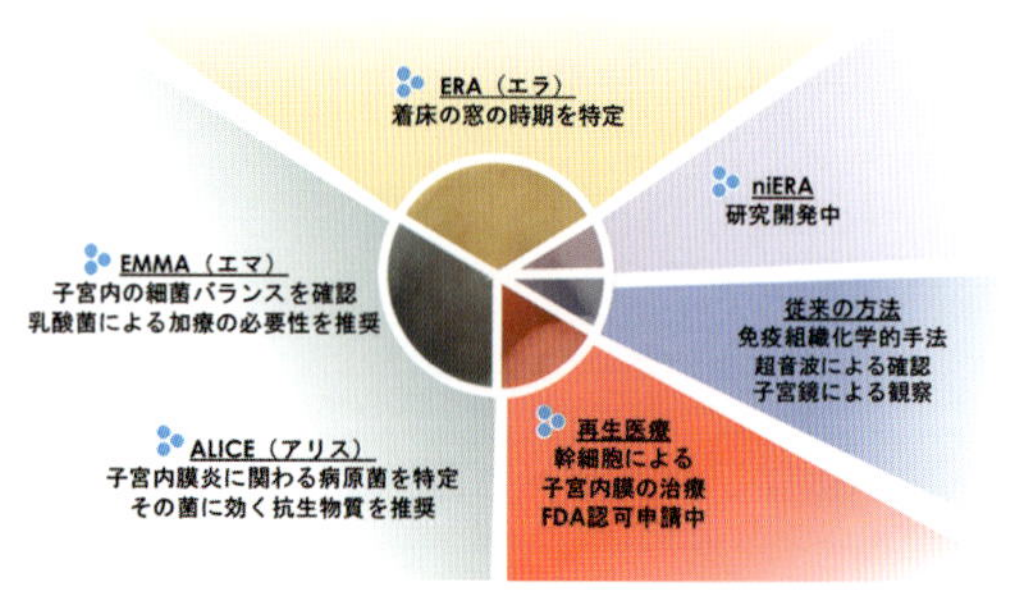

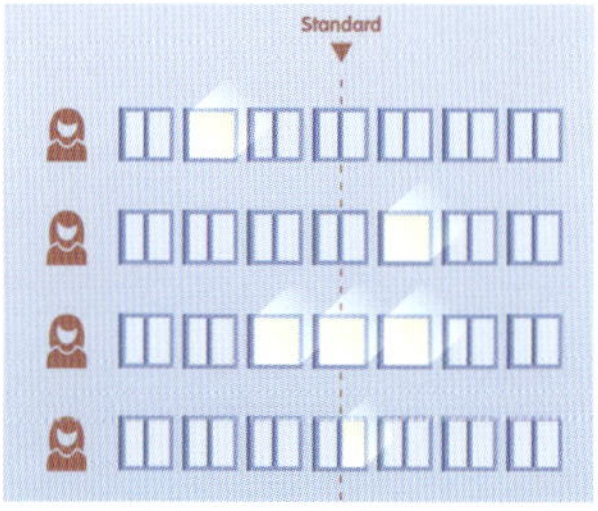

各女性によって「着床の窓」が開く時期とその長さは異なっています。
ーERA検査説明アニメより

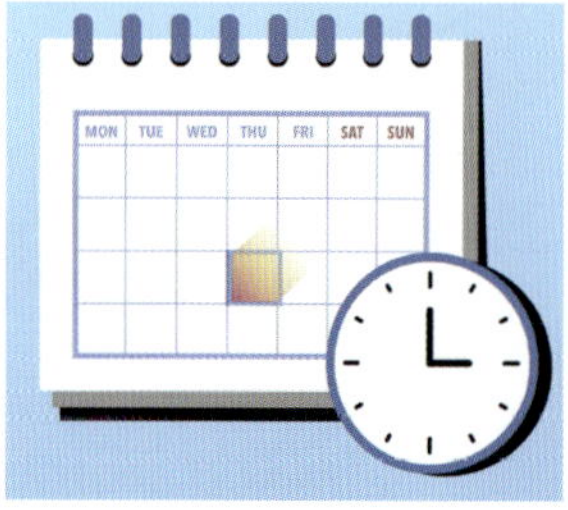

胚を子宮に戻すのに最も最適な日と時間帯を知ることができます。
ーERA検査説明アニメより

ERA（エラ）検査の説明をアニメでご覧いただけます。

イオーム検査)とALICE(感染性慢性子宮内膜炎検査)の3検査を同一検体から同時解析する検査サービス（エンドメトリオ検査）の提供をスタートさせました。

EMMA(エマ)検査では、子宮内に常在している菌を調べることで細菌バランスを確認します。さらに着床の手助けをする乳酸菌の割合が9割以上あるかを調べます。アイジェノミクス社のモレノ氏が2016年に、子宮内の乳酸菌が占める割合が9割以上存在することで妊娠率・継続妊娠率・生児出産率が向上する可能性があることを、国際誌に発表しました(図2参照)。

ALICE(アリス)検査では、慢性子宮内膜炎に関与する菌を調べ、もし病原菌が存在した場合はその菌の組み合わせと占める割合によって、最も適した抗生物質についても情報が提供されます。

世界的に権威があるGenomeWebにて2018年9月21日、世界で認められた初の子宮内膜炎検査として紹介されました。

3検査同時解析により妊娠率をさらに向上！

ERA検査によって着床の窓の時期を特定し、EMMA&ALICE検査によって子宮内における細菌バランスを確認します。これら3検査によって妊娠効率のさらなる向上が期待されます。

2 EMMA《エマ》検査

（図2）

EMMA検査登場の原点となったデータ

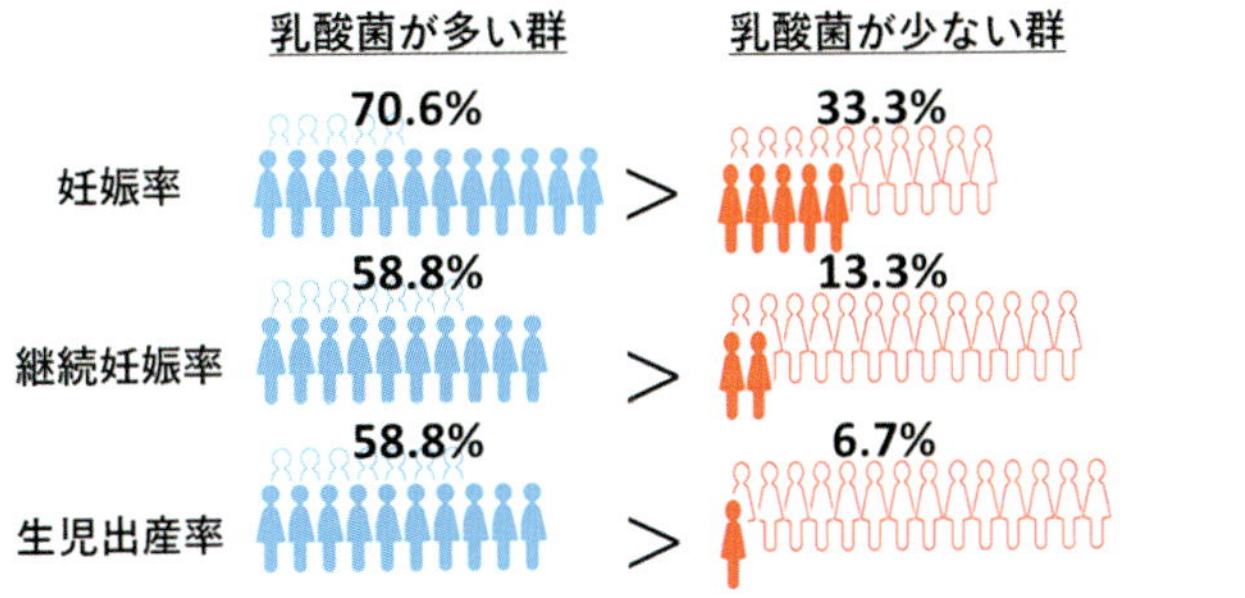

Moreno and Simon et al., 2016

3 ALICE《アリス》検査

世界で初めて認められた子宮内膜炎検査

(GenomeWebにて2018年9月21日紹介)

検出する病原菌	日本語
Enterobacteriaceae	腸内細菌科
Escherichia	エシェリヒア属
Klebsiella	クレブシエラ属
Staphylococcus	スタフィロコッカス属
Streptococcus	ストレプトコッカス属
Enterococcus	エンテロコッカス属
Neisseria	ナイセリア属
Chlamydia	クラミジア属
Ureaplasma	ウレアプラズマ属
Mycoplasma	マイコプラズマ属

患者さんを第一優先に

アイジェノミクスは、まずは不妊治療に関わる遺伝子検査を日本及びアジアで普及させ、より多くの不妊症・不育症の患者さんを助けることをミッションとしています。

ERA／EMMA／ALICEのエンドメトリオ検査を主力サービスとし、カップルに共通した遺伝子変異がないかを調べる疾患保因者検査（CGT）や残留受胎生成物検査（POC）、また単一遺伝子疾患に対する着床前診断（PGT-M)や染色体の異数性を調べる着床前検査（PGT）、さらにPGTと組み合わせたミトスコア検査などがあります。

患者さんを常に第一優先に、様々な検査を提供しています。

思いはただ1つ 赤ちゃんを授かりたいと願う患者さんのために

アイジェノミクスのスタッフは、医療分野やバイオサイエンス分野に勤めていた出身者が多く、「患者さんのために尽くす」という強い信念を社員全員が持っているようです。そのためにクリニックなど医療機関を通して、患者さんの思いに応えていく努力を続けています。

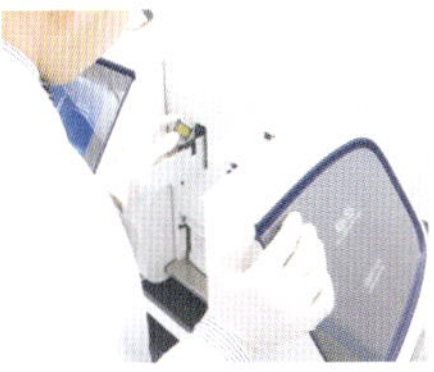

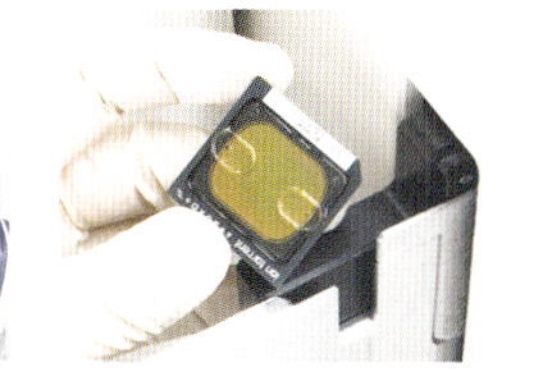

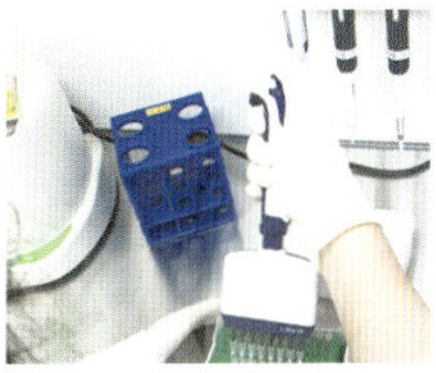

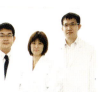

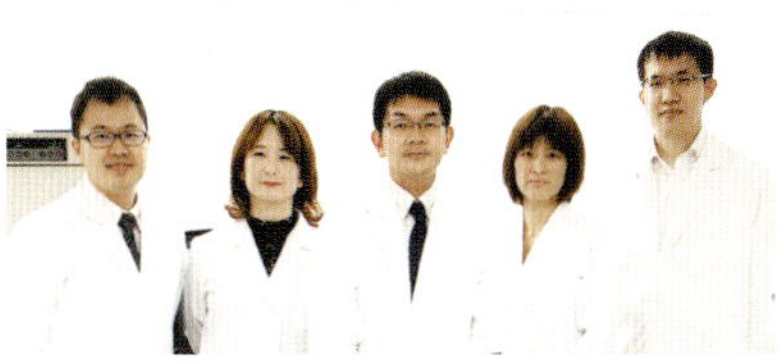

igenomix
PIONEERS IN REPRODUCTIVE GENETICS

株式会社アイジェノミクス・ジャパン

東京都中央区日本橋人形町2-7-10　エル人形町 4F
TEL：03-6667-0456
http://www.igenomix.jp
URL

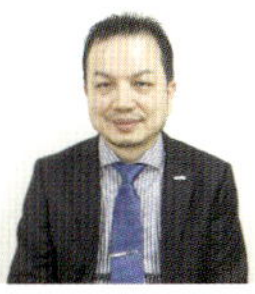

日本法人代表　張 博文(Andy Chang) プロフィール

1999年 清華大学（台湾）卒業
2005年 京都大学大学院にて博士号を取得
Maryland University(米国）Medical Schoolの研究員として従事
2011年 マイクロアレイの最大手Affymetrix Japan社にて技術部長を経て、APAC事業開発ディレクターに就任
2017年 Temple University JapanにおいてMBA取得(首席）
2017年 Igenomix Japan 日本法人代表 兼 APAC事業開発ディレクター

ベビ待ちをハッピーに過ごす！

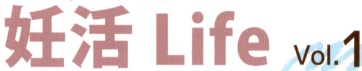

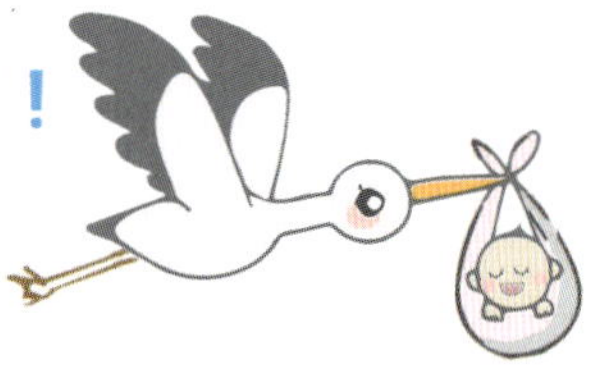

イマドキ 妊活 Life Vol.1

妊活とは、本来、妊娠したい夫婦が赤ちゃんを授かるために前向きに活動をすること。けれど実際には、妊活に疲れやストレスを感じてしまうこともあるでしょう。ここではポジティブに妊活 Life を過ごすための情報を連載にてお届けします！

スマホのヘルスケアアプリでお手軽簡単に健康管理！

　不妊治療は、自然妊娠では赤ちゃんを授かるのが難しい夫婦のためにあります。だからといって不妊治療をスタートすれば、必ずしも直ぐに妊娠が叶うわけではありません。

　不妊には様々な要因があり、妊娠するためには、妊娠しやすい体づくりを心がけるなど、治療以外にできることも多くあります。特に心と体が健康であることは、妊娠するにも出産するにも重要なことです。

　妊娠しやすい体づくりのためには、バランスのとれた食生活、規則正しい生活をおこない、睡眠不足やストレスを避けることが大切です。

　運動不足も妊娠するための機能を低下させるので、妊活中には適度に運動するのがよいとされています。けれど妊娠しやすい体質に繋がることが分かってはいても、実際に規則正しく健康的な生活を送るのは存外に難しいものです。

　仕事や治療、そして家事、忙しさに追われ体調の管理もままならない。そんな方も多いのでは。そういった方にオススメしたいのが、スマートフォンのヘルスケアアプリ。ここ数年、食生活や運動、睡眠など日々の健康をチェックしたり、ゲーム感覚で運動が楽しめるアプリなど様々なアプリが続々とリリースされています。その殆どが無料でインストールできるので、是非、健康管理に役立ててみてくださいね。

　女性主体におこなわれることの多い不妊治療ですが、不妊の原因の男女比は約半々です。さらに、不妊に悩む約8割の男性は、精子をつくる機能に問題があるとされていて食事や生活習慣を見直すことで精子の状態が改善するともいわれています。ですから、妊娠するためには、夫婦ふたりがともに健康であることが大切です。夫婦ふたりで活用できるアプリもあるので、ふたりのスタイルに合わせて取り入れてみましょう。

　心身ともに健康を保つには日々のケアが重要となってきます。今回は、使いやすく、簡単に健康やメンタルの管理ができる人気のアプリをいくつかご紹介します。効率的な使い方や便利な機能なども合わせてご紹介していくので要チェックです！

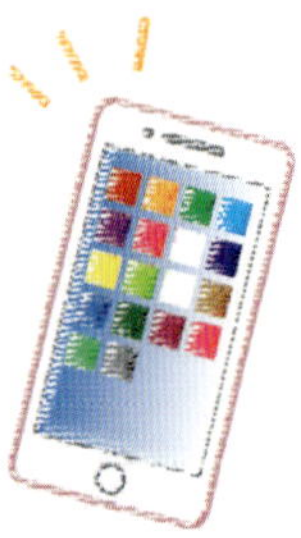

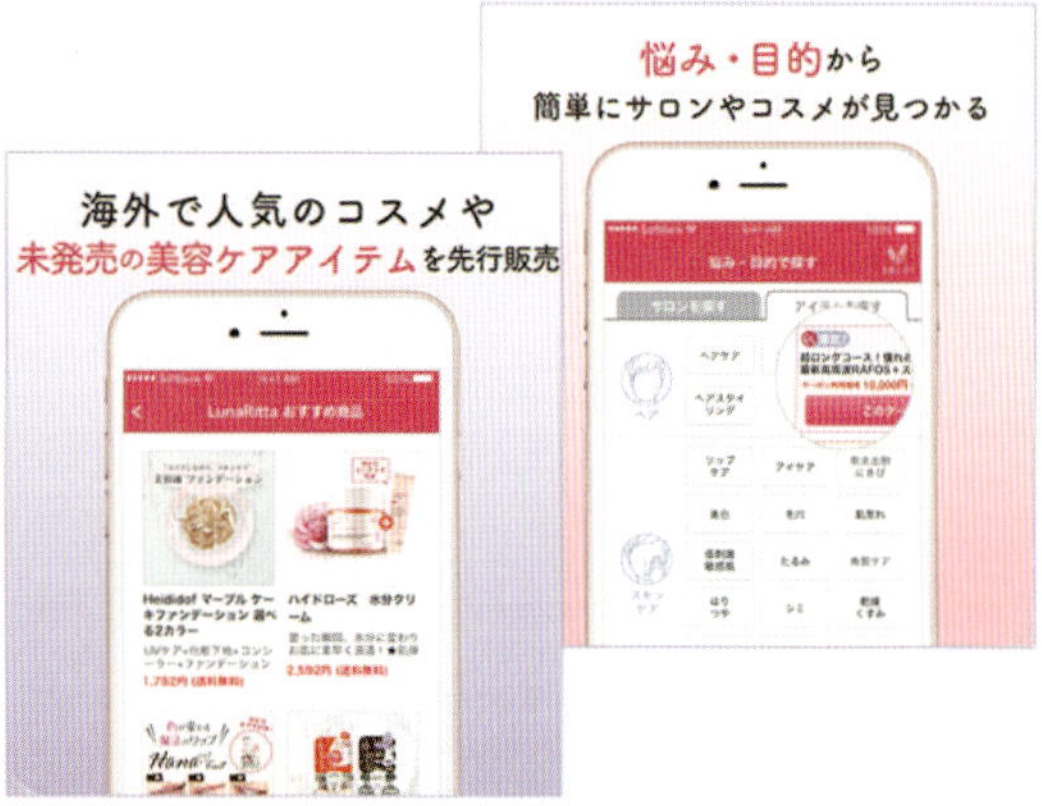

LunaRitta

ルナリッタ.

ルナリッタ.

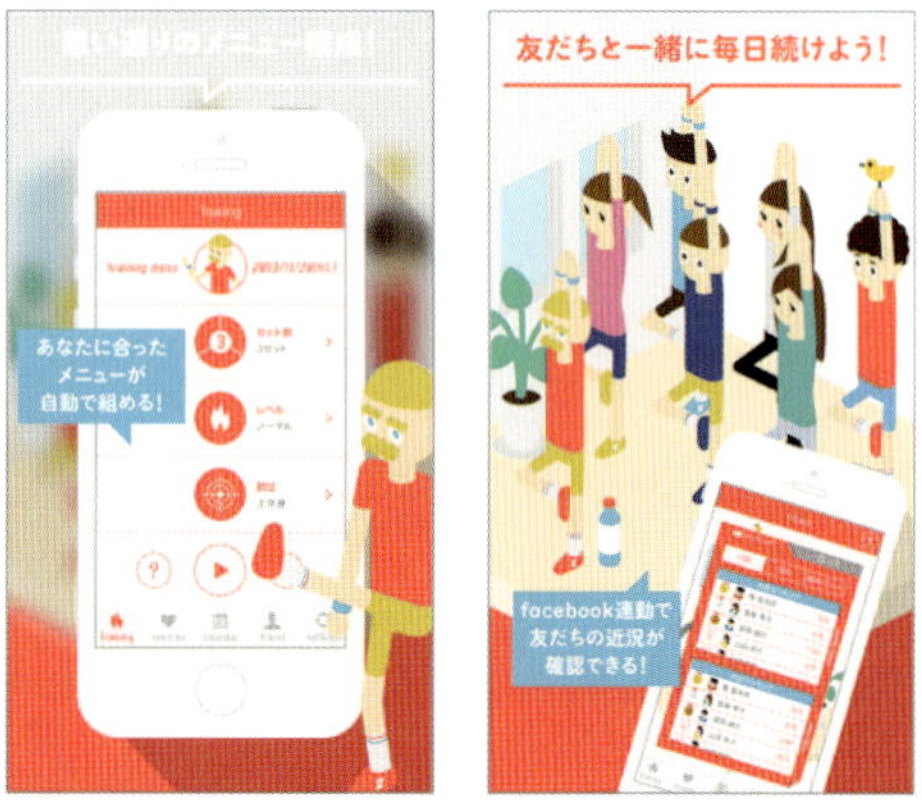

3 minutes zero app

3分間フィットネス ～簡単エクササイズ～

3分間フィットネス

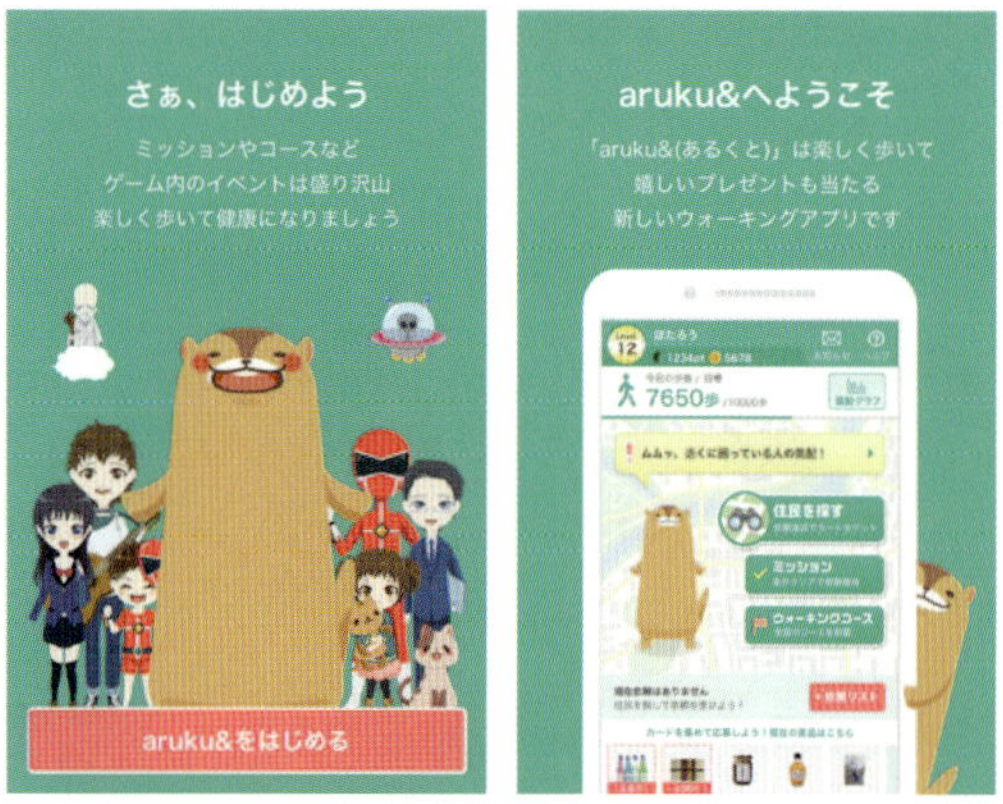

aruku&

あるくと

あるくと

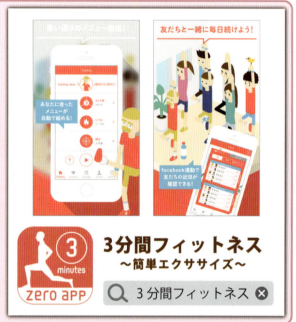

オススメポイント＆アドバイス

Point 1

生理周期に合わせたドクター監修によるアドバイス！

今のあなたの生理周期に合わせて、その日に応じた、ドクター監修の総合アドバイスを表示するほか「肌」「カラダ」「メンタル」個別のアドバイスも。美と心とカラダを総合的にサポートしてくれるので、毎日のチェックを習慣にしましょう。

Point 2

体のコンデションと生理周期を連携管理。便利な通知機能も！

痩せやすい時期や次回生理日、通院などのスケジュールをまとめて管理できるカレンダーに、薬を飲む時間やサロンの予約などをお知らせしてくれる通知機能も搭載。予定や周期がまとめて管理できます。通知機能の ON/OFF 設定を忘れずに！

Point 3

グラフで見える体のリズム♪

次回生理日や妊娠の可能性の高い時期、痩せやすい時期をグラフで表示。生理周期、体温・体重のデータは 2 年間無料で保存可能です。カラダのリズムが見るだけで分かるのでできるだけ毎日入力しましょう。

女性の肌やカラダは生理周期で大きく変化するもの。「LunaRitta」は、直近の生理日を入力するだけで、その周期のリズムによって変化する肌・体・メンタルの状態を示し、一人ひとりに合わせた最適な美容情報を提案、「その日に応じた最適なケア」をしてくれる生理周期連動型のパーソナルアプリです。

美容情報はもちろん、次の生理予測や妊娠予測などの生理日管理、痩せやすい時期や薬を飲む時間をお知らせしてくれるなどのお役立ち機能も満載！ あなたの生理周期に合わせてドクター監修のアドバイスが表示されるので、美と体、メンタルのケアを同時におこなえるのが特徴です。

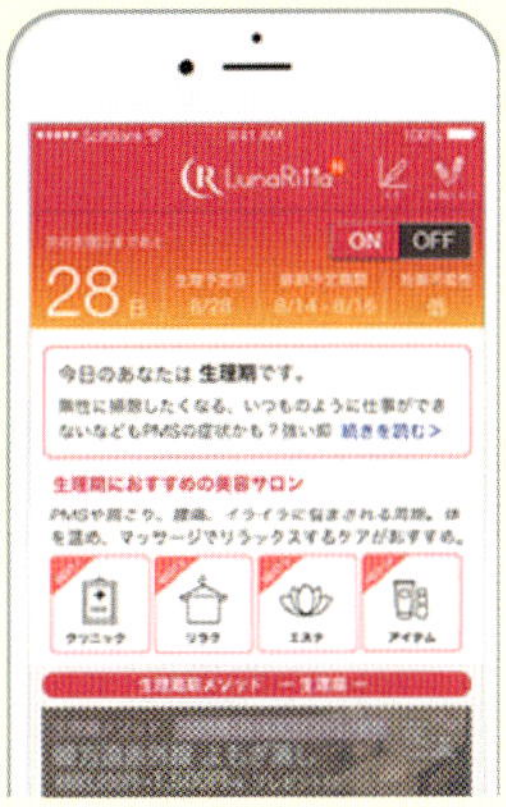

オススメポイント＆アドバイス

Point 1

妊娠しやすい体づくりにオススメのトレーニングメニュー！

トレーニングは、「easy」「normal」「hard」「very hard」と 4 段階のレベルからお好みで設定が可能です。ヒップアップやスクワット系の下半身のエクササイズは、血行促進に繋がるので是非取り入れて欲しいメニュー。血行が促進されると冷えが改善し、卵巣や子宮の機能低下が改善されて妊娠しやすくなるとされています。「easy」の「～のポーズ」のエクササイズは、ヨガの動きと同じものなのでこちらもオススメです。また、「normal」のつま先上げやかかと上げなど通勤中や家事の合間にも取り入れやすいメニューも！

Point 2

Facebook と連携して夫婦ふたりでフィットネス！

エクササイズをおこなうとアプリ内でポイントが獲得できるのですが、Facebook と連携すると獲得ポイントやランキング機能が共有できるようになります。夫婦ふたりで活用してみましょう。

単身赴任や出張中にパートナーが運動出来ているかのチェックになるかもしれません。ランキングを確認して「ちゃんと運動してないじゃない！」と喧嘩の火種にならないと良いのですが（笑）。お互いに励まし合ってトレーニングを楽しみましょう。

「3 分間フィットネス」は、トレーニングのレベルや引き締めたい部位、トレーニング時間などを選択するだけで、あなた好みのトレーニングメニューが自動的にセットされるフィットネスアプリです。週に 1 ～ 2 回でも長期的に続けることが大切なので、無理をせずに続けられそうなレベルから始めましょう。

Facebook とアプリを連携すると、Facebook の友達と 3分フィットネスを使用していると、アプリを使用した時間、日数などのランキングが表示されます。ひとりではなかなか運動が続かない方も、夫婦ふたりで励まし合えば継続できるかもしれませんね。また、激しい運動などは、かえってカラダに負担のかかる場合もあるのでトレーニングの内容は、主治医や看護師に相談してみましょう。

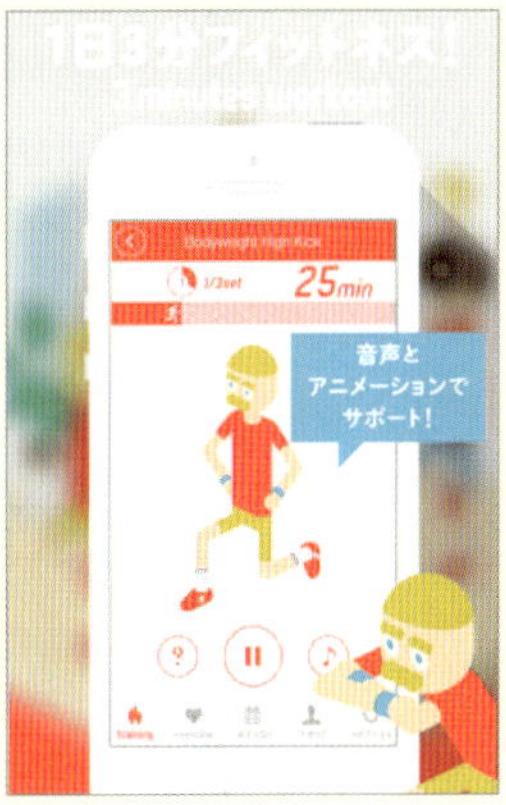

オススメポイント＆アドバイス

Point 1

ミッションクリアでお宝カードをゲットしよう♪

ゲーム感覚でミッションをクリアすることでウォーキングポイントや、プレゼントに応募できるお宝カードが入手できます。欲しい商品のお宝カードを集めたらアプリ内から応募するだけ。お宝カードは T ポイントと交換可能なものも！健康になって T ポイントも貯めちゃいましょう！

Point 2

自由に結成できるチームランキングと個人ランキング！

獲得したウォーキングポイントや歩数を競うランキング機能は、全ユーザーの個人ランキングとチームランキングの2種類があります。チームは、自由に作成できるのでご夫婦やお友達とチームを組むことが可能！仲間と協力してランキング上位を狙ってみましょう♪

Point 3

夫婦ふたりでウォーキングコースを巡ろう！

全国の市町村から、「万葉の歴史めぐりのみち」や「寅さんの柴又帝釈天と水元公園へのみち」などの約400のウォーキングコースを登録。コース地図内のスポットに近づくとスポットの説明が記載された到着ボタンが表示されます。素敵な景色を眺めながらのウォーキングデートにもぴったりです。

ウォーキングアプリ「aruku&」は、日常の “歩き” が楽しみに変わるアプリです。スマホを持って歩くと、個性豊かで可愛らしい住民たちから様々な依頼が届きます。依頼は実際に歩いて歩数を稼いだり、ウォーキングコースを踏破することで達成できます。こうしてミッションをクリアするとウォーキングポイントが貯まるほか、素敵な商品が当たる応募券が入手できます。また、過去の歩数や登録した体重などが確認できる運動グラフに体重を入力することと、目標歩数を達成することでも T ポイントは獲得可能です。

毎週の総歩数とウォーキングポイントで順位が決まるランキング機能も搭載。ゲーム感覚でウォーキングが楽しめるので是非、夫婦ふたりでトライしてみましょう。

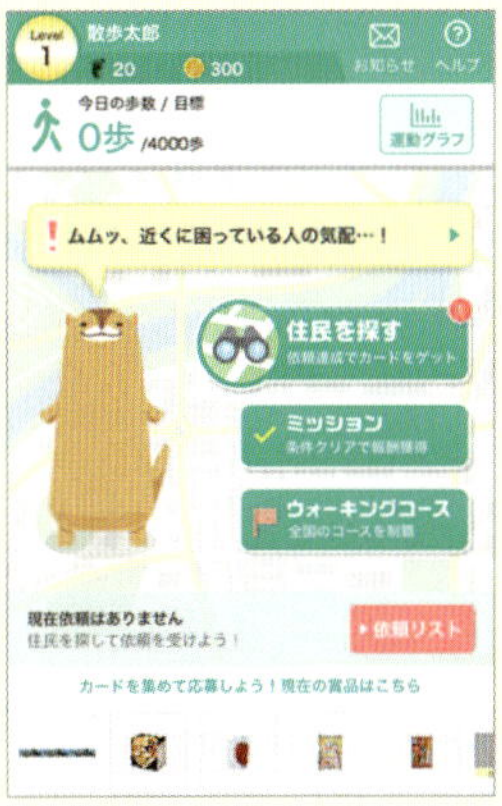

おすすめ

4冊をピックアップ紹介

i-wish
ママになりたい

vol.45　卵と胚と着床

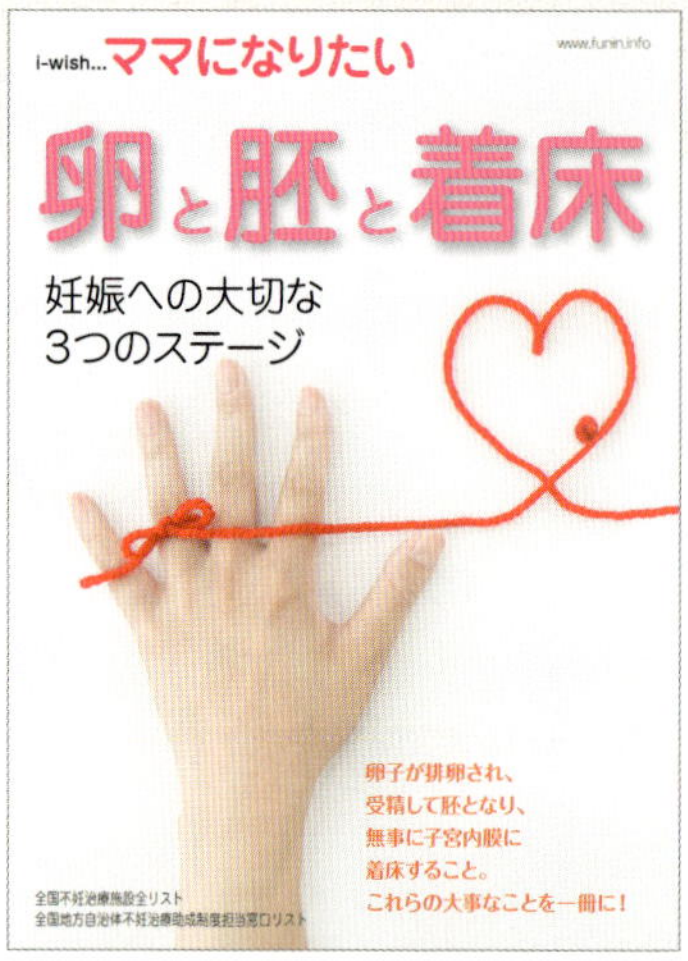

女性が妊娠していくためのポイントとなる卵と胚と着床。
この3つは妊娠するための重要なポイントなのです。

卵子は精子と出会って受精をすると胚になります。
その胚が育って着床すると、やがて赤ちゃんになってこの世に誕生してきます。
・より質のいい卵子を得るためには？
・受精した胚が順調に分割成長するためには？
・そして、胚が無事に着床するためには？
これらを理解することが不妊治療の理解を深め、前向きに妊娠へチャレンジすることにつながります。

ISBN978-4-903598-52-9　本体価格￥1200+税

vol.46　男性不妊

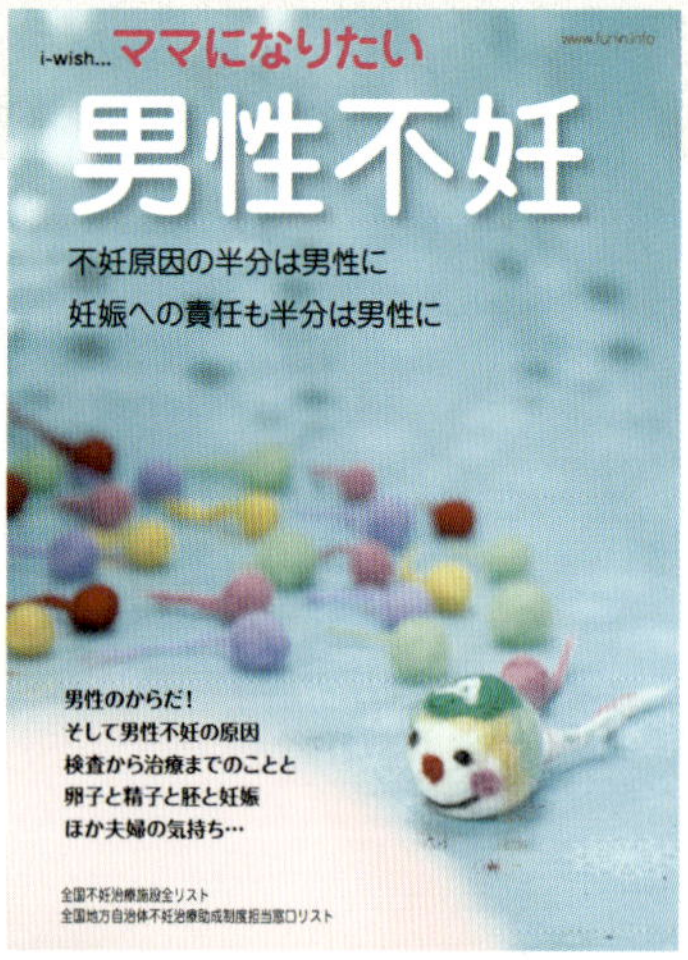

男性不妊の原因には、なにがあるの？
男性不妊の治療法には、なにがあるの？

不妊原因の約半分は男性にあります。
男性の不妊検査は、主に精液検査になりますが、その検査でわかること、また検査結果から考えられる治療には何があるのか、そして、男性不妊そのものの治療は可能なのかなどをお伝えします。
夫婦で乗り越えて赤ちゃんを授かるために、男性にも十分な知識をもっていただけるような１冊をお届けします。

ISBN978-4-903598-53-6　本体価格￥1200+税

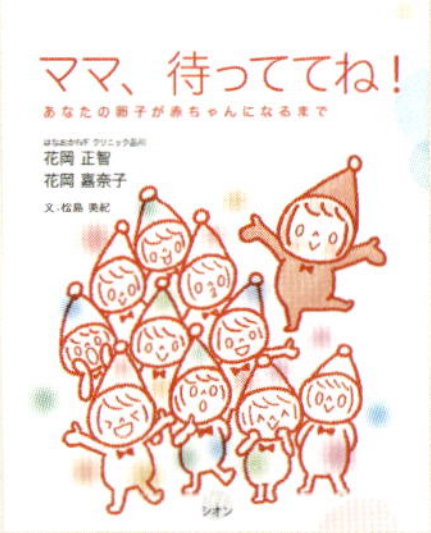

ママ、待っててね !!

はなおかIVFクリニック品川
花岡嘉奈子　著
花岡正智　著

これは、卵子からママに贈る妊娠と不妊治療の本です。

主人公は卵子。卵子が語りかけるように排卵されるまでのこと、受精のこと、胚の成長のことを説明します。
また、そのときどきに卵子からママへ宛てた手紙があり、いかに質のいい卵子に出合うことが妊娠には重要名ことなのかを説明していきます。
不妊治療に関する説明は、第3章から。一般不妊治療から体外受精の治療方法を説明しています。

ISBN978-4-903598-48-2
本体価格￥1500+税

体外受精完全ガイドブック

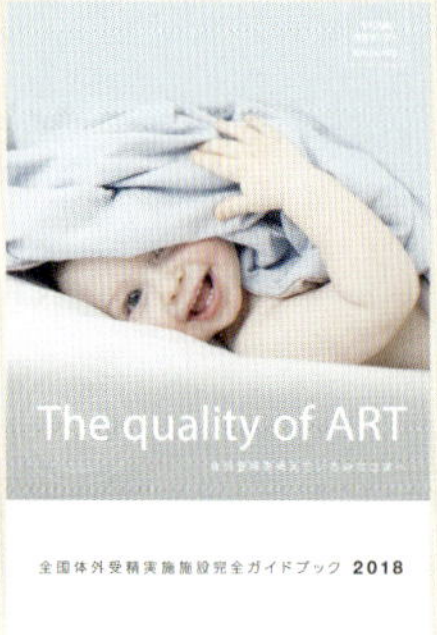

全国体外受精実施施設完全ガイドブック〈2018〉

不妊治療情報センター

全国の体外受精実施施設への詳細アンケートから見える体外受精の実情をお伝えします。

体外受精が増える中、みなさんは治療の実質をどれだけ知っているのでしょう？
そして、実際に治療を受けるとき、心配はないのでしょうか？
本書がズバリ応えます！
全国の体外受精実施施設へ行った詳細なアンケートの結果から日本国内の全体的な治療の実績などがよく分かり、さらに治療実績を公表する病院の個別情報から治療の現状がよく分かる貴重な1冊です！

ISBN978-4-903598-59-8
本体価格￥2000+税

i-wishショップ

●お問合せ窓口
お近くの書店で書籍がみつからない場合は
書店 発売所となる 丸善（株）　電話03-3512-3256
または（株）シオン i-wishママになりたい 編集部　電話03-3397-5877
https://funin.shop-pro.jp

vol.50　不妊治療バイブル

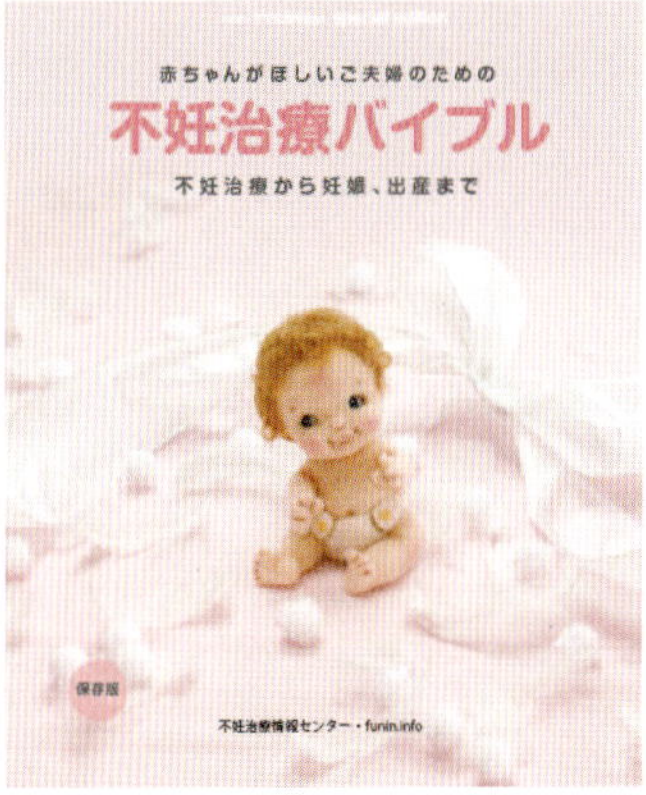

不妊治療から妊娠、そして出産まで。
赤ちゃんがほしいと願う夫婦のためのバイブルです。

i-wishママになりたい50冊目の節目の発行を迎え、不妊治療で大切になることを総編集し、保存版を制作しました。
まずは、しっかりと妊娠、出産を知ること、そして、なぜ赤ちゃんが授からないのか、どうしたら赤ちゃんが授かるのかなどを基本的なことから解説しています。さらに出産まで網羅し、バイブルという名に相応しい内容になっています。

ISBN978-4-903598-58-1　本体価格￥1500+税

vol.48　妊娠力を取り戻そう！

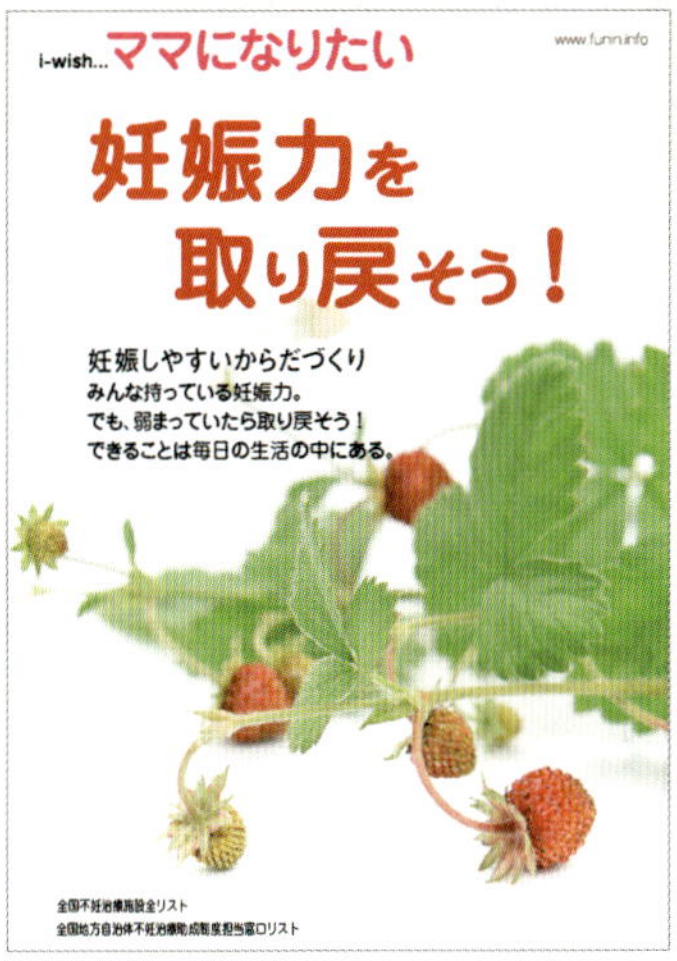

不妊治療ばかりに頼りたくない！
治療の結果がよくなるようにしたい！

誰でも妊娠する力を持っていますが、年齢を重ねるに従って妊娠力は低下します。また、いろいろなことに影響を受けてそれ以上に低下してしまうこともあります。
本来持っている妊娠力を取り戻すためには、生活習慣の一つひとつを見直すことが大切です。
本誌では、生活習慣、性生活、ストレスなどの影響で低下している妊娠力を取り戻すため、どこからどのようにアプローチしたらよいかを紹介します。

ISBN978-4-903598-56-7　本体価格￥1200+税

others

診療をサポートするドクターのオリジナルブック

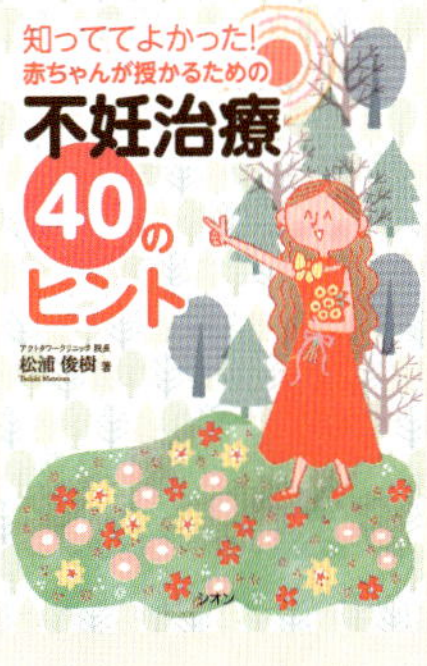

ISBN978-4-903598-41-3
本体価格￥1500+税

不妊治療　40のヒント

アクトタワークリニック
松浦俊樹 著

治療方針が分かりやすく伝わり、より理解、納得して治療を進めるためのヒント集。

これまでの不妊治療では常識！と思われていたことが、意外とそうでもない。　例えば基礎体温。つけなくても大丈夫って知っていましたか？
例えば不妊期間。何年も夫婦生活で妊娠しなかったら、人工授精で妊娠する確率は低い、って知っていましたか？「本当はこうなんですよ」と自ら体外受精や流産の辛い経験をした熱血Dr.が新論を患者に伝授。これまで培ってきた知識と診療経験、診療データに基づいて書き上げた「赤ちゃんが授かる不妊治療」のための40のヒントをお届けします。

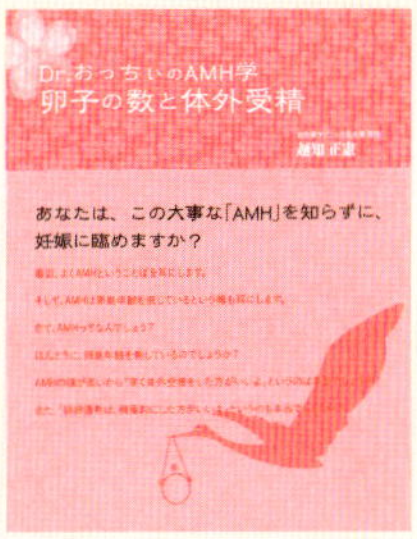

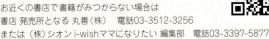

ISBN978-4-903598-30-7
本体価格￥1500+税

卵子の数と体外受精

おち夢クリニック名古屋
越知正憲 著

今話題のAMH（抗ミュラー管ホルモン）を正しく知ることが、自分のライフスタイルに合わせた妊娠、出産の大切な情報に繋がります。

AMH(抗ミュラー管ホルモン）は、女性の卵巣年齢や卵巣に残されている卵子の数が予測できるといわれ、テレビ報道などでも取り上げられるようになってきました。
そして、それを視た女性から「AMHの値が低かったら、妊娠できないの？」「AMHの値が低かったら、体外受精をした方がいいの？」と、不安の声も上がっています。
そこで、すべての女性がAMHを正しく理解し、それに振り回されることがないよう、不妊治療最前線のドクターが、わかりやすく読むことができ、見た目も楽しく伝えられる1冊を作り上げました。

企業の不妊治療支援

社会の環境変化に即し、不妊治療と仕事の両立を応援する制度を導入

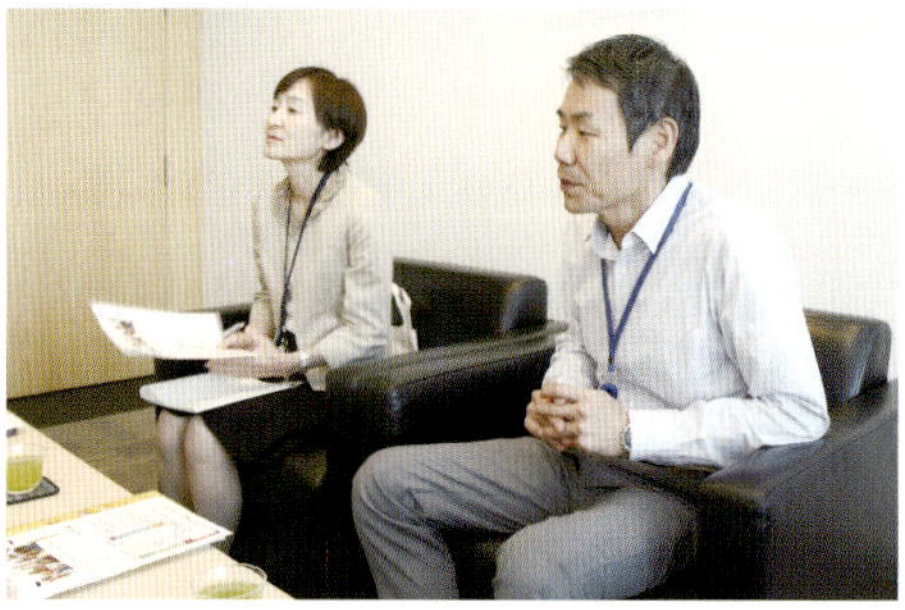

富士ゼロックス株式会社 人事部
井野博之さん　坂本ゆかりさん

不妊治療と仕事の両立に理解を示し、支援する企業が増えているといいます。では、実際のところ、企業の取り組みはどこまで、どのように広がっているのでしょうか。今回は富士ゼロックス株式会社が2012年に導入した制度についてお話をうかがいました。

人事制度の見直しの一環で2012年に導入

2012年にいろいろな人事制度の見直しを行ったのですが、その際に社会の環境変化に即した制度を導入するという方針で新たに設けたのが育児・介護関連の制度でした。出生支援休職制度もそのひとつです。社内で要望があったわけではありませんが、口にはしなくても不妊治療を受けている社員もいるのではと考え、導入に踏み切りました。

休職、休暇制度、補助金制度の3本柱

不妊治療に関係する制度は大きく3つあります。

まず、不妊治療を受けている期間、最長で1年にわたって休職できるのが、「出生支援休職制度」です。制度導入は2012年ですが、実際の利用は2013年からスタートし、2017年までに21名が利用しています。1年に4～5名が利用しているといったところです。

また、不妊治療に限定したものではありませんが、消化できなかった有給休暇を最大60日まで積み立てて治療に充てることのできる「積立有給休暇制度」があります。2012年以前から病気や事故のための通院では利用可能だったのですが、利用条件を広げて不妊治療でも利用できるようにしました。

金銭的な補助制度としては「共済会補助金制度」があります。不妊治療の費用が5万円を超えた場合に、1年1回に限り5万円を補助するものです。こちらは2012年の導入から1年間に100名以上が利用しています。通院証明書などで治療を受けていることがわかれば受給可能です。治療を受けている本人に限らず、配偶者が治療を受けている場合にも申請できます。

休職しやすい環境が整っている

出生支援休職制度の休職期間は最長で1年ですが、妊娠して半年ほどで復職するケースもあります。逆に1年休職しても妊娠にいたらなかったケースもありますが、その場合でも「1年間できることはしたので、思い切って休職してよかった。これから再び仕事に集中できる」という声が寄せられています。利用者の年齢層は30代～40代半ば、特に多いのは30代後半ですね。キャリアを積んだ方たちが不妊治療を受けるために退職するとなったら、会社にとっても大きな損失になります。こうした制度を利用して再び戻ってきてもらえるのはありがたいことです。

弊社にはいろいろな休職制度があります。産休や育休はもちろんですが、ソーシャルサービス制度といってボランティアで海外に行ったり、リフレッシュ休暇を取得するなど、休職する社員が毎年いるので、休職自体をネガティブに捉える人はいないのではないでしょうか。お互いさまと受け止めていると思いますね。

把握できずともニーズはある

社員から要望があって導入した制度ではありませんが、毎年コンスタントに利用者がいる状況をみると、把握できなかっただけでニーズはあったのだなと感じます。

現在は休職時、復職時のマネジメントは該当部署に任せていますが、人事部としてのサポートも検討していきたいです。

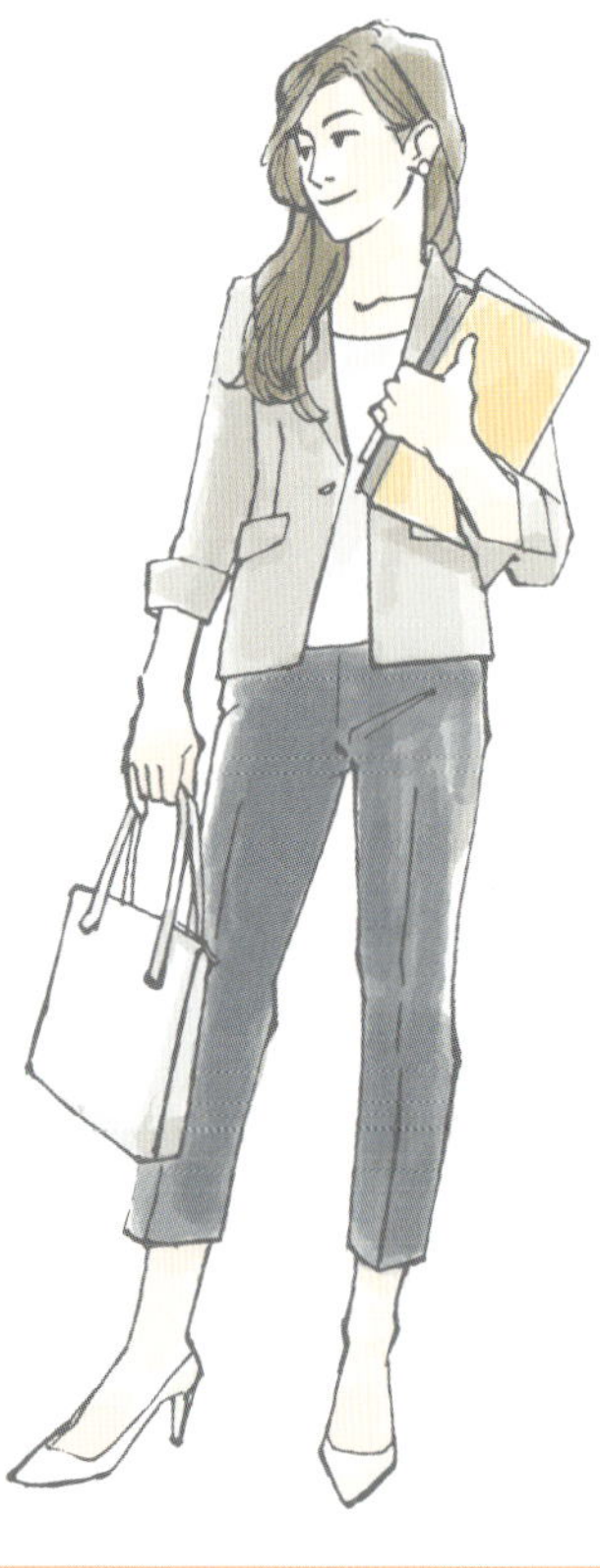

富士ゼロックス株式会社
本社：東京都港区赤坂9-7-3
連結従業員数：約45,000名
日本およびアジアパシフィック地域にてドキュメントソリューション事業を展開、その他ワールドワイドに機器を輸出

わたしのカラダに葉酸が必要なわけ

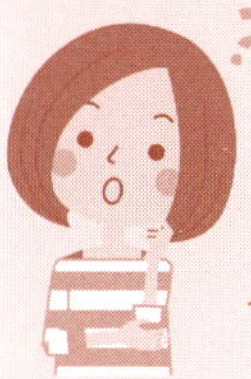

妊活を始めたら、女性は「葉酸を摂りましょう！」って、よく聞くけど なんで？

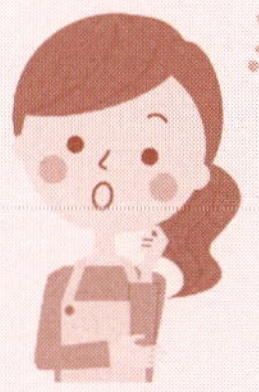

病院の先生に勧められたから葉酸サプリを飲んでるけど、なんで？

そう思っている人は、少なくありません。
さて、なぜ、「**葉酸**」は必要なのでしょう？

生まれてくる赤ちゃんのために

妊娠を望む女性に葉酸を摂りましょうとおススメするのは、生まれてくる赤ちゃんの二分脊椎や無脳症などの障害を予防するためです。

葉酸は、新しい細胞をつくる時に必要な核酸（DNAなど）の合成を助けています。そのため、葉酸が不足すると、新しい細胞がつくられにくくなってしまうのです。

全身のあらゆる細胞に必要となるうえ、妊婦さんは子宮に赤ちゃんを宿しています。その赤ちゃんの分も葉酸が必要になります。お腹の中の赤ちゃんが、日々、さまざまな臓器や骨、皮膚などをつくり、成長させていくためには、たくさんの葉酸が必要です。とくに、妊娠初期は脳や脊髄などの中枢神経系のもとである神経管をつくります。この時期の葉酸不足が、二分脊椎や無脳症などの要因になるため、妊娠する1カ月以上前から妊娠3カ月くらいまでは葉酸不足にならないように、普段必要とする240μgに加えて、サプリメントなどから400μgを摂りましょうとススメられています。

なぜ、サプリメントで葉酸を？

食事から摂取する葉酸のほとんどは、ポリグルタミン酸型といい、いくつものグルタミン酸が鎖のようにつながっています。ポリグルタミン酸のままカラダに吸収されるわけではなく、小腸にある酵素が分解をしてグルタミン酸が1個になったモノグルタミン酸になると吸収されます。

葉酸は、水溶性ビタミンの仲間ですから、水に溶けやすく熱に弱いという性質があり、調理のために加熱することで葉酸の量は減ってしまいます。また、カラダに入ってからの消化や吸収される過程を考えると、食事から摂取できる葉酸の吸収率は50％程度ではないかといわれています。そこで、サプリメントです。

サプリメントに入っている葉酸は、モノグルタミン酸型です。小腸での分解の必要がなく、そのまま吸収されるため効率よく葉酸を摂取することができます。

野菜中心の食事が習慣になっている人は、普段必要な1日の葉酸摂取量は比較的クリアしやすいでしょう。けれど、それは普段に必要な分です。生まれてくる赤ちゃんに必要なのは、モノグルタミン酸型で400μgですから、食事から摂ろうと考えたら800μgは必要になり、普段の野菜摂取量の2倍食べても足りません。

とても現実的ではありませんね。

妊娠するために飲んでると、思っていた！　違うの？

「先生にススメられて飲んでいた葉酸サプリ。妊娠するために飲んでいると思ってたのに、違うの？」

と先日、不妊治療中の人から相談がありました。

葉酸は、新しい細胞をつくるときに必須の栄養素です。卵子も精子も細胞です。細胞分裂をして、赤ちゃんにつながる卵子や精子に成長していきます。もちろん、そのときにも葉酸が必要不可欠で、不足すれば成長に影響が及びます。

だから、パパ＆ママになりたい人に葉酸摂取は重要なのです。

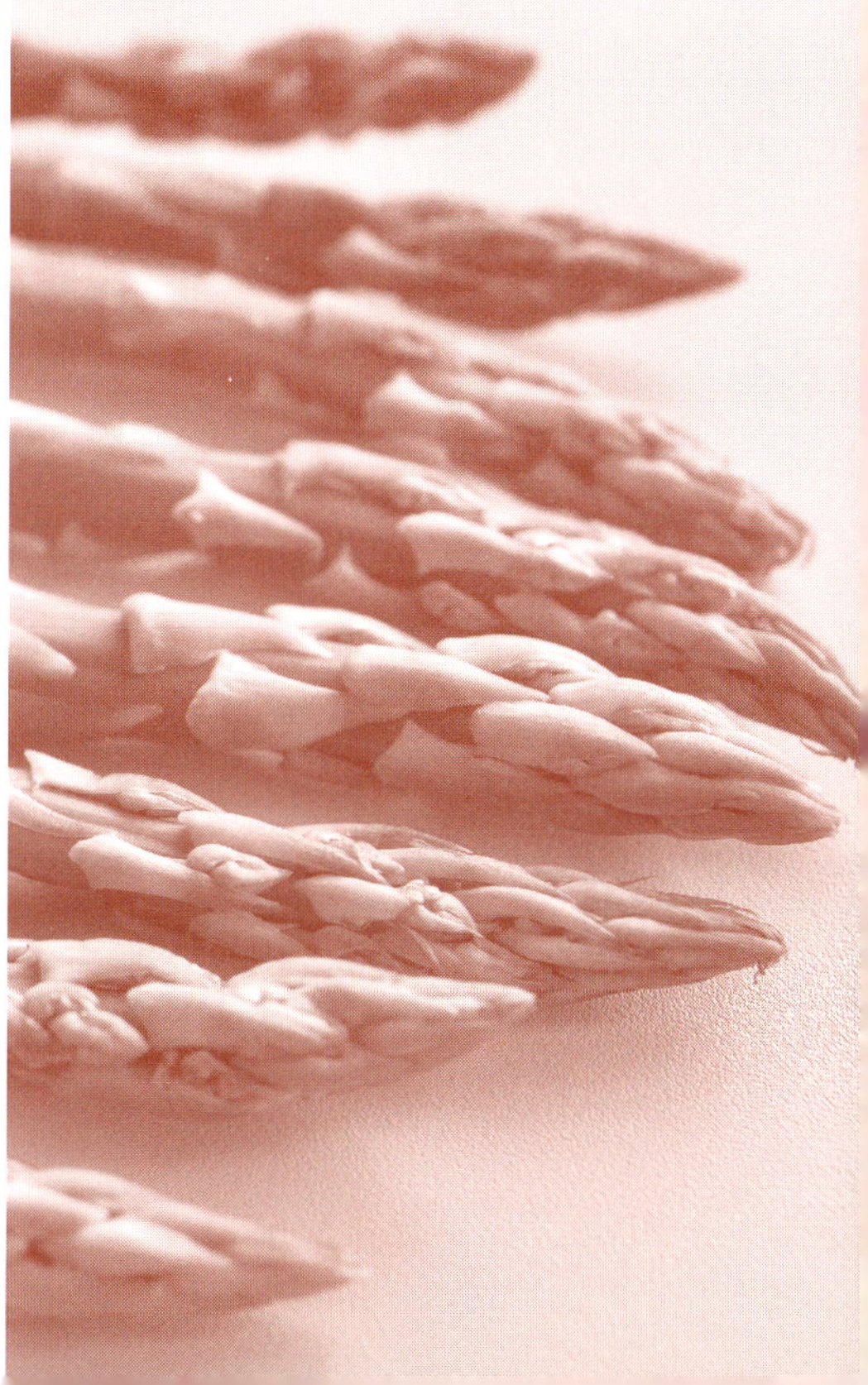

vol.53

i-wish ママになりたい　相談コーナー

相談とお返事

1　結婚すれば９割が１年で妊娠すると聞きましたが妊娠しません。

2　不妊治療をしていることの社内連絡のあり方で…

3　２日に一度の通院。仕事との両立ができそうにありません。

4　病院では注射をよく打ちます。他の病院でも打つのですか？

5　ピルを飲んで月経がきたと思ったら、またすぐに月経に…

6　この精液検査の結果、自然妊娠の可能性はどのくらいですか？

7　生理が来ず、今の置かれている状況はどうなのか？　妊娠は？

8　採卵の前周期に、生理をコントロールして初診に行けますか？

9　胚盤胞に育つ強い卵子を作ることは難しいのでしょうか？

10　主人の飲酒が子どもに影響を与えないのか心配です。

11　夫との気持ちの温度差。この気持ちとどう向き合えば良いの？

12　体外受精に際し、仕事との両立を考え病院選択で悩んでいます。

13　移植はできてあと１～２回。自分にできることはなに？

14　排卵の７日後くらいに軽い生理痛のようなものを感じます。
着床時期の生理痛、原因は何？

相談 1

結婚すれば9割が1年で妊娠すると聞きましたが妊娠しません。

31〜35才／埼玉県

相談 1

結婚して1年が経ちます。

お互いに子どもを希望していたため、結婚当初から避妊をしていませんでした。

避妊しなければ9割ほどは1年で妊娠すると聞き、特に焦りもせず過ごしていましたが、結婚から1年経った今も妊娠に至りません。

生理痛は毎回初日のみ痛み止めを飲み、日数も量も普通で、周期は26日から34日の間で特に乱れてはいません。

自然妊娠を希望していますが、私の方が年上であり高齢出産に近づくため、早めの不妊治療を希望しています。

夫は不妊治療（男性不妊の検査を受けること）には協力的ですが、人工授精や体外受精には抵抗があり、そこまでして子どもは欲しくないと言います。

リセットするたびに落ち込み、同じ時期に結婚した芸能人の妊娠報告を聞くたびに落ち込み、妊婦さんを見れば羨ましくてたまりません。周りからは考えすぎだとか、まだ若いんだからとか言われますが、頭の中は常に妊活のことばかりです。病院に行き、例えば何か不妊の原因がわかれば対処して行く努力をしようと思いますが、何も原因が見つからなかった場合にどうすればいいのか、嫌な想像ばかりが先走り落ち込むことがあります。

ストレスは大敵ですが、こんな気持ちを乗り越えて行く方法がわかりません。

同じような悩みを抱えている方々は妊娠したのにできない憂鬱な日々をどう過ごしているのでしょうか。

お返事 1

不妊症とは、避妊しないで夫婦生活を営んでいるにもかかわらず、1年以上経っても妊娠の成立をみない状態をいいます。

妊娠を希望してから1年経つようですので、そろそろ何か問題がないか、妊娠できる状態であるかを検査されるとよいですね。

また、毎月排卵が起きているように見えても、細胞に卵子が入っていない周期もあれば、卵子自体がなんらかの異常を持っていることもあります。また、ご主人の精液検査もは、自然妊娠を希望する場合には特に重要になります。

月経サイクルが26〜34日周期とのことですので、病院でのタイミング療法を受けた方がより、排卵日に合わせて夫婦生活を持つことができるかもしれませんね。

ご主人は、積極的な治療を望んでおられないようですので、もう少し、タイミングで様子をみて、それから、どうするかを考えてもよいと思います。

また、都合がつく時には、夫婦で診察に行ってみましょう。医師から直接話を聞くことで、気持ちが変化することもありますので…。

排卵日は月に1度ですが、年間でみると、本当に良い卵子が排卵してくる回数は半分くらいになりますので、そのチャンスを逃さないようにしていただければ大丈夫です。

まずは、病院を受診し、双方に問題がないかを検査してはいかがでしょう。

病院でのタイミング療法も毎月でなくて大丈夫です。

焦らずに、ゆっくりと一歩ずつ進んでいきましょう。

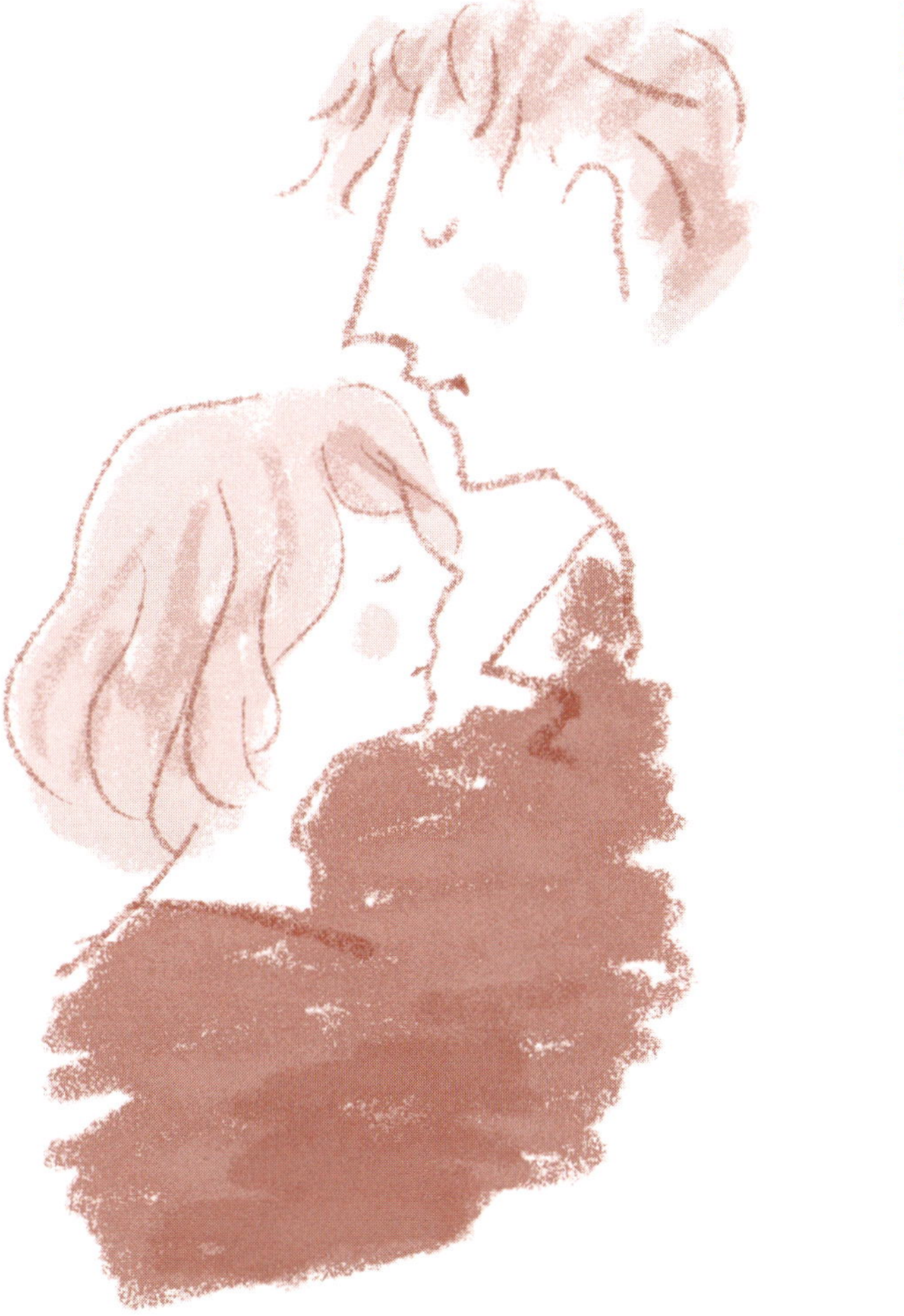

相談

2

不妊治療をしていることの社内連絡のあり方で…

36～40才／静岡県

こちらが話す人を選んではならないのですか？
他の方はどうされているのでしょうか？

相談 2

男性です。デリケートな事なので、不妊治療のことはあまり会社内に伝えたくは無く、人を選んで最小限にとどめようと思っています。そこで、直上の上司は不妊の経験があったので話してあったのですが、その上の若くて未婚の主任や小さい子が出来たばかりの係長には相談しづらく、課長に相談しました。

と言うのも課長に理解を得られればその下に言わなくて良いと思ったからなのですが、そこではちゃんと理解を得られ、心配等もしてくれました。

すると自分をすっ飛ばして相談したのがおかしいと主任が言い出したのですが、プライベートな事であっても上司には順番に報告しないとならないんですか？

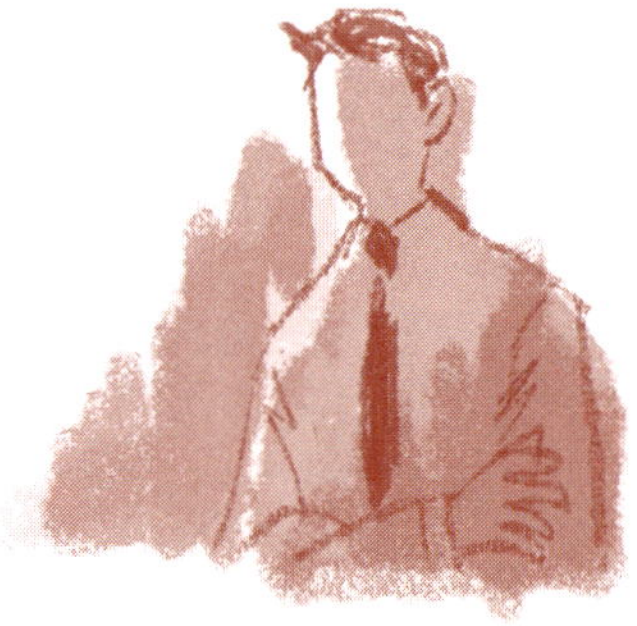

お返事 2

デリケートな問題でもあり、最小限の人に相談するというお気持ちは分かります。

上司である課長は理解してくれて、心配等もしてもらえたということは相談してよかったですね。

その話を後から聞いた主任は、自分に相談せずに課長に相談したことが面白くなかったのですね。そのことで憤慨するのであれば、直接相談したところで、理解は得られたのでしょうか。少し疑問に思ってしまいますが、次回からは主任に相談することで、雰囲気や関係などがよくなるのであれば、相談されたほうがよいかもしれません。

他の人にしてみても、やはり、治療を理解されている人に先に相談すると思います。そうでないと、なかなか理解が得られませんから。しかし、主任がそう言うのであれば、今後は主任に不妊と治療に対しての理解をしてもらう手もあるのではないでしょうか。働き方改革などにも力が注がれている時代ですから…。

その上で、主任に課長が相談役として適任という判断をしてもらえば鬼に金棒ですね。後に続く人も勤めやすくなるのではないでしょうか。

相談

3

2日に一度の通院。仕事との両立ができそうにありません。

36～40才／東京都

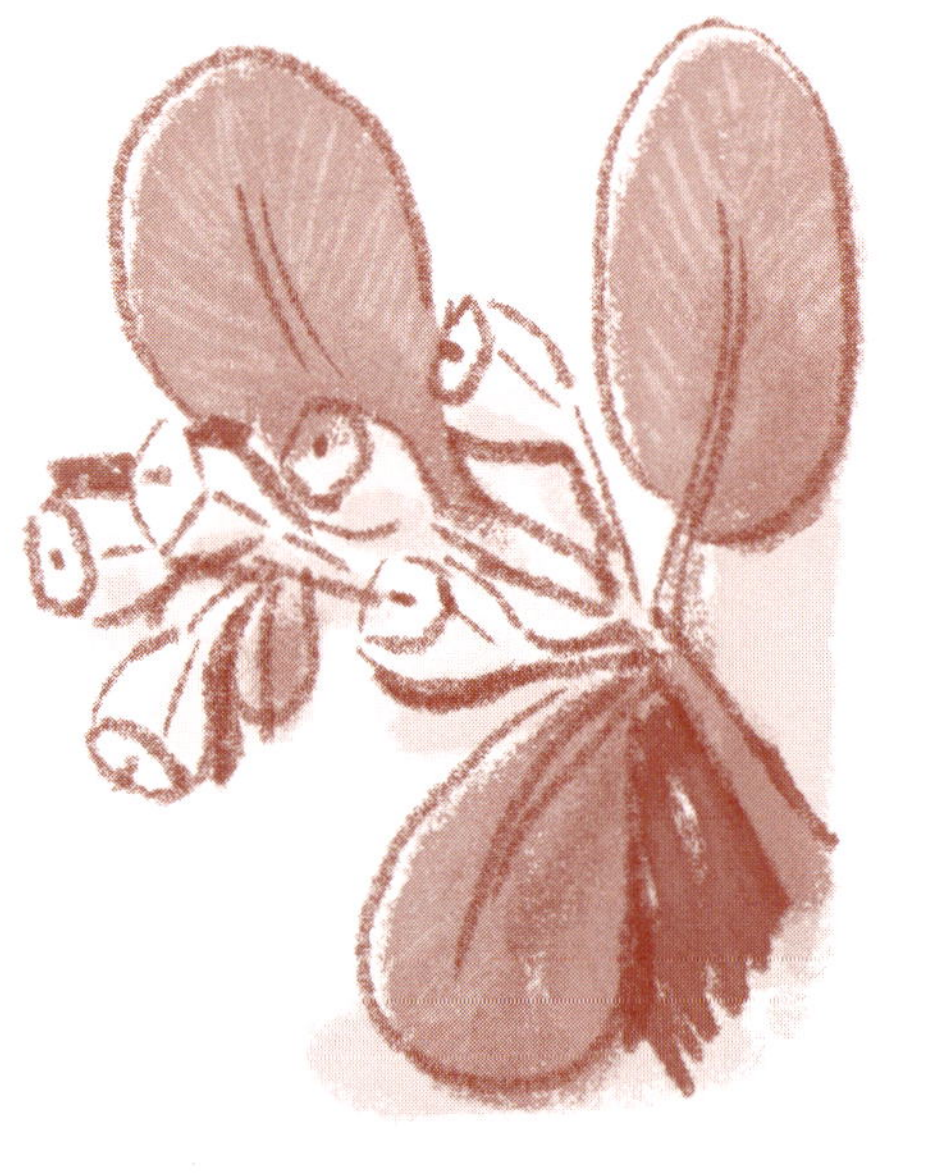

相談 3

現在37歳です。昨年4月より不妊治療の病院に通い始め、人工授精を3回やりましたが、だめでした。

11月から病院通いをやめ、漢方、カイロに通っています。

成果が出ないため、最近また病院に通い始め、体外受精を考えています。自己注射をするにしても、2日に一度は通院し、少なくとも半日はかかると言われました。仕事との両立ができそうにありません。

やはり、仕事か子供、どちらかを諦めるしかないのでしょうか。正社員で体外受精をするのは無理なのでしょうか。

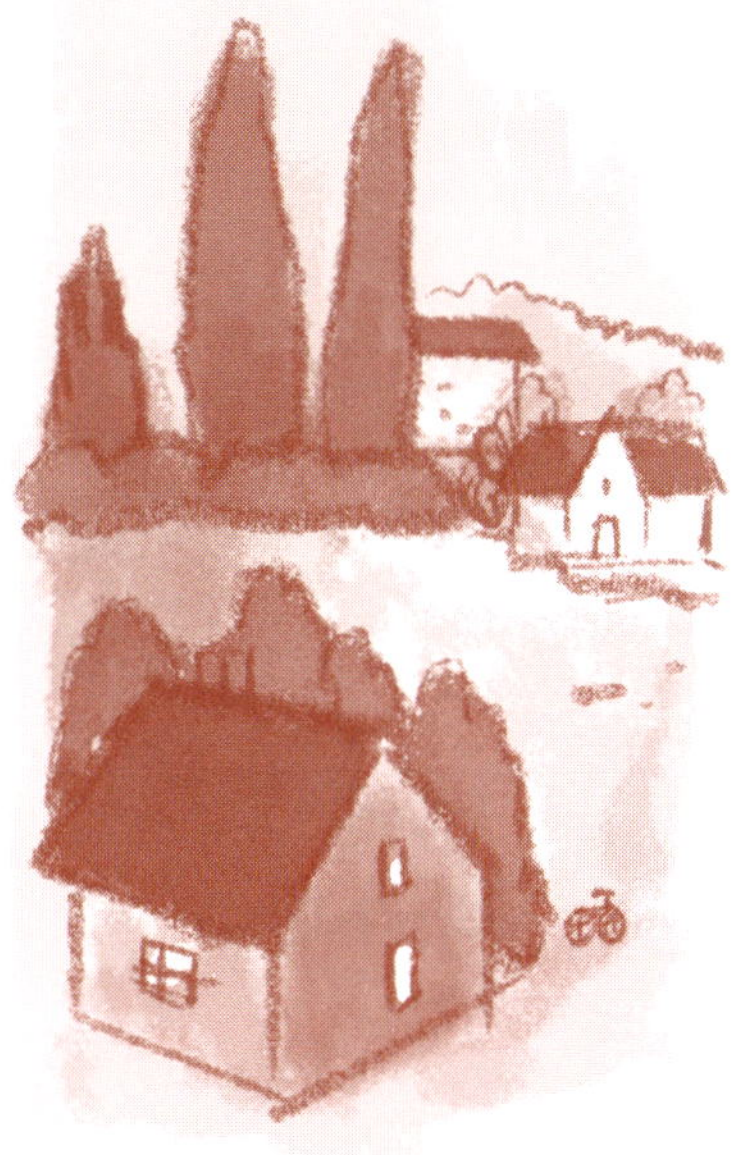

お返事3

仕事との両立については、難しさを感じている人は少なくありません。

体外受精を行うときの排卵誘発方法は、注射での刺激や内服薬での刺激もあります。注射の場合、通院が毎日できない場合には、自己注射を選択されるとよいのですが、それでも通院の頻度が2日に1度では大変ですよね。

ただ、毎月体外受精を行うわけではありませんので、予め通院しやすい月や、休みがとりやすい時期を選んで、また、長期休暇が取得できるようなら、それも視野に入れながら治療開始をしてもいいですね。

内服薬での刺激の場合には、月経サイクル開始の3日目に受診し、その後は内服薬を5日間服用、その間の診察はありません。

しかし、内服終了後、月経サイクルの8日目くらいから、卵胞が成熟するまでは頻繁な通院が必要になってきます。

正社員で不妊治療を行っている方はたくさんいると思います。ただ、仕事との調整はみなさん苦労されているようです。

診療に半日かかるかは、その施設によりますが、別の施設の方法なども参考にし、今後どうするかを考えてもよいかもしれませんね。

今はお休みをしているようですので、いくつかの施設で相談をされてもよいと思います。

仕事と子ども、どちらもうまくいく方法を考えていきましょう。

相談4

病院では注射をよく打ちます。他の病院でも打つのですか？

31～35才／大阪府

32歳(夫)、34歳(妻)。現在、9個できた胚盤胞を凍結胚盤胞移植をしています。先日、1個の胚(3BB)を戻しましたが妊娠に至りませんでした。

不妊の原因は、精子の運動率が悪く、奇形率の高さ、精子数の少なさ等、男性不妊が原因だと思います。

1回目の胚移植では、なかなか妊娠しにくいのですか？ また、現在通ってる病院は注射をよく打ちます。他の病院では注射を頻繁に打つのですか？ 妊娠率を高める方法があれば教えて下さい。

お返事4

9個の受精卵を凍結保存し、融解胚移植をしているのですね。

不妊の原因は男性不妊とのことですが、胚盤胞になり、凍結しているのですから、そこまでは成長していく力のある精子だと確認できましたね。

受精の方法が顕微授精というだけですので、あまりご心配されなくても大丈夫です。

年齢的に考えれば、初回の妊娠率は30％前後になるかと思います。統計学上では、体外受精の場合、3回から4回受精卵を移植し、そのうちの1回、妊娠反応がでるかどうかですが、2回目の妊娠率は20％とも言われています。

また、体外受精で赤ちゃんが授かる確率（生産率）は、患者全体の2割という医師もいれば7割という医師もいます。

これらのことを参考に考えてみても、今後、融解胚移植を行うなかで良い結果につながる可能性は十分にあると思います。

治療の過程で注射を使用することがあるとのことですが、それぞれ注射の目的がありますので、必要と考えてのことだと思います。注射の目的は確認しておくとよいですね。

どのようにしたら妊娠率が上がるのかは、施設で試行錯誤している部分でもあります。いくつかの方法を試しながらよい結果につながるかをみているのだと思います。

あとは受精卵の生命力が強ければきっと良い結果になると思いますので、まずは、ゆったりとした気持ちで過ごしていただくのがよいですね。

相談5
ピルを飲んで月経がきたと思ったら、またすぐに月経に…

41～45才／大阪府

相談5

不妊治療のためクリニックへ通っています。検査の結果、片方の卵閉閉塞と水腫、主人の精子の酸化が原因と言われました。

主人は、漢方とサプリで改善をし、私は手術を進められましたが、タイミング療法と人工授精を行い、それでも妊娠しない場合に手術または体外受精をするという選択をしました。しかし、妊娠には至らず体外受精後に手術することにしました。次の生理が来たら卵胞の確認をして体外受精を始めるつもりでしたが、予定よりも10日早く生理が来てしまい、GWの休院もあったので、休み明けの診察時に生理周期を整えるための中用量ピルを処方してもらいました。「10日飲み続けたら3日後くらい生理がくるので生理開始後3日目に来院するように」と言われましたが、ピルの副作用のせいか気持ちが悪くなり8日間しか服用できませんでした。

その後、生理がきたのですが、「8日間しか薬を飲んでいないこと」を伝えましたが、大丈夫だということで診察を受け、血液検査とエコー検査で卵胞の確認をしてもらい、クロミフェンで成長させることになりました。その日からクロミフェンを5日間飲み受診、成長が遅かったため3日分が追加され、再度受診することになりました。

すると、受診当日の朝に出血があり、診察で「一度リセットするためピルを1週間後から飲んでください。生理1日目ですから」と言われました。意味が分からなく、後からもう一度問い合わせて院長とお話しさせていただくと、「原因不明ですが、生理がきているのでリセットしましょう」と言われました。

「クロミフェンは飲む必要はなかったのでは？」と聞きましたら「そうです、申し訳ありません」と。また、ピルの服用は必要なのか再度尋ねると、「今回が生理なのかもはっきりしませんし…」と言われて薬はもらって帰りましたが、釈然としません。クロミフェンを処方した当日に血液検査とエコー検査しています。間違いは気付かないものなのでしょうか？

1週間後からピルを飲む事にも疑問があって、自然周期を待つ方がいいのかと思っています。

お返事5

いろいろ不安や不満もあるかとは思いますが、1つ1つ整理していきましょう。

・月経周期を整えるために10日分の中用量ピルを処方されたが、副作用が辛く8日分しか飲んでいない。

・月経がきて3日目に受診し、卵胞を確認、クロミフェン5日分を開始。その後、3日分が追加される。

・月経11日目あたりに出血（月経？）がきて、再度ピルが処方される。…ですね。

まず、中用量ピルは、月経日を調整するためによく使われます。そして、ピル服用後2～3日後には消退出血が起こります。

あなたの場合、10日間服用して8日分でやめてしまっていますが、起こったのは基本的には消退出血ではないかと思います。

これで、新たな月経サイクルのスタートになります。

月経開始の時期のホルモンの状態や子宮内膜の状態、また卵胞を確認し、その結果クロミフェンが処方されているわけですよね。

ですから、その時点までの方法としては、特に間違いはないと思います。ただ、その後に起こった出血が、月経なのか、不正出血なのか、その判断は、なかなか難しいかもしれません。

ピルを飲んでいたことが関係しているのかもしれませんし、あなたが感じているように月経周期が不安定になっていることの表れなのかもしれません。

医師が、クロミフェンを飲む必要がなかったのでは？という問いに「そうです、申し訳ありません」と言ったのは、現実的に出血が起こったことからの言葉だと思います。

出血が起こってしまったので月経1日目と考えてピルを処方することになり、その結果、クロミフェンを飲む必要がなかったから「申し訳ありません」となったのではないでしょうか。

40代になると、月経が不安定になってくる人も出始めてきます。これは閉経へ向かっていることの表れで、往々にして月経周期は短くなる傾向にあります。あなたが感じている月経周期の変化が、「以前よりも、月経周期が短くなってきている」というものでしたら、妊娠へトライできる期間と方法を今一度よく検討されてみた方がいいかもしれません。

いずれにしても、きちんとした月経周期が来ることです。ピルで調整をするか、自然な月経周期を待つか、その方法を再度、医師と相談してみましょう。

相談 6

この精液検査の結果、自然妊娠の可能性はどのくらいですか？

36～40才／海外

相談6

現在、海外在住です。夫婦ともに検査をし、妻側は、血液検査(ホルモン等)、卵管造影検査に問題なし。夫は、精液検査の結果、1回目は量、濃度、運動率と全てにおいてWHOの基準を遥かに下回る結果が出ました。2回目の検査の結果、量は3.9ml、濃度2900万、運動率87%、総精子量1億1130万とかなり改善されていました。ただ、正常形態率が1%でした。

この場合、自然妊娠はやはり難しいのでしょうか。主人は38歳、私は36歳です。不妊治療のクリニックでは、体外受精を勧められました。

実は、2回目の精液検査の結果を待っている間に一度自然妊娠が発覚しました。排卵日検査薬を使って、妊活を始めてから5カ月目くらいのことです。約6週で化学流産してしまいました。

2回目の結果で自然妊娠の可能性はどのくらいありますか？

化学流産は、奇形率の高さと関係があるのでしょうか。医師からは、体外受精をする時は正常なものを選ぶから受精、着床の可能性が確実に上がると説明がありました。

ただ、今回の精液検査の結果、自然妊娠を半年ほど試してからで良いのではないかと言われました。どのような選択をすればお互い後悔がないか悩み中です。

お返事6

海外在住で、不妊検査を受けた結果、ご主人側の精子に問題があるとのことですね。

精子の所見は良い時もあり、悪い時もありますので、一概には言えませんが、正常形態の精子の数が低い要因として、何か、問題がないかを調べるのもよいかもしれません。

染色体に問題があり、正常精子の形態率が悪いのか、他に何か問題があるのか…。

2回目の検査を待っている間に、自然妊娠成立されているということは、今後も自然に近い状態で妊娠が成立するという可能性も十分にありますので、一定期間を設けて、年齢的な要因も考慮しながら性生活で試みてもよいと思います。

それでもうまくいかなかった場合に、体外受精（顕微授精）をしてみる。もしくは、体外受精をしつつ、体外受精を行わない周期は性生活でトライしてみるということもできるでしょう。

生化学的妊娠に関しては、ほぼ胚の染色体の問題から起こります。これと精子の正常形態率の問題があるとすれば、受精の段階、もしくは胚成長の早い段階で淘汰されるのではないかと思います。また、顕微授精を行うことで正常な形の精子を選ぶことができますので、医師が言うように大丈夫でしょう。

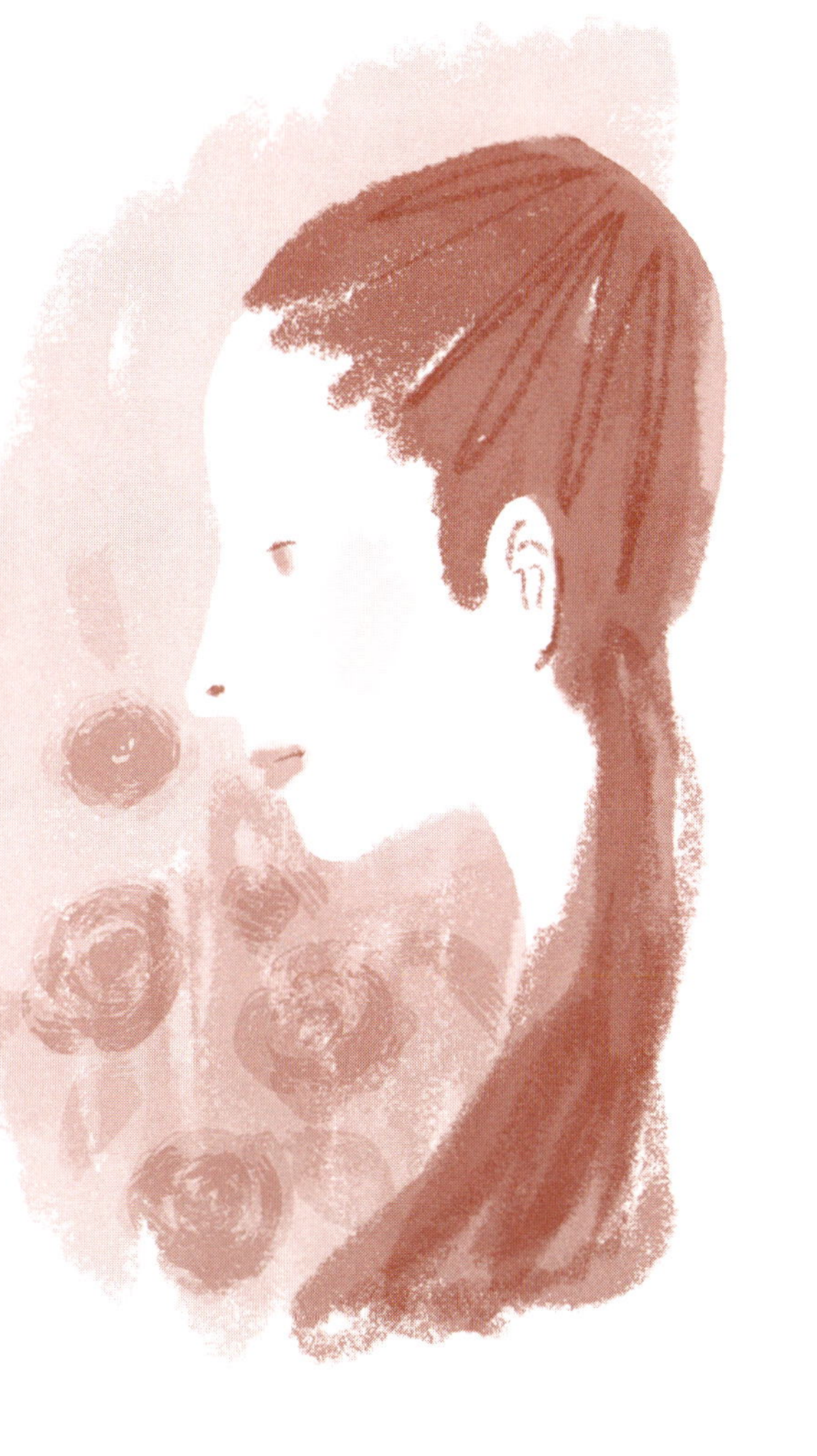

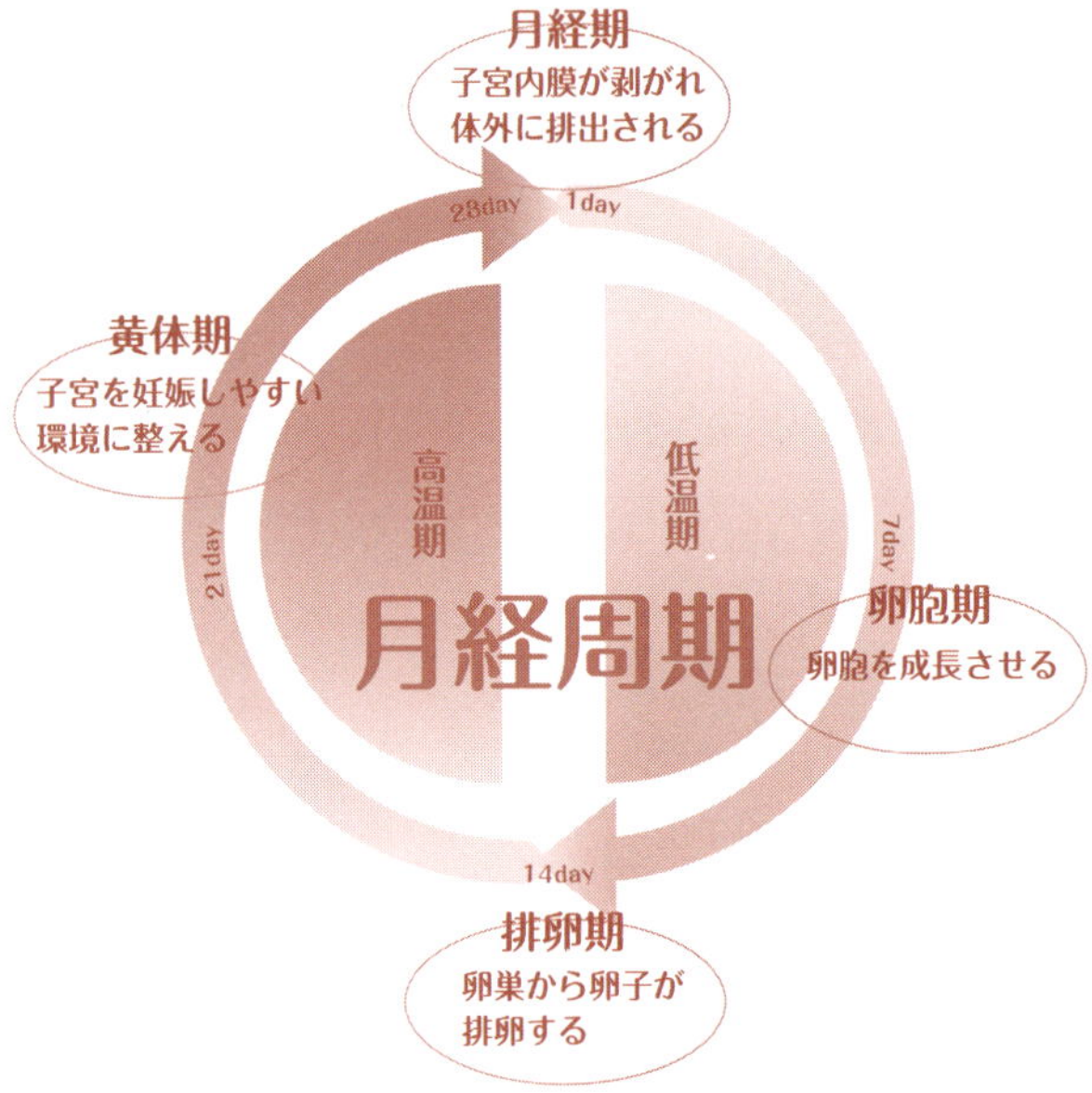

月経周期を確認しておこう！

▼ 月経期
子宮内膜がはがれて体外に排出される時期

▼ 卵胞期
卵胞を成長させる時期

▼ 排卵期
卵巣から卵子が排卵する時期

▼ 黄体期
子宮を妊娠しやすい環境に整える時期

相談
7 生理が来ず、今の置かれている状況はどうなのか？ 妊娠は？

36～40才／千葉県

相談 7

現在、治療6カ月目。一人目の子どもを産んでから全く生理が来ず、病院で下垂体性無月経、卵巣機能不全、排卵障害と診断され、不妊治療中です。

今はHMGフジ、フェリングを打って排卵を促している感じですが、一度も卵が大きくならず排卵もしていないので、タイミングもはかれずです。

今の悩みは、今の置かれている状況はどうなのか？

もう妊娠はゼロに近いのか？

この先の治療方法はどんなものがいいのか？

自分の状況がいまいちわからず、誰にも相談できず不安な毎日です。

お返事 7

一人目のお子様を出産後、下垂体性無月経・卵巣機能不全・排卵障害と診断され現在治療を行っているのですね。

治療6カ月月経過とのこと。現在通院している施設は不妊専門施設での治療でしょうか？

注射をしても反応がなく、排卵しないということですね。

今後の治療としては、どこまでの治療を望むかにもよりますが、タイミング希望の場合には排卵誘発剤の注射を行うことで、たくさんの卵胞発育が見られた場合には、多胎妊娠を回避するために、避妊をしなければならず、そのために、たとえば、体外受精をであれば、強く刺激をして、たくさんの卵子がえられれば、複数の移植可能な胚に育てることができるでしょう。

排卵誘発することで、卵巣が腫れたりすることもありますので、卵巣の状況をみながら、新鮮胚移植を行い、未移植胚は凍結保存をし、適切な周期に融解し、子宮に戻すことができます。

現在の刺激は、卵胞の数を増やさないようにしているために、卵胞が育ちにくいのかもしれませんね。

今後、どのような治療方法がよいのか医師とよく相談し、決めていただくのがよいと思います。

このまま、タイミングでという場合には、現在の方法で、反応してきたら、タイミングをとるというかたちになるかと思います。

今後の方向性を先生とご相談ください。

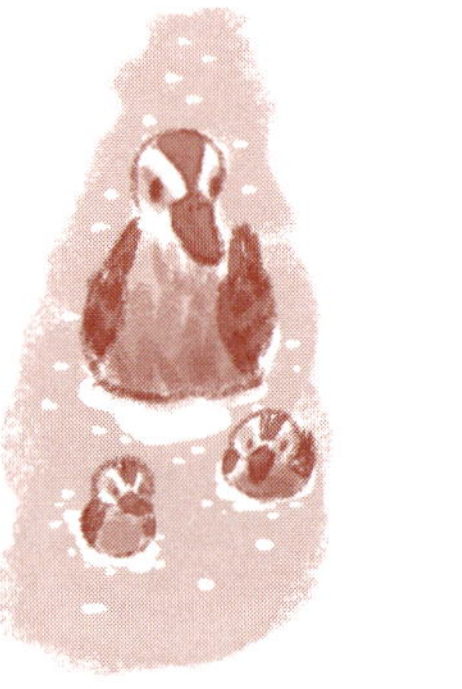

相談8 採卵の前周期に、生理をコントロールして初診に行けますか？

31～35才／アメリカ

相談8

アメリカ在住ですが、日本で体外受精にトライする予定です。こちらでは、男性不妊と診断されました。

一時帰国になるので、期間的な制限がありできるだけ効率よく採卵、移植ができればと思っています。何件かの病院に問い合わせてみたところ、その周期に採卵をしたければ初診はだいたい生理開始から4日目までに来てほしいという返事でした。しかし私は、生理周期が28～40日とバラツキがあります。特に環境の変化で遅れやすいので、初診の予約に合わせて飛行機のチケットをとっても、予定通りに生理が来るかどうか分かりません。そこでお聞きしたいのですが、採卵の前の周期に、生理をコントロールして初診に行くというのは可能でしょうか？

今考えているのは、以下の二つのどちらかです。

①初診の直前まで低容量ピルを飲む。採卵予定周期まで2周期あります。2周期飲む程度ではコントロールは難しいでしょうか？

②クロミッドを飲む。過去に1周期だけクロミッドを飲んだことがあります。その周期はしっかり28日で生理が来て、その後3ヶ月間28日周期が安定しました。

低容量ピル、クロミッド共に採卵前の周期で使用することで、採卵に支障はありますか？

それとも、何もせず自然に来るのを待つのが一番良いのでしょうか？

初診の生理日をコントロールする良い方法がありましたら教えていただければ幸いです。

お返事8

体外受精の治療に合わせて、一時帰国を予定しているのですね。

月経サイクルの2～4日目に病院を受診ということになると、ある程度計画をしたほうが予定は立てやすくなりますね。

もとの月経サイクルが不順であればなおさらですね。

ご質問①　治療の前周期に低用量のピルを服用し、帰国に合わせて服用を調整し、月経開始の予定を立てる。

これはとても良いと思います。前の周期にピルを服用するということは、排卵をお休みするということになりますので、お休みをした後の方が、排卵誘発をするときに有効と考えることもできますね。反応がよくなるということもあります。

ご質問②

クロミッドを服用すると、割と月経サイクルが順調になるので、クロミッドを服用し調整する。

低用量のピルが服用できない場合には良いと思います。血栓ができやすい人はピルの服用ができません。

クロミッドを服用した時の卵胞が必ずしも排卵するとは限らず、大きくはなったが排卵しない状態で卵巣に残ってしまった場合、体外受精周期に遺残卵胞があると排卵誘発ができないこともあります。卵胞を穿刺することで治療を開始することは可能になります。

また、ほかにどのような方法があるのかも合わせて、受診する施設へ直接問い合わせをしていただくのがよいと思います。そのときに、治療の意思を伝えておくことも必要かと思います。

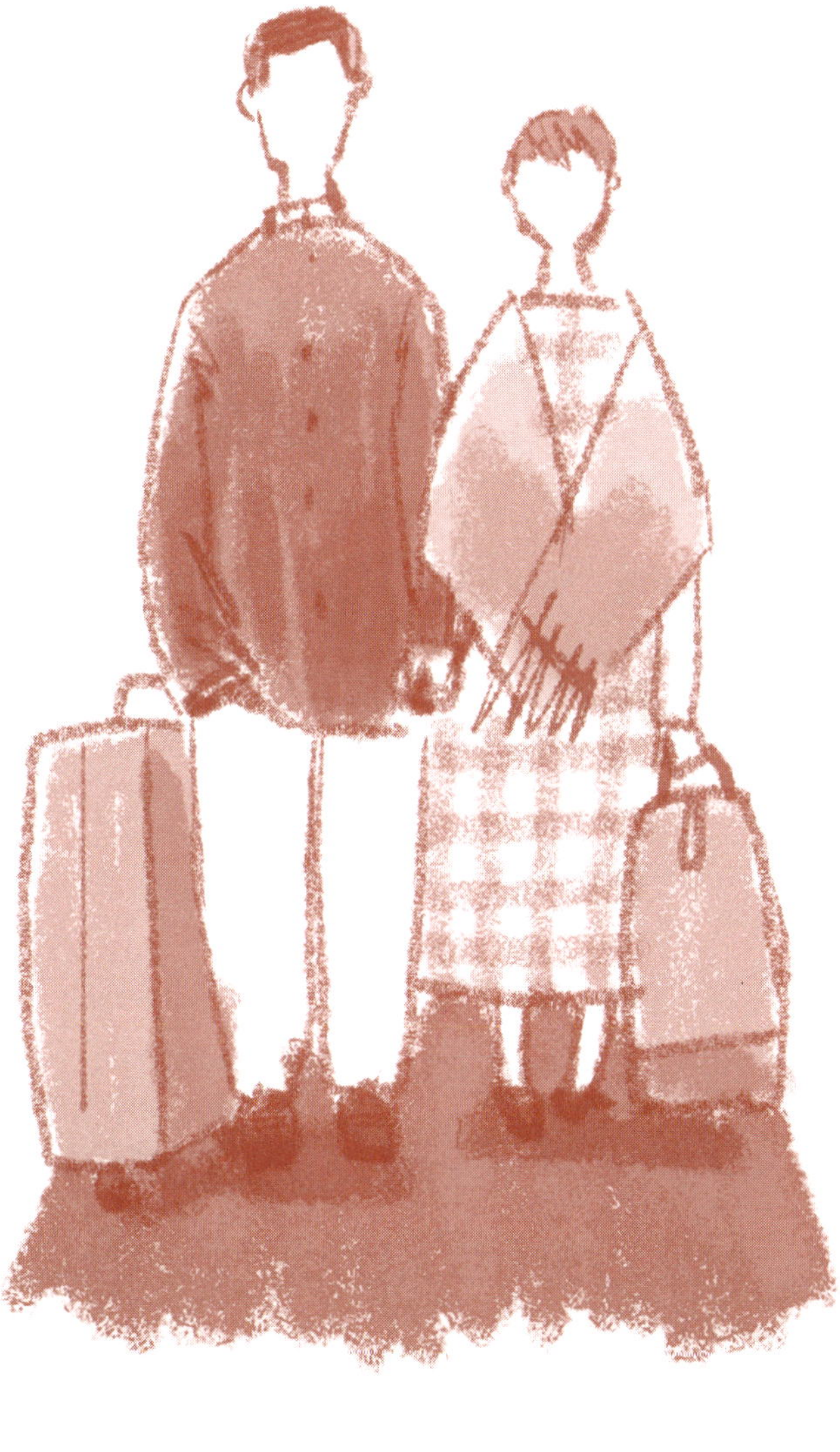

相談 9
胚盤胞に育つ強い卵子を作ることは難しいのでしょうか？

41～45才／神奈川県

相談 9

43歳、体外・顕微授精挑戦中です。31歳と38歳の時に子宮筋腫の摘出を開腹にて手術してます。子宮内膜症も患ってますが、39歳で晩婚でしたので結婚当初から体外受精に挑戦しています。主人の転勤も重なり2年程お休み期間を設けましたが、今年再開しました。

自然周期で、再開1回目の採卵では空胞、2回目は無事成熟卵で受精しましたが、桑実胚になるのに5日掛かり、胚盤胞には至りませんでした。ちなみに、2回共1個づつしか採卵出来ていません。

年齢的に卵子の質が低下しているのは理解していますが、胚盤胞に育てる強い卵子を作ることは難しいのでしょうか？

次の採卵迄に、出来る限りの事をしたいと考えていますのでアドバイスを頂きたいです。

お返事 9

年齢的な要因により卵子の質が低下していることは否めないですが、それでも卵巣内には良質な卵子が残っている可能性がありますので、良質な卵子が採卵できれば良い結果に繋がることもあります。

採卵するときの排卵誘発の方法もできるだけ卵巣に負担がかからない方法がよいと思いますが、FSH値などの基礎値を見ながら、複数卵胞を育てる方法はないか、医師と相談してみるのもいいでしょう。

卵子の活性化を助けるための方法としてはサプリメントなどを取り入れていくのもよいと思います。確実に卵子の質向上ということではありませんが、サポートにはなると思います。

細胞の活性化を助けるものには、コエンザイムQ10がいいでしょう。ミトコンドリアの活性度が高まり、卵巣機能が向上する可能性があるとされています。

また、サプリメントだけではなく、バランスのとれた食事と軽い有酸素運動、ストレスに負けない心をつくることが必要かもしれませんね。最低でも3カ月間は継続されたほうがよいでしょう。

今後、治療を継続していく中で、良質な卵子が回収できる可能性もありますので、無理しない範囲で治療に取り組まれるとよいのではないでしょうか。

疲れた時には休んで、無理をしないようにしましょうね。

相談 10
主人の飲酒が子どもに影響を与えないのか心配です。

31～35才／静岡県

相談 10

現在タイミング法で不妊治療をしています。私は飲酒の習慣がないのですが、旦那は毎日晩酌しています。

旦那の飲酒習慣は妊娠した際に子どもへ障害等影響はあるのでしょうか。

少し心配になりましたので教えてください。

お返事 10

ご主人の飲酒が子どもに影響を与えないのか心配されているのですね。

現在の精液所見に問題がなければ大丈夫ですが、所見に何か問題がある場合には少しアルコールを控えていただくこともあります。

通常、晩酌程度の量であれば問題はありませんが、心配な場合は、一度、主治医にもご主人の晩酌での飲酒の様子を伝え、相談してみてください。

相談11 夫との気持ちの温度差。この気持ちとどう向き合えば良いの？

31〜35才／福島県

相談11

私は約半年前から妊娠を目指してきましたが、いまだ妊娠には至っていません。

そのため、今度婦人科で検査を受けようと思うのですが、内診が苦手なことや年齢の焦りなどの不安で気持ちが不安定になりがちです。

夫に色々話しても彼はあまり焦っておらず、気持ちの温度差を感じます。

この気持ちと、どう向き合えば良いですか。

お返事11

一般的には、子供を希望し、避妊しないで夫婦生活を持ち1年ほどうまくいかなかった場合、不妊検査を受けた方がいいと思います。すぐにではなく、もう少しの期間、基礎体温や市販の排卵検査薬などを使用しタイミングを持つということでも良いですし、早めに検査を受けたいとのことでしたら、病院を受診し、検査を行ってその結果により、その後の治療方針を検討するということもできます。

ご主人があまり焦っていないということは、もう少し自然な形で様子を見ているという事だと思いますので、ふたりでよく話し合い、決めてゆくことが一番良いと思います。

なかなか二人ではうまく話し合いができないのであれば、不妊専門施設での相談コーナーや不妊治療の説明会などにお二人で参加されるとよいと思います。

現実的に必要な情報を得ていくことで、ご主人の意識も徐々に変わってくるかと思います。奥様が心配されている年齢的な要因や、不妊の原因となる事柄などが理解できるのではないかと思います。

お住まいになっている近くにそのような場所があればご相談されるとよいと思います。

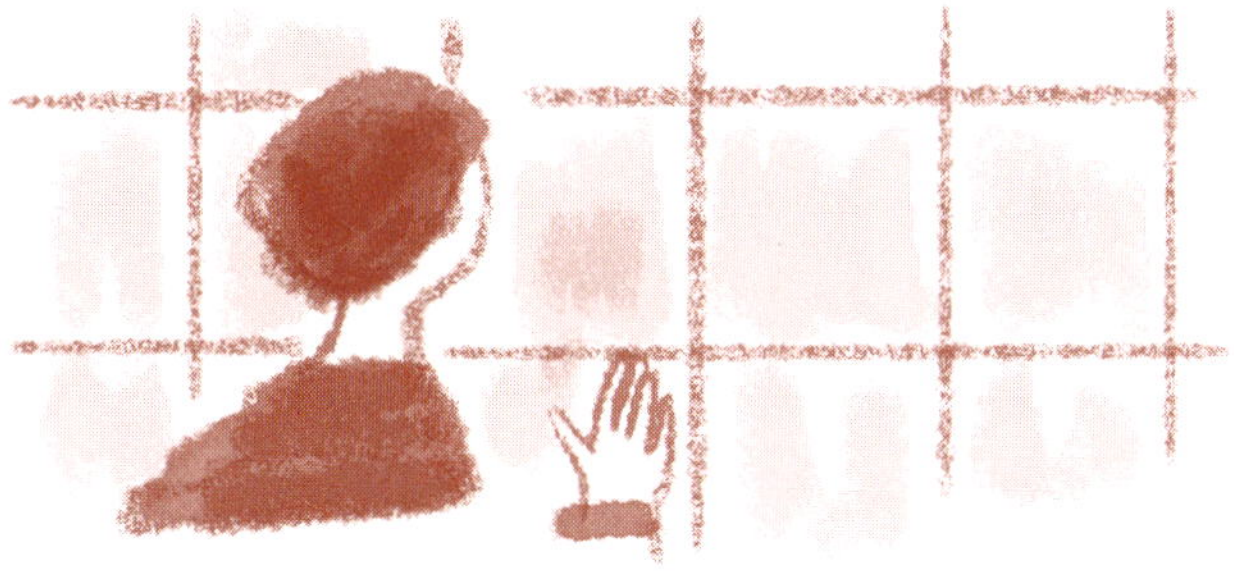

妊娠しやすいからだづくり　6つのポイント！

1　「早寝早起き朝ごはん」と規則正しいリズムで生活してみよう！

2　「高タンパク、低糖質」の食事を心がけよう！

3　「適度な運動」をしよう！

4　「ストレス発散」の工夫をしよう！

5　「タバコ」はやめましょう！

6　「お酒」は適度にしましょう！

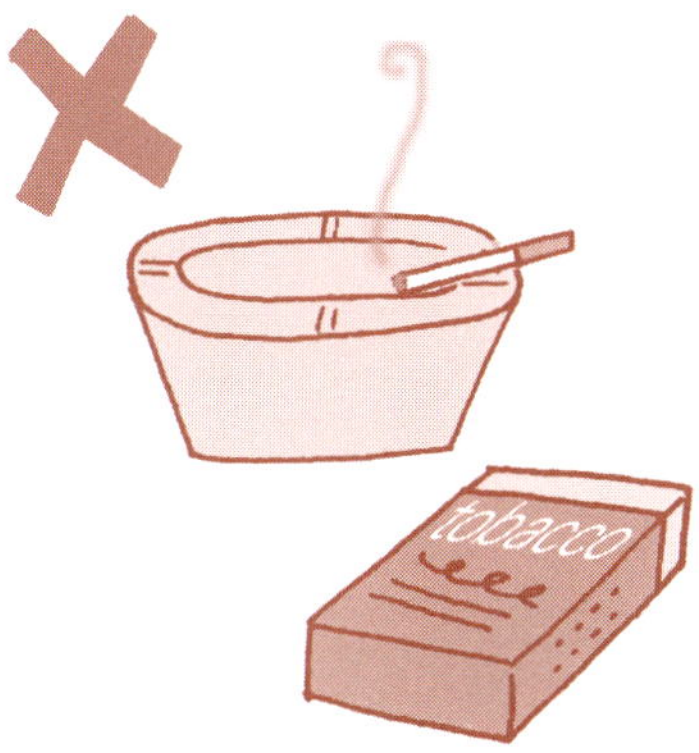

相談12
体外受精に際し、仕事との両立を考え病院選択で悩んでいます。

41～45才／東京都

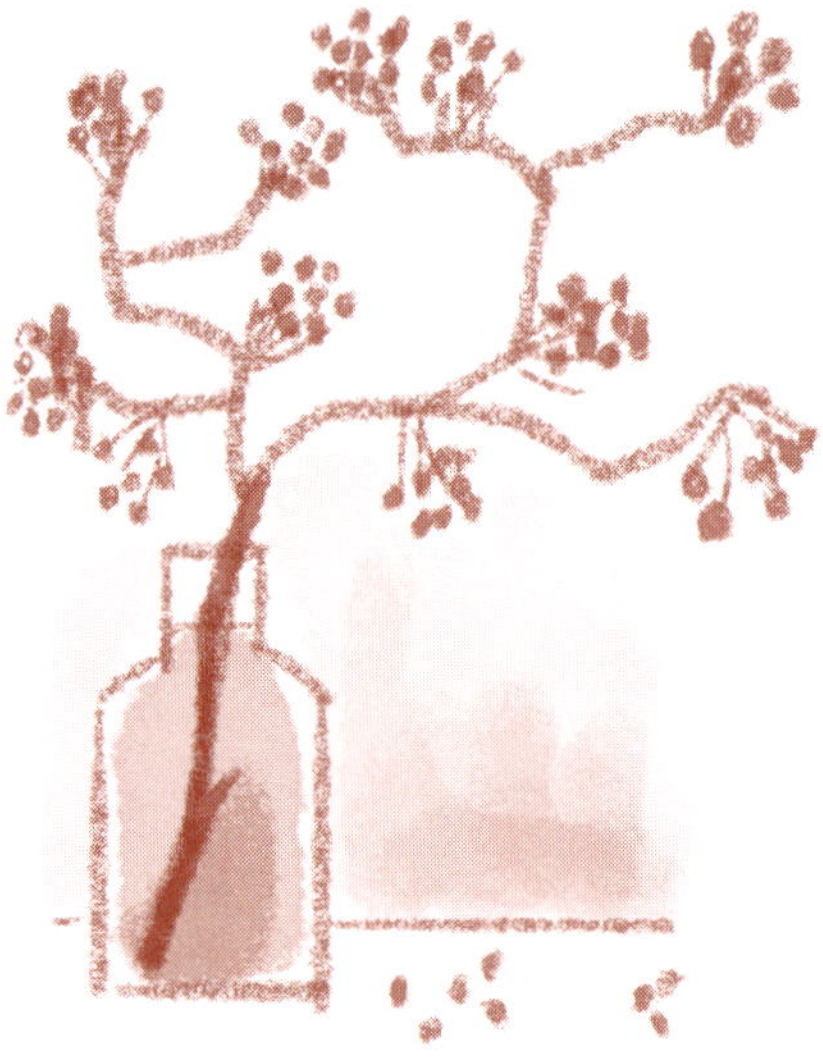

相談12

35歳の時に、タイミング療法で2度化学流産の経験があります。一年後、人工授精にステップアップするもダメで、37歳の時にAクリニックへ転院。多嚢胞性卵巣気味と言われています。アンタゴニスト法で、1度目の顕微授精で7個胚盤胞ができ、1度目の移植で妊娠、出産しました。

39歳の時、凍結してあった6個の胚盤胞をグレードの良いものから移植していきましたが、すべて陰性。最後の採卵と決め、刺激をマイルドにして2個採卵。顕微授精で5日目胚盤胞に育ち、2個移植するも陰性でした。助成金を使い果たしたため、自己タイミングを始めましたが、夫がプレッシャーによる膣内射精障害で4ヶ月うまく行かないことが続き、人工授精をすることにしました。Aクリニックでは、人工授精の卵胞チェックは朝行うのですが、職場から遠く、また、私は排卵まで時間がかかるため何度も受診が必要ということもあり、職場から近いBクリニックに転院しました。3回人工授精をしましたがうまく行かず、諦めきれない思いから、もう一度、体外受精をしようと考えています。

そこで質問です。

この場合、一度は妊娠できたAクリニックで体外受精をした方がいいでしょうか。培養液の相性があると思うので。それとも、転院して、今通っているBクリニックで行うのが良いでしょうか。もしくは、もっと実績のある高刺激の病院に移るのが良いでしょうか。

アドバイスをいただけたら幸いです。

お返事12

体外受精周期に入りますと、通院の回数はその時の卵胞発育の状況により、増えることもあります。できれば、通院しやすい場所で取り組むのがよいと思います。

お子さまを抱えて、仕事との両立をしながらになりますので、できるだけ通院回数が少なくて済むような方法を考えた方がよいかと思います。

どのような方法が一番通院回数が少なくて済むのかなど、医師に相談してみるのもよいかと思います。

それから、培養についてですが、不妊治療施設の多くで使用している培養液は市販されたものを使用しています。一人目のお子様を授かった時よりも、培養液は進歩していますので、どちらの施設でも大きな差はないと考えます。ただ、最終的にはご本人が生活の中で一番納得できる方法が良いと思います。

年齢が高い場合、高刺激は選択肢として気になります。卵巣の反応が鈍いところに一気に刺激をかけて質の良い卵子に出会えるか、卵巣に負担かかりすぎたら、その後のことも心配です。その辺りのことも先生と相談されるとよいですね。

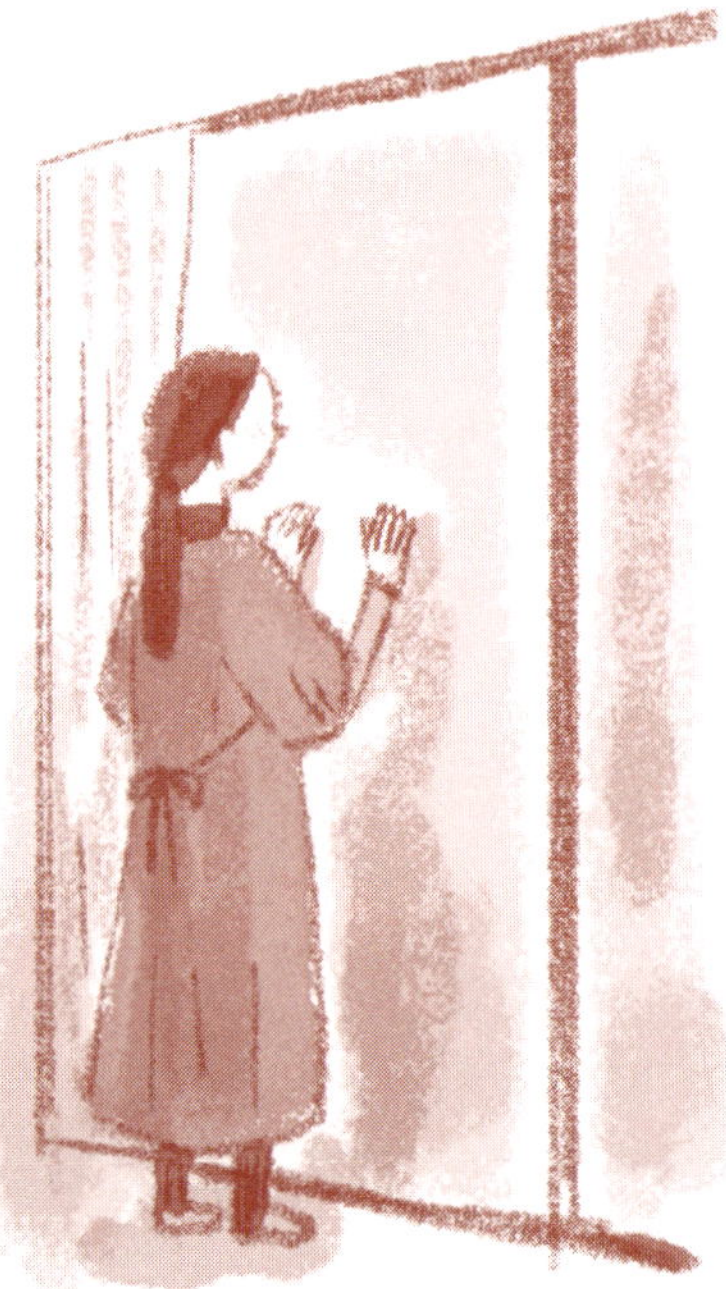

相談13
移植はできてあと1~2回。自分にできることはなに？

41~45才／岐阜県

相談13

胚のグレードもよく、胚盤胞まで進むのですが、妊娠までいたりません。

自分も高齢ですが、夫が非閉塞性無精子症の為、手術で取り出した精子の数も少なく、移植はできてあと1、2回です。

自分にできることはなんでしょうか？

お返事13

残りの回数が限られているとのことですので、最善な方法での治療が行えるように考えていきましょう。

良好な受精卵を何回か移植してもうまくいかない場合、受精卵側に何らかの問題が起きているということも考えられますが、最近では、反復着床不成功例に対して行う検査があります。

ERAテストといって、凍結した受精卵を融解胚移植する際に、移植する日の子宮内膜が着床可能な状態にあるのかを、遺伝子レベルで調べる検査です。反復不成功例では、子宮内膜を着床可能な状態にしているようであっても、遺伝子レベルでは準備が整っていない場合があります。

通常の融解移植を行うようにホルモン剤を服用し排卵期ころになった内膜の厚さを確認し、排卵後に処方する黄体ホルモン剤を開始し、5日目に子宮内膜組織を採取し検査を行います。

結果が出るまでには2～3週間かかります。

この検査の結果で誤差が生じているのであれば、正しい状況の時に受精卵を移植することで妊娠への期待が高まりますし、検査の結果、誤差が認められなかった場合には、今までの方法で移植時期に間違いがなく、やはり、胚の問題だろうということになります。

ただ、この検査には、高額な費用がかかり、施設によりますが、15万～25万くらいかかります。

この検査が必要ということではありませんが、確認のために行うということはありかと思いますし、治療を有効的に行う手だてになればと思います。ただしすべての施設で検査ができるわけではありませんので、一度話だけでも医師に聞いてみてはいかがでしょう。

このような検査もあるということをお伝えしましたが、そのほかにできることとしては、血流改善は効果があるといわれています。また、ストレスはなるべくためないよう、リラックスした日々を送られると良いと思います。

自分でできること……

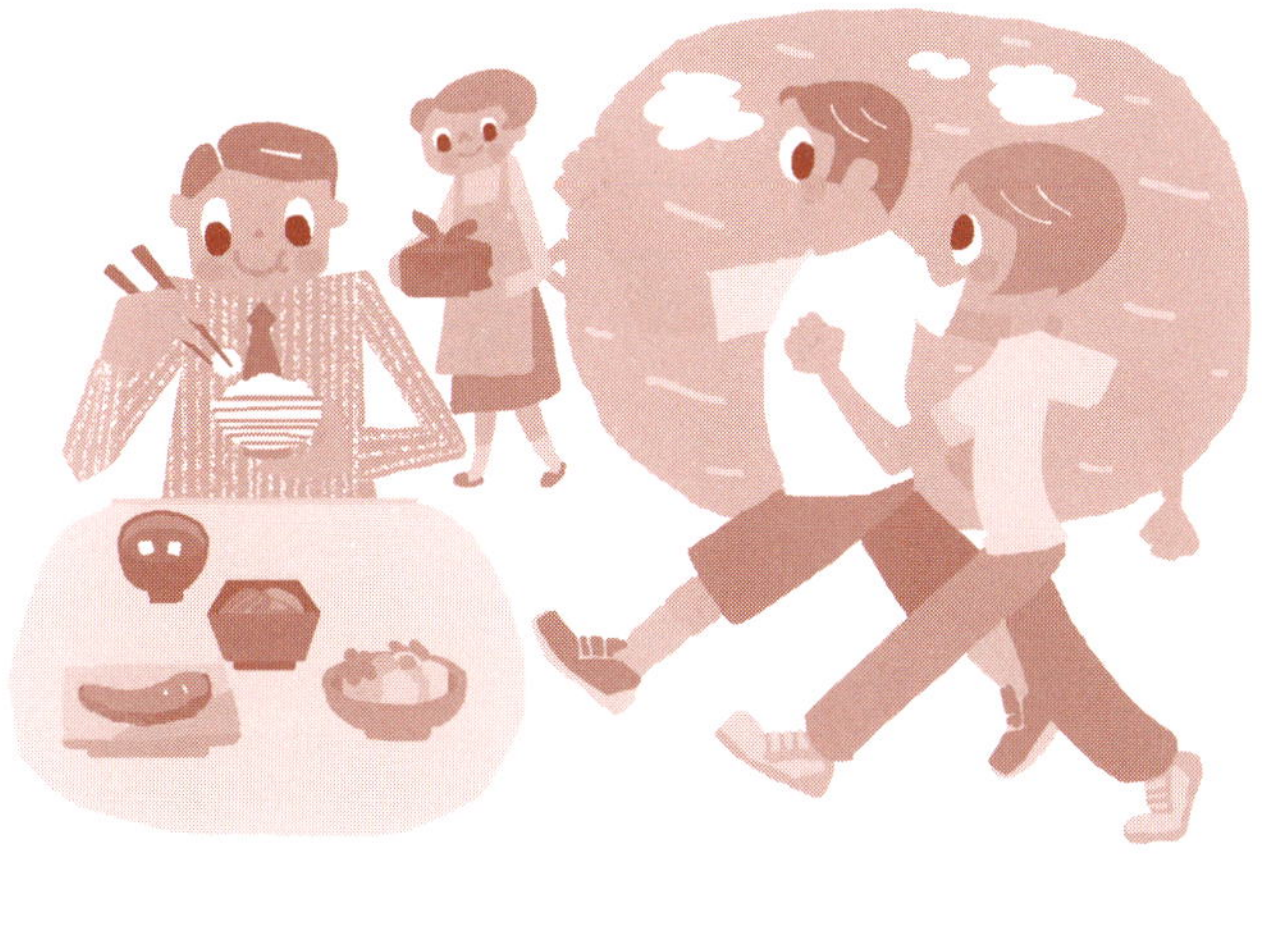

1 しっかり睡眠を取る
2 規則正しい食生活を送る
3 適度な運動を続けよう
4 ストレスがあれば発散を！
5 妊娠中にダメなことは止める
6 それぞれに必要なサプリは続けましょう

相談
14 排卵の7日後くらいに軽い生理痛のようなものを感じます。着床時期の生理痛、原因は何？

36～40才／東京都

相談14

毎月生理は30日周期くらいで順調に来るのですが、基礎体温はいつも36・7度をずっと保っています。たまに低温期高温期に関わらず37度を越えることもあります。

さらに、毎月排卵してから7日後に軽い生理痛のようなものを感じ、9～10日後に生理が来るので、いつも疑問に思っています。周期が30日ならば生理来るのは排卵後から15日後ではないかと。

考えてみると、排卵日が生理開始から20～22日で遅いです。

排卵が遅いのが原因かと思い、直近は　クロミフェンとhCG注射をして様子を見たところ、いつもより5日ほど排卵日が早まりました。同時に、病院で排卵してるかどうかと、排卵後の黄体ホルモンのチェックをしてもらったところ、問題なく排卵され、黄体ホルモンも正常の数値でした。

順調だと安心していたら、結局排卵日の7日後にはいつも通り軽い生理痛が来て、10日後には生理が始まりました。

いつも必ず着床の時期に生理痛が起こるというのは、受精自体が成立してなかったのでしょうか？

それとも着床ができずに生理が来てしまうのでしょうか？

主治医は、あまり人の話を聞いてくれないので、相談をしました。原因と対策が知りたいです。お願いします。

お返事14

月経サイクルが30日周期の場合ですと、順調に卵胞が発育して排卵が起こるのは月経開始から、おおよそ13～16日くらいではないでしょうか。

黄体期は10日から14日ですので、排卵後早いと10日目で次の月経が始まることもありますし、14日目に月経が開始することもあります。

これはいつも決まっているわけではなく、その周期の卵胞の発育状態により変わります。

排卵後の痛みですが、排卵後から7日目くらいですと、時期的には着床期にあたります。ただ、その痛みは、排卵とは関連性がない場合もありますので、一度、医師に症状を話して相談された方が安心かと思います。

そうすると、月経に関連して起こる痛みか、また関連性のない痛みなのかがわかり、対策も立てやすくなると思います。

これから先に治療を進める上でも、そして、赤ちゃんが生まれたら、赤ちゃんに変わって病状や様子を伝えなくてはなりません。医師に相談することは必要なことです。赤ちゃんを授かるための治療ですから、勇気を出して、相談をしてみてください。

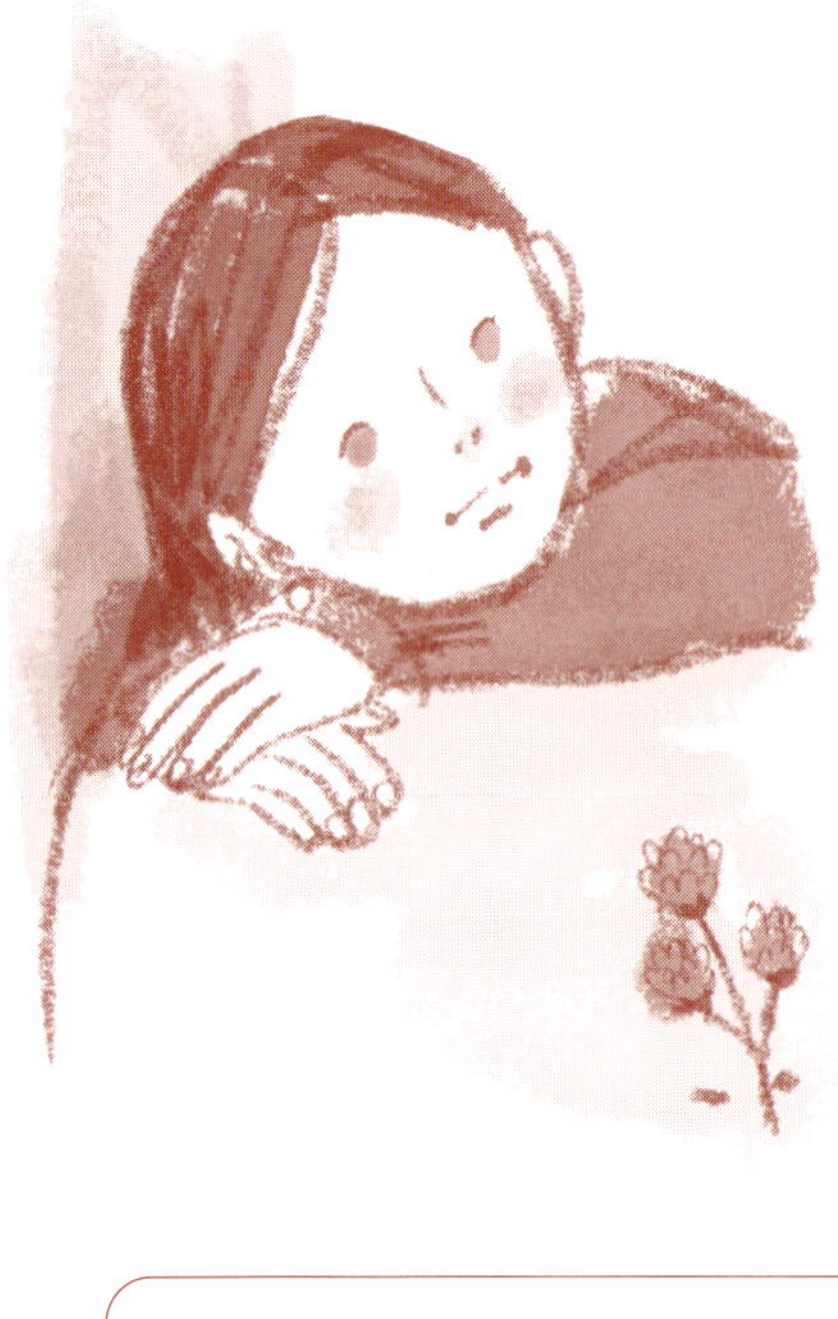

＊＊＊おススメ レシピ＊＊＊

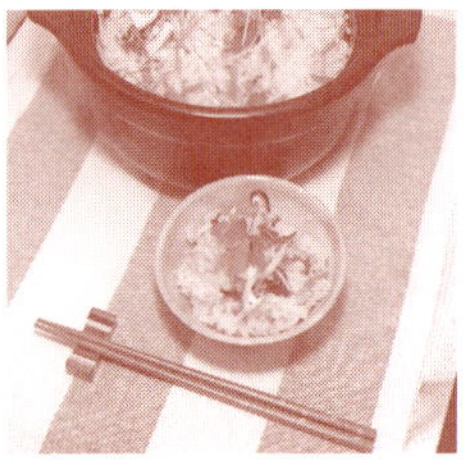

しょうがご飯

血行の促進、体を温めるなどの効果が知られているショウガを使ったレシピはいかが？

材　料
米……………………………2合
【A】
にんじん…………………30ｇ
油揚げ……………………15ｇ
しいたけ …………………2枚
三つ葉……………………15ｇ
生姜………………………30ｇ
【合わせだし】
だし汁 薄口しょうゆ みりん
／11:1:1（550ml :50ml :50ml ）

作り方
- Ａを２～３㎝の長さの千切りにする。
- 合わせだしを作り、にんじん、油揚げ、しいたけを煮て、具はざるにあげておく。
- 米をとぎ、合わせだしを炊飯器の2合の目盛りまで入れて炊く。
- 炊き上がったら②の具と生姜、三つ葉を加え、よく混ぜて出来上がり。

LIST

全国の不妊治療 病院＆クリニック 2018

最寄りの病院（クリニック）はどこにあるの…？
あなたの街で不妊治療を受けるためのお役立ち情報です
より詳しく紹介したピックアップガイダンスは
以下の内容にてご案内しています

●印は日本産科婦人科学会に生殖補助医療実施施設として登録のある病院・クリニックです。
ただし、編集部のアンケート調査から実績上の理由等により、一部、表記に違いがあります。
また、無登録でも生殖補助医療を行っている施設もありますので詳しくは直接ご確認下さい。

病院情報、ピックアップガイダンスの見方／各項目のチェックについて

●あいうえおクリニック

Tel.000-000-0000　あいうえお市000-000　since 1999.5

医師2名　培養士2名
心理士1名(内部)

診療日		月	火	水	木	金	土	日	祝祭日
	am	●	●	●	●	●	●		
	pm	●		●		●			

予約受付時間　8・9・10・11・12・13・14・15・16・17・18・19・20・21・22時

◆倫理・厳守宣言
医師／する ……■
培養士／する ……■

ブライダルチェック＝○　婦人科検診＝○

夫婦での診療 …………●
患者への治療説明 ……●
使用医薬品の説明 ……●
治療費の詳細公開 ……●
治療費助成金扱い …有り
タイミング療法 …………●
人工授精 ……………●
人工授精 (AID) …………×
体外受精 ……………●

顕微授精 ……………●
自然・低刺激周期採卵法 ○
刺激周期採卵法(FSH,hMG) ●
凍結保存 ……………●
男性不妊 ○連携施設あり
不育症 ……………×
妊婦検診 ………10週まで
2人目不妊通院配慮 ……●
腹腔鏡検査 ……………×

漢方薬の扱い …………×
新薬の使用 …………△
カウンセリング ………△
運動指導 ……………×
食事指導 ……………×
女性医師がいる ………×

料金目安
初診費用　2500円～
体外受精費用　35万～40万
顕微授精費用　40万～45万

私たちの街のクリニック紹介コーナーにピックアップガイダンスを設けました。ピックアップガイダンスは不妊治療情報センター・funin.info（不妊インフォ）にある情報内で公開掲載を希望されたあなたの街の施設です。

◆倫理・厳守宣言 ってな〜に？

不妊治療では、精子や卵子という生命の根源を人為的に操作する行為が含まれます。倫理的にも十分気をつけなければならない面がありますから、その確認の意志表示を求めました。読者や社会への伝言として設けてみました。ノーチェックは□、チェックは■です。ご参考に！

ただし、未チェックだからといって倫理がないというわけではありません。社会での基準不足から、回答に躊躇していたり、チェックして後で何かあったら…と心配されての結果かもしれません。ともかく医療現場でのこの意識は大切であって欲しいですね。

◆ブライダルチェック ってな〜に？

結婚を控えている方、すでに結婚され妊娠したいと考えている方、または将来の結婚に備えてチェックをしたい方などが、あらかじめ妊娠や分娩を妨げる婦人科的疾患や問題を検査することです。女性ばかりでなく男性もまた検査を受けておく対象となります。

◆料金目安 この見方って？

初診費用は、検査をするかどうか、また保険適用内かどうかでも違ってきます。一般的な目安としてご覧ください。数百円レベルの記載の所は、次回からの診療でより詳しく検査が行なわれるものと考えましょう。

顕微授精は体外受精プラス費用の回答をいただいた場合にはプラスを表示させていただきました。

○＝実施している
●＝常に力を入れて実施している
△＝検討中である
×＝実施していない

病院選びや受診時のご参考に！

不妊治療費助成制度が全国的に実施される中、患者様がより安心して受診でき、信頼できる病院情報が求められています。この情報にはいろいろな要素が含まれます。ピックアップガイダンスの内容を見ながら、あなたの受診、病院への問合せなどに前向きに、無駄のない治療をおすすめ下さい！

北海道

さっぽろARTクリニック
Tel.011-700-5880 札幌市北区

北海道大学病院
Tel.011-716-1161 札幌市北区

札幌白石産科婦人科病院
Tel.011-862-7211 札幌市白石区

青葉産婦人科クリニック
Tel.011-893-3207 札幌市厚別区

五輪橋マタニティクリニック
Tel.011-571-3110 札幌市南区

手稲渓仁会病院
Tel.011-681-8111 札幌市手稲区

セントベビークリニック
Tel.011-215-0880 札幌市中央区

金山生殖医療クリニック
Tel.011-200-1122 札幌市中央区

円山レディースクリニック
Tel.011-614-0800 札幌市中央区

時計台記念クリニック
Tel.011-251-1221 札幌市中央区

神谷レディースクリニック
Tel.011-231-2722 札幌市中央区

札幌厚生病院
Tel.011-261-5331 札幌市中央区

斗南病院
Tel.011-231-2121 札幌市中央区

札幌医科大学医学部付属病院
Tel.011-611-2111 札幌市中央区

おおこうち産婦人科
Tel.011-233-4103 札幌市中央区

福住産科婦人科クリニック
Tel.011-836-1188 札幌市豊平区

KKR札幌医療センター
Tel.011-822-1811 札幌市豊平区

美加レディースクリニック
Tel.011-833-7773 札幌市豊平区

琴似産科婦人科クリニック
Tel.011-612-5611 札幌市西区

札幌東豊病院
Tel.011-704-3911 札幌市東区

秋山記念病院
Tel.0138-46-6660 函館市石川町

製鉄記念室蘭病院
Tel.0143-44-4650 室蘭市知利別町

岩城産婦人科
Tel.0144-38-3800 苫小牧市緑町

とまこまいレディースクリニック
Tel.0144-73-5353 苫小牧市弥生町

レディースクリニックぬまのはた
Tel.0144-53-0303 苫小牧市北栄町

エナレディースクリニック
Tel.0133-72-8688 石狩市花川南9条

森産科婦人科病院
Tel.0166-22-6125 旭川市7条

みずうち産科婦人科医院
Tel.0166-31-6713 旭川市豊岡4条

旭川医科大学附属病院
Tel.0166-65-2111 旭川市緑が丘

帯広厚生病院
Tel.0155-24-4161 帯広市西6条

慶愛病院
Tel.0155-22-4188 帯広市東3条

釧路赤十字病院
Tel.0154-22-7171 釧路市新栄町

北見レディースクリニック
Tel.0157-31-0303 北見市大通東

中村記念愛成病院
Tel.0157-24-8131 北見市高栄東町

青森

エフ. クリニック
Tel.017-729-4103 青森市浜田

レディスクリニック・セントセシリア
Tel.017-738-0321 青森市筒井八ツ橋

青森県立中央病院
Tel.017-726-8111 青森市東造道

八戸クリニック
Tel.0178-22-7725 八戸市柏崎

たけうちマザーズクリニック
Tel.0178-20-6556 八戸市石堂

下北医療センターむつ総合病院
Tel.0175-22-2111 むつ市小川町

婦人科 さかもとともみクリニック
Tel.0172-29-5080 弘前市早稲田

弘前大学医学部付属病院
Tel.0172-33-5111 弘前市本町

安斎レディスクリニック
Tel.0173-33-1103 五所川原市一ツ谷

岩手

岩手医科大学付属病院
Tel.019-651-5111 盛岡市内丸

畑山レディスクリニック
Tel.019-613-7004 盛岡市北飯岡

さくらウイメンズクリニック
Tel.019-621-4141 盛岡市中ノ橋通

産科婦人科吉田医院
Tel.019-622-9433 盛岡市若園町

平間産婦人科
Tel.0197-24-6601 奥州市水沢区

岩手県立二戸病院
Tel.0195-23-2191 二戸市堀野

秋田

藤盛レィディーズクリニック
Tel.018-884-3939 秋田市東通仲町

中通総合病院
Tel.018-833-1122 秋田市南通みその町

秋田大学医学部附属病院
Tel.018-834-1111 秋田市広面

清水産婦人科クリニック
Tel.018-893-5655 秋田市広面

市立秋田総合病院
Tel.018-823-4171 秋田市川元松丘町

秋田赤十字病院
Tel.018-829-5000 秋田市上北手猿田

あきたレディースクリニック安田
Tel.018-857-4055 秋田市土崎港中央

池田産婦人科クリニック
Tel.0183-73-0100 湯沢市字両神

大曲母子医院
Tel.0187-63-2288 大曲市福住町

佐藤レディースクリニック
Tel.0187-86-0311 大仙市戸蒔

大館市立総合病院
Tel.0186-42-5370 大館市豊町

山形

山形市立病院済生館
Tel.023-625-5555 山形市七日町

山形済生病院
Tel.023-682-1111 山形市沖町

レディースクリニック高山
Tel.023-674-0815 山形市嶋北

山形大学医学部附属病院
Tel.023-628-1122 山形市飯田西

国井クリニック
Tel.0237-84-4103 寒河江市中郷

ゆめクリニック
Tel.0238-26-1537 米沢市東

米沢市立病院
Tel.0238-22-2450 米沢市相生町

すこやかレディースクリニック
Tel.0235-22-8418 鶴岡市東原町

たんぽぽクリニック
Tel.0235-25-6000 鶴岡市大字日枝

山形県立河北病院
Tel.0237-73-3131 西村山郡河北町

宮城

京野アートクリニック
Tel.022-722-8841 仙台市青葉区

東北大学病院
Tel.022-717-7000 仙台市青葉区

東北医科薬科大学病院
Tel.022-259-1221 仙台市宮城野区

桜ヒルズウイメンズクリニック
Tel.022-279-3367 仙台市青葉区

たんぽぽレディースクリニックあすと長町
Tel.022-738-7753 仙台市太白区

仙台ソレイユ母子クリニック
Tel.022-248-5001 仙台市太白区

仙台ARTクリニック
Tel.022-741-8851 仙台市宮城野区

うつみレディスクリニック
Tel.0225-84-2868 東松島市赤井

大井産婦人科医院
Tel.022-362-3231 塩竈市新富町

スズキ記念病院
Tel.0223-23-3111 岩沼市里の杜

福島

いちかわクリニック
Tel.024-554-0303 福島市南矢野目

福島県立医科大学附属病院
Tel.024-547-1111 福島市光が丘

アートクリニック産婦人科
Tel.024-523-1132 福島市栄町

福島赤十字病院
Tel.024-534-6101 福島市入江町

乾マタニティクリニック
Tel.024-925-0705 郡山市並木

あべウイメンズクリニック
Tel.024-923-4188 郡山市富久山町

ひさこファミリークリニック
Tel.024-952-4415 郡山市中ノ目

太田西ノ内病院
Tel.024-925-1188 郡山市西ノ内

寿泉堂綜合病院
Tel.024-932-6363 郡山市駅前

あみウイメンズクリニック
Tel.0242-37-1456 会津若松市八角町

会津中央病院
Tel.0242-25-1515 会津若松市鶴賀町

いわき婦人科
Tel.0246-27-2885 いわき市内郷綴町

茨城

いがらしクリニック
Tel.0297-62-0936 龍ヶ崎市栄町

筑波大学附属病院
Tel.029-853-3900 つくば市天久保

つくばARTクリニック
Tel.029-863-6111 つくば市竹園

筑波学園病院
Tel.029-836-1355 つくば市上横場

遠藤産婦人科医院
Tel.0296-20-1000 筑西市中舘

根本産婦人科医院
Tel.0296-77-0431 笠間市八雲

江幡産婦人科病院
Tel.029-224-3223 水戸市備前町

石渡産婦人科病院
Tel.029-221-2553 水戸市上水戸

植野産婦人科医院
Tel.029-221-2513 水戸市五軒町

岩崎病院
Tel.029-241-8700 水戸市笠原町

小塙医院
Tel.0299-58-3185 小美玉市田木谷

原レディスクリニック
Tel.029-276-9577 ひたちなか市笹野町

福地レディースクリニック
Tel.0294-27-7521 日立市鹿島町

栃木

関東

さち・レディースクリニック
Tel.047-495-2050　船橋市印内町

北原産婦人科
Tel.047-465-5501　船橋市習志野台

津田沼IVFクリニック
Tel.047-455-3111　船橋市前原西

窪谷産婦人科IVFクリニック
Tel.04-7136-2601　柏市柏

中野レディースクリニック
Tel.04-7162-0345　柏市柏

さくらウィメンズクリニック
Tel.047-700-7077　浦安市北栄

パークシティ吉田レディースクリニック
Tel.047-316-3321　浦安市明海

順天堂大学医学部附属浦安病院
Tel.047-353-3111　浦安市富岡

そうクリニック
Tel.043-424-1103　四街道市大日

東邦大学医学部附属佐倉病院
Tel.043-462-8811　佐倉市下志津

高橋レディースクリニック
Tel.043-463-2129　佐倉市ユーカリが丘

日吉台レディースクリニック
Tel.0476-92-1103　富里市日吉台

成田赤十字病院
Tel.0476-22-2311　成田市飯田町

淡路ウィメンズクリニック
Tel.043-440-7820　八街市八街

増田産婦人科
Tel.0479-73-1100　匝瑳市八日市場

旭中央病院
Tel.0479-63-8111　旭市イ

宗田マタニティクリニック
Tel.0436-24-4103　市原市根田

重城産婦人科小児科
Tel.0438-41-3700　木更津市万石

薬丸病院
Tel.0438-25-0381　木更津市富士見

ファミール産院
Tel.0470-24-1135　館山市北条

亀田総合病院　ARTセンター
Tel.04-7092-2211　鴨川市東町

東京

杉山産婦人科　丸の内
Tel.03-5222-1500　千代田区丸の内

あいだ希望クリニック
Tel.03-3254-1124　千代田区神田鍛冶町

日本大学病院
Tel.03-3293-1711　千代田区神田駿河台

小畑会浜田病院
Tel.03-5280-1166　千代田区神田駿河台

三楽病院
Tel.03-3292-3981　千代田区神田駿河台

杉村レディースクリニック
Tel.03-3264-8686　千代田区五番町

エス・セットクリニック<男性不妊専門>
Tel.03-6262-0745　千代田区神田岩本町

日本橋ウィメンズクリニック
Tel.03-5201-1555　中央区日本橋

Natural ART Clinic 日本橋
Tel.03-6262-5757　中央区日本橋

八重洲中央クリニック
Tel.03-3270-1121　中央区八重洲

黒田インターナショナルメディカルリプロダクション
Tel.03-3555-5650　中央区新川

こやまレディースクリニック
Tel.03-5859-5975　中央区勝どき

聖路加国際病院
Tel.03-3541-5151　中央区明石町

銀座こうのとりレディースクリニック
Tel.03-5159-2077　中央区銀座

はるねクリニック銀座
Tel.03-5250-6850　中央区銀座

両角レディースクリニック
Tel.03-5159-1101　中央区銀座

オーク銀座レディースクリニック
Tel.03-3567-0099　中央区銀座

銀座レディースクリニック
Tel.03-3535-1117　中央区銀座

秋山レディースクリニック
Tel.048-663-0005　さいたま市大宮区

大宮レディスクリニック
Tel.048-648-1657　さいたま市大宮区

かしわざき産婦人科
Tel.048-641-8077　さいたま市大宮区

あらかきウィメンズクリニック
Tel.048-838-1107　さいたま市南区

丸山記念総合病院
Tel.048-757-3511　さいたま市岩槻区

大和たまごクリニック
Tel.048-757-8100　さいたま市岩槻区

ソフィア祐子レディースクリニック
Tel.048-253-7877　川口市西川口

永井マザーズホスピタル
Tel.048-959-1311　三郷市上彦名

産婦人科菅原病院
Tel.048-964-3321　越谷市越谷

ゆうレディースクリニック
Tel.048-967-3122　越谷市南越谷

獨協医科大学越谷病院
Tel.048-965-1111　越谷市南越谷

スピカレディースクリニック
Tel.0480-65-7750　加須市南篠崎

中村レディスクリニック
Tel.048-562-3505　羽生市中岩瀬

埼玉医科大学病院
Tel.049-276-1297　入間郡毛呂山町

埼玉医科大学総合医療センター
Tel.049-228-3674　川越市鴨田

恵愛生殖医療医院
Tel.048-485-1185　和光市本町

大塚産婦人科
Tel.048-479-7802　新座市片山

ウィメンズクリニックふじみ野
Tel.049-293-8210　富士見市ふじみ野西

ミューズレディスクリニック
Tel.049-256-8656　ふじみ野市霞ヶ丘

吉田産科婦人科医院
Tel.04-2932-8781　入間市野田

瀬戸病院
Tel.04-2922-0221　所沢市金山町

さくらレディスクリニック
Tel.042-992-0371　所沢市くすのき台

熊谷総合病院
Tel.048-521-0065　熊谷市中西

平田クリニック
Tel.048-526-1171　熊谷市肥塚

Women's Clinic ひらしま産婦人科
Tel.048-722-1103　上尾市原市

上尾中央総合病院
Tel.048-773-1111　上尾市柏座

みやざきクリニック
Tel.0493-72-2233　比企郡小川町

千葉

高橋ウイメンズクリニック
Tel.043-243-8024　千葉市中央区

千葉メディカルセンター
Tel.043-261-5111　千葉市中央区

千葉大学医学部附属病院
Tel.043-226-2121　千葉市中央区

亀田IVFクリニック幕張
Tel.043-296-8141　千葉市美浜区

みやけウィメンズクリニック
Tel.043-293-3500　千葉市緑区

川崎レディースクリニック
Tel.04-7155-3451　流山市東初石

おおたかの森ARTクリニック
Tel.04-7170-1541　流山市西初石

ジュノ・ヴェスタクリニック八田
Tel.047-385-3281　松戸市牧の原

大川レデイースクリニック
Tel.047-341-3011　松戸市馬橋

松戸市立総合医療センター
Tel.047-363-2171　松戸市上本郷

本八幡レディースクリニック
Tel.047-322-7755　市川市八幡

東京歯科大学市川総合病院
Tel.047-322-0151　市川市菅野

宇都宮中央クリニック
Tel.028-636-1121　宇都宮市馬場通り

平尾産婦人科医院
Tel.028-648-5222　宇都宮市鶴田

かわつクリニック
Tel.028-639-1118　宇都宮市大寛

福泉医院
Tel.028-639-1122　宇都宮市下栗町

ちかざわLadie'sクリニック
Tel.028-638-2380　宇都宮市城東

高橋あきら産婦人科医院
Tel.028-663-1103　宇都宮市東今泉

かしわぶち産婦人科
Tel.028-663-3715　宇都宮市海道町

済生会 宇都宮病院
Tel.028-626-5500　宇都宮市竹林町

獨協医科大学病院
Tel.0282-86-1111　下都賀郡壬生町

那須赤十字病院
Tel.0287-23-1122　大田原市中日原

匠レディースクリニック
Tel.0283-21-0003　佐野市奈良渕町

佐野厚生総合病院
Tel.0283-22-5222　佐野市堀米町

城山公園すずきクリニック
Tel.0283-22-0195　佐野市久保町

中央クリニック
Tel.0285-40-1121　下野市薬師寺

自治医科大学病院
Tel.0285-44-2111　下野市薬師寺

石塚産婦人科
Tel.0287-36-6231　那須塩原市三島

国際医療福祉大学病院
Tel.0287-37-2221　那須塩原市井口

群馬

セントラル・レディース・クリニック
Tel.027-326-7711　高崎市東町

高崎ARTクリニック
Tel.027-310-7701　高崎市あら町

産科婦人科舘出張　佐藤病院
Tel.027-322-2243　高崎市若松町

セキールレディースクリニック
Tel.027-330-2200　高崎市栄町

矢崎医院
Tel.027-344-3511　高崎市剣崎町

上条女性クリニック
Tel.027-345-1221　高崎市栗崎町

公立富岡総合病院
Tel.0274-63-2111　富岡市富岡

JCHO群馬中央病院
Tel.027-221-8165　前橋市紅雲町

群馬大学医学部附属病院
Tel.027-220-7111　前橋市昭和町

横田マタニティーホスピタル
Tel.027-234-4135　前橋市下小出町

いまいウイメンズクリニック
Tel.027-221-1000　前橋市東片貝町

前橋協立病院
Tel.027-265-3511　前橋市朝倉町

神岡産婦人科
Tel.027-253-4152　前橋市石倉町

ときざわレディスクリニック
Tel.0276-60-2580　太田市小舞木町

光病院
Tel.0274-24-1234　藤岡市本郷

クリニックオガワ
Tel.0279-22-1377　渋川市石原

宇津木医院
Tel.0270-64-7878　佐波郡玉村町

埼玉

セントウィメンズクリニック
Tel.048-871-1771　さいたま市浦和区

JCHO埼玉メディカルセンター
Tel.048-832-4951　さいたま市浦和区

すごうウィメンズクリニック
Tel.048-650-0098　さいたま市大宮区

東京

●	楠原ウィメンズクリニック	Tel.03-6274-6433	中央区銀座
●	銀座すずらん通りレディスクリニック	Tel.03-3569-7711	中央区銀座
	銀座ウイメンズクリニック	Tel.03-5537-7600	中央区銀座
●	虎の門病院	Tel.03-3588-1111	港区虎ノ門
●	新橋夢クリニック	Tel.03-3593-2121	港区新橋
●	東京慈恵会医科大学附属病院	Tel.03-3433-1111	港区西新橋
●	芝公園かみやまクリニック	Tel.03-6414-5641	港区芝
●	リプロダクションクリニック東京	Tel.03-6228-5351	港区東新橋
●	六本木レディースクリニック	Tel.0120-853-999	港区六本木
●	オリーブレディースクリニック麻布十番	Tel.03-6804-3208	港区麻布十番
●	赤坂見附宮崎産婦人科	Tel.03-3478-6443	港区元赤坂
	美馬レディースクリニック	Tel.03-6277-7397	港区赤坂
●	赤坂レディースクリニック	Tel.03-5545-4123	港区赤坂
●	檜町ウィメンズクリニック	Tel.03-3589-5622	港区赤坂
●	山王病院 リプロダクションセンター	Tel.03-3402-3151	港区赤坂
●	クリニック ドゥ ランジュ	Tel.03-5413-8067	港区北青山
	たて山レディスクリニック	Tel.03-3408-5526	港区南青山
●	東京HARTクリニック	Tel.03-5766-3660	港区南青山
●	北里研究所病院	Tel.03-3444-6161	港区白金
●	京野レディースクリニック高輪	Tel.03-6408-4124	港区高輪
●	城南レディスクリニック品川	Tel.03-3440-5562	港区高輪
●	浅田レディース品川クリニック	Tel.03-3472-2203	港区港南
●	秋葉原ART Clinic	Tel.03-5807-6888	台東区上野
●	日本医科大学付属病院 女性診療科	Tel.03-3822-2131	文京区千駄木
●	順天堂大学医学部附属順天堂医院	Tel.03-3813-3111	文京区本郷
●	東京大学医学部附属病院	Tel.03-3815-5411	文京区本郷
●	東京医科歯科大学医学部附属病院	Tel.03-5803-5684	文京区湯島
●	中野レディースクリニック	Tel.03-5390-6030	北区王子
●	東京北医療センター	Tel.03-5963-3311	北区赤羽台
●	日暮里レディースクリニック	Tel.03-5615-1181	荒川区西日暮里
●	臼井医院	Tel.03-3605-0381	足立区東和
	池上レディースクリニック	Tel.03-5838-0228	足立区伊興
	アーク米山クリニック	Tel.03-3849-3333	足立区西新井栄町
●	真島クリニック	Tel.03-3849-4127	足立区関原
●	あいウイメンズクリニック	Tel.03-3829-2522	墨田区錦糸
	大倉医院	Tel.03-3611-4077	墨田区墨田
●	木場公園クリニック・分院	Tel.03-5245-4122	江東区木場
●	東峯婦人クリニック	Tel.03-3630-0303	江東区木場
●	五の橋レディスクリニック	Tel.03-5836-2600	江東区亀戸
	はなおかレディースクリニック	Tel.03-5767-5285	品川区南大井
●	クリニック飯塚	Tel.03-3495-8761	品川区西五反田
●	はなおかIVFクリニック品川	Tel.03-5759-5112	品川区大崎
●	昭和大学病院	Tel.03-3784-8000	品川区旗の台
●	東邦大学医療センター大森病院	Tel.03-3762-4151	大田区大森西
	とちぎクリニック	Tel.03-3777-7712	大田区山王
●	キネマアートクリニック	Tel.03-5480-1940	大田区蒲田
●	ファティリティクリニック東京	Tel.03-3477-0369	渋谷区東
●	日本赤十字社医療センター	Tel.03-3400-1311	渋谷区広尾
	恵比寿つじクリニック <男性不妊専門>	Tel.03-5768-7883	渋谷区恵比寿南
●	桜十字渋谷バースクリニック	Tel.03-5728-6626	渋谷区宇田川町
●	フェニックスアートクリニック	Tel.03-3405-1101	渋谷区千駄ヶ谷
●	はらメディカルクリニック	Tel.03-3356-4211	渋谷区千駄ヶ谷
	篠原クリニック	Tel.03-3377-6633	渋谷区笹塚
	みやぎしレディースクリニック	Tel.03-5731-8866	目黒区八雲
●	とくおかレディースクリニック	Tel.03-5701-1722	目黒区中根
●	峯レディースクリニック	Tel.03-5731-8161	目黒区自由が丘
●	三軒茶屋ウィメンズクリニック	Tel.03-5779-7155	世田谷区太子堂
●	梅ヶ丘産婦人科	Tel.03-3429-6036	世田谷区梅丘
●	藤沢レディースクリニック	Tel.03-5727-1212	世田谷区喜多見
●	国立生育医療研究センター	Tel.03-3416-0181	世田谷区大蔵
●	ローズレディースクリニック	Tel.03-3703-0114	世田谷区等々力
●	陣内ウィメンズクリニック	Tel.03-3722-2255	世田谷区奥沢
●	田園都市レディースクリニック二子玉川	Tel.03-3707-2455	世田谷区玉川
	にしなレディースクリニック	Tel.03-5797-3247	世田谷区用賀
	用賀レディースクリニック	Tel.03-5491-5137	世田谷区上用賀
	池ノ上産婦人科	Tel.03-3467-4608	世田谷区上北沢
●	慶應義塾大学病院	Tel.03-3353-1211	新宿区信濃町
●	杉山産婦人科　新宿	Tel.03-5381-3000	新宿区西新宿
●	東京医科大学病院	Tel.03-3342-6111	新宿区西新宿
●	新宿ARTクリニック	Tel.03-5324-5577	新宿区西新宿
●	うつみやす子レディースクリニック	Tel.03-3368-3781	新宿区西新宿
●	加藤レディスクリニック	Tel.03-3366-3777	新宿区西新宿
●	国立国際医療研究センター病院	Tel.03-3202-7181	新宿区戸山
●	東京女子医科大学病院	Tel.03-3353-8111	新宿区河田町
	東京山手メディカルセンター	Tel.03-3364-0251	新宿区百人町
●	桜の芽クリニック	Tel.03-6908-7740	新宿区高田馬場
	新中野女性クリニック	Tel.03-3384-3281	中野区本町
●	藤間産婦人科医院	Tel.03-3372-5700	中野区弥生町
	河北総合病院	Tel.03-3339-2121	杉並区阿佐ヶ谷北
●	東京衛生病院附属めぐみクリニック	Tel.03-5335-6401	杉並区天沼
●	荻窪病院 虹クリニック	Tel.03-5335-6577	杉並区荻窪
●	明大前アートクリニック	Tel.03-3325-1155	杉並区和泉
●	慶愛クリニック	Tel.03-3987-3090	豊島区東池袋
●	松本レディースクリニック 不妊センター	Tel.03-5958-5633	豊島区東池袋
●	池袋えざきレディースクリニック	Tel.03-5911-0034	豊島区池袋
	小川クリニック	Tel.03-3951-0356	豊島区南長崎
●	帝京大学医学部附属病院	Tel.03-3964-1211	板橋区加賀
	荘病院	Tel.03-3963-0551	板橋区板橋
●	日本大学医学部附属板橋病院	Tel.03-3972-8111	板橋区大谷口上町
●	ときわ台レディースクリニック	Tel.03-5915-5207	板橋区常盤台
	渡辺産婦人科医院	Tel.03-5399-3008	板橋区高島平
●	ウイメンズ・クリニック大泉学園	Tel.03-5935-1010	練馬区東大泉
●	池下レディースクリニック吉祥寺	Tel.0422-27-2965	武蔵野市吉祥寺本町
●	うすだレディースクリニック	Tel.0422-28-0363	武蔵野市吉祥寺本町
●	武蔵境いわもと婦人科クリニック	Tel.0422-31-3737	武蔵野市境南町
●	杏林大学医学部附属病院	Tel.0422-47-5511	三鷹市新川
●	ウィメンズクリニック神野	Tel.0424-80-3105	調布市国領町
●	幸町IVFクリニック	Tel.042-365-0341	府中市府中町
●	貝原レディースクリニック	Tel.042-352-8341	府中市府中町
●	ジュンレディースクリニック小平	Tel.042-329-4103	小平市喜平町
●	立川ARTレディースクリニック	Tel.042-527-1124	立川市曙町
●	井上レディスクリニック	Tel.042-529-0111	立川市富士見町
●	八王子ARTクリニック	Tel.042-649-5130	八王子市横山
	みなみ野レディースクリニック	Tel.042-632-8044	八王子市西片倉
	南大沢婦人科皮膚科クリニック	Tel.0426-74-0855	八王子市南大沢
	西島産婦人科医院	Tel.0426-61-6642	八王子市千人町
●	みむろウィメンズクリニック	Tel.042-710-3609	町田市原町田
●	ひろいウィメンズクリニック	Tel.042-850-9027	町田市森野
	町田市民病院	Tel.042-722-2230	町田市旭町
	松岡レディスクリニック	Tel.042-479-5656	東久留米市東本町
●	こまちレディースクリニック	Tel.042-357-3535	多摩市落合
	レディースクリニックマリアヴィラ	Tel.042-566-8827	東大和市上北台

神奈川

	川崎市立川崎病院	Tel.044-233-5521	川崎市川崎区
	日本医科大学武蔵小杉病院	Tel.044-733-5181	川崎市中原区
●	ノア・ウィメンズクリニック	Tel.044-739-4122	川崎市中原区
●	南生田レディースクリニック	Tel.044-930-3223	川崎市多摩区
●	新百合ヶ丘総合病院	Tel.044-322-9991	川崎市麻生区
●	聖マリアンナ医科大学病院 生殖医療センター	Tel.044-977-8111	川崎市宮前区
●	みなとみらい夢クリニック	Tel.045-228-3131	横浜市西区

●印は日本産科婦人科学会のART登録施設で、体外受精の診療を行っている施設です（2018年10月現在）

- ● 山下湘南夢クリニック Tel.0466-55-5011 藤沢市鵠沼石上町
- ● メディカルパーク湘南 Tel.0466-41-0331 藤沢市湘南台
- ● 神奈川ARTクリニック Tel.042-701-3855 相模原市南区
- ● 北里大学病院 Tel.042-778-8415 相模原市南区
- ● ソフィアレディスクリニック Tel.042-776-3636 相模原市中央区
- 長谷川レディースクリニック Tel.042-700-5680 相模原市緑区
- みうらレディースクリニック Tel.0467-59-4103 茅ヶ崎市東海岸南
- 平塚市民病院 Tel.0463-32-0015 平塚市南原
- 牧野クリニック Tel.0463-21-2364 平塚市八重咲町
- ● 須藤産婦人科医院 Tel.0463-77-7666 秦野市南矢名
- 伊勢原協同病院 Tel.0463-94-2111 伊勢原市桜台
- ● 東海大学医学部附属病院 Tel.0463-93-1121 伊勢原市下糟屋
- ● 馬車道レディスクリニック Tel.045-228-1680 横浜市中区
- ● 横浜市立大学医学部附属市民総合医療センター Tel.045-261-5656 横浜市南区
- ● 東條ARTクリニック Tel.045-841-0501 横浜市港南区
- ● 東條ウイメンズホスピタル Tel.045-843-1121 横浜市港南区
- 天王町レディースクリニック Tel.045-442-6137 横浜市保土ヶ谷区
- ● 福田ウイメンズクリニック Tel.045-825-5525 横浜市戸塚区
- 塩崎産婦人科 Tel.046-889-1103 三浦市南下浦町
- ● 愛育レディーズクリニック Tel.046-277-3316 大和市南林間
- 塩塚クリニック Tel.046-228-4628 厚木市旭町
- ● 海老名レディースクリニック Tel.046-236-1105 海老名市中央
- ● 矢内原ウィメンズクリニック Tel.0467-50-0112 鎌倉市大船
- ● 湘南レディースクリニック Tel.0466-55-5066 藤沢市鵠沼花沢町
- ● コシ産婦人科 Tel.045-432-2525 横浜市神奈川区
- ● 神奈川レディースクリニック Tel.045-290-8666 横浜市神奈川区
- ● 横浜HARTクリニック Tel.045-620-5731 横浜市神奈川区
- ● 菊名西口医院 Tel.045-401-6444 横浜市港北区
- ● アモルクリニック Tel.045-475-1000 横浜市港北区
- ● なかむらアートクリニック Tel.045-534-6534 横浜市港北区
- ● CMポートクリニック Tel.045-948-3761 横浜市都筑区
- かもい女性総合クリニック Tel.045-929-3700 横浜市都筑区
- ● 産婦人科クリニックさくら Tel.045-911-9936 横浜市青葉区
- ● 田園都市レディースクリニック Tel.045-988-1124 横浜市青葉区
- ● 済生会横浜市東部病院 Tel.045-576-3000 横浜市鶴見区
- 元町宮地クリニック＜男性不妊＞ Tel.045-263-9115 横浜市中区

関東地区／ ピックアップ クリニックガイダンス PICK UP

茨城県

●根本産婦人科医院　笠岡市

Tel.0296-77-0431　笠岡市八雲1丁目4-21　since 2000.9

医師3名 培養士1名
心理士0名
◆倫理・厳守宣言
医　師/する…■
培養士/する…■

診療日	月	火	水	木	金	土	日	祝祭日
am	●	●	●		●	●		
pm		●	●		●	●		

予約受付時間　8・9・10・11・12・13・14・15・16・17・18・19・20・21・22時

ブライダルチェック＝○　婦人科検診＝○

大婦での診療 …… ●
患者への治療説明 …… ●
使用医薬品の説明 …… ●
治療費の詳細公開 …… ●
治療費助成金扱い …有り
タイミング療法 …… ●
人工授精 …… ●
人工授精 (AID) …… ●
体外受精 …… ●
顕微授精 …… ●
自然・低刺激周期採卵法 ●
刺激周期採卵法(FSH,hMG) ●
凍結保存 …… ●
男性不妊 ○連携施設あり
不育症 …… ●
妊婦検診 ……41週まで
2人目不妊通院配慮 …○
腹腔鏡検査 …… ×
漢方薬の扱い …… ●
新薬の使用 …… ○
カウンセリング …… ○
運動指導 …… ○
食事指導 …… ○
女性医師がいる …… ×

料金目安
初診費用　1万円～
体外受精費用　30万円～
顕微授精費用　30万円～

群馬県

●ときざわレディスクリニック　太田市

Tel.0276-60-2580　太田市小舞木町256　since 2005.4

医師1名　培養士3名
心理士0名
◆倫理・厳守宣言
医　師/する…■
培養士/する…■

診療日	月	火	水	木	金	土	日	祝祭日
am	●	●	●	●	●	●		
pm	●		●		●			

予約受付時間　8・9・10・11・12・13・14・15・16・17・18・19・20・21・22時

ブライダルチェック＝○　婦人科検診＝○

夫婦での診療 …… ●
患者への治療説明 …… ●
使用医薬品の説明 …… ●
治療費の詳細公開 …… ●
治療費助成金扱い …有り
タイミング療法 …… ○
人工授精 …… ●
人工授精 (AID) …… ×
体外受精 …… ●
顕微授精 …… ●
自然・低刺激周期採卵法 ●
刺激周期採卵法(FSH,hMG) ●
凍結保存 …… ●
男性不妊 …… ●
不育症 …… ○
妊婦健診 ……○10週まで
2人目不妊通院配慮 …○
腹腔鏡検査 …… ×
漢方薬の扱い …… ○
新薬の使用 …… ●
カウンセリング …… ●
運動指導 …… △
食事指導 …… △
女性医師がいる …… ×

料金目安
初診費用　1,000円～
体外受精費用　27万～35万円
顕微授精費用　32万～40万円

埼玉県

●秋山レディースクリニック　さいたま市

Tel.048-663-0005　さいたま市大宮区大成町3-542　since 2003.2

医師1名　培養士1名
心理士0名
◆倫理・厳守宣言
医　師/する…■
培養士/する…■

診療日	月	火	水	木	金	土	日	祝祭日
am	●	●		●	●	●		
pm	●	●		●	●			

予約受付時間　8・9・10・11・12・13・14・15・16・17・18・19・20・21・22時

ブライダルチェック＝●　婦人科検診＝●

夫婦での診療 …… ●
患者への治療説明 …… ●
使用医薬品の説明 …… ●
治療費の詳細公開 …… ●
治療費助成金扱い …有り
タイミング療法 …… ●
人工授精 …… ●
人工授精 (AID) …… ×
体外受精 …… ●
顕微授精 …… ●
自然・低刺激周期採卵法 ●
刺激周期採卵法(FSH,hMG) ●
凍結保存 …… ●
男性不妊 ○連携施設あり
不育症 …… ●
妊婦健診 ……○15週まで
2人目不妊通院配慮 …●
腹腔鏡検査 …… ×
漢方薬の扱い …… ●
新薬の使用 …… ●
カウンセリング …… ●
運動指導 …… ×
食事指導 …… ×
女性医師がいる …… ×

料金目安
初診費用　1,000円～
体外受精費用　20万円～
顕微授精費用　25万円～

●恵愛生殖医療医院　和光市

Tel.048-485-1185　和光市本町3-13 タウンコートエクセル3F　since 2009.4

医師4名　培養士5名
心理士1名（内部）
◆倫理・厳守宣言
医　師/する…■
培養士/する…■

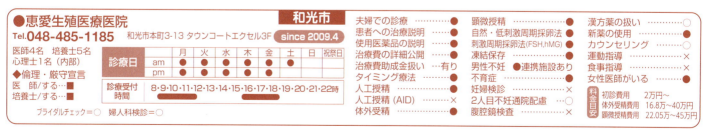

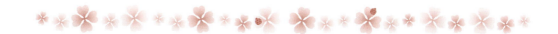

診療日	月	火	水	木	金	土	日	祝祭日
am	●	●	●	●	●	●		
pm	●	●	●	●	●			

診療受付時間　8・9・10・11・12・13・14・15・16・17・18・19・20・21・22時

ブライダルチェック＝○　婦人科検診＝○

夫婦での診療 …… ●
患者への治療説明 …… ●
使用医薬品の説明 …… ●
治療費の詳細公開 …… ●
治療費助成金扱い …有り
タイミング療法 …… ●
人工授精 …… ●
人工授精 (AID) …… ×
体外受精 …… ●
顕微授精 …… ●
自然・低刺激周期採卵法 ●
刺激周期採卵法(FSH,hMG) ●
凍結保存 …… ●
男性不妊 ●連携施設あり
不育症 …… ●
妊婦検診 …… ×
2人目不妊通院配慮 …○
腹腔鏡検査 …… ×
漢方薬の扱い …… ○
新薬の使用 …… ●
カウンセリング …… ○
運動指導 …… ×
食事指導 …… ×
女性医師がいる …… ●

料金目安
初診費用　2万円～
体外受精費用　16.8万～40万円
顕微授精費用　22.05万～45万円

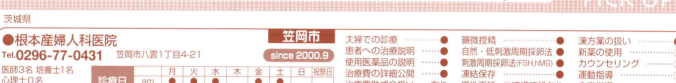

千葉県

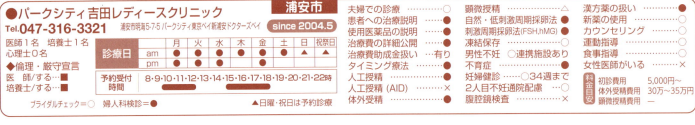

●パークシティ吉田レディースクリニック

浦安市

Tel.047-316-3321　浦安市明海5-7-5 パークシティ東京ベイ新浦安ドクターズベイ　since 2004.5

医師1名　培養士1名
心理士0名
◆倫理・厳守宣言
医　師/する…■
培養士/する…■

診療日		月	火	水	木	金	土	日	祝祭日
	am	●	●	●	●	●	●	▲	▲
	pm	●	●	●		●			

予約受付時間　8・9・10・11・12・13・14・15・16・17・18・19・20・21・22時

ブライダルチェック＝○　婦人科検診＝●
▲日曜・祝日は予約診療

夫婦での診療 …………○
患者への治療説明 ……●
使用医薬品の説明 ……●
治療費の詳細公開 ……●
治療費助成金扱い …有り
タイミング療法 ………●
人工授精 ………………●
人工授精（AID） ………×
体外受精 ………………●

顕微授精 ………………△
自然・低刺激周期採卵法 ●
刺激周期採卵法(FSH,hMG) ●
凍結保存 ………………○
男性不妊　○連携施設あり
不育症 …………………●
妊婦健診 ……○34週まで
2人目不妊通院配慮 …○
腹腔鏡検査 ……………×

漢方薬の扱い …………●
新薬の使用 ……………○
カウンセリング ………○
運動指導 ………………○
食事指導 ………………○
女性医師がいる ………×

料金目安
初診費用　5,000円～
体外受精費用　30万～35万円
顕微授精費用　ー

●中野レディースクリニック

柏市

Tel.04-7162-0345　柏市柏2-10-11-1F　since2005.4

医師1名　培養士2名
心理士0名
◆倫理・厳守宣言
医　師/する…■
培養士/する…■

診療日		月	火	水	木	金	土	日	祝祭日
	am	●	●	●	●	●	●		
	pm	●	▲	●	▲	●			

予約受付時間　8・9・10・11・12・13・14・15・16・17・18・19・20・21・22時

ブライダルチェック＝△　婦人科検診＝●
▲火・木曜は午後5時まで

夫婦での診療 …………●
患者への治療説明 ……●
使用医薬品の説明 ……●
治療費の詳細公開 ……○
治療費助成金扱い …有り
タイミング療法 ………●
人工授精 ………………●
人工授精（AID） ………×
体外受精 ………………●

顕微授精 ………………●
自然・低刺激周期採卵法 ●
刺激周期採卵法(FSH,hMG) ●
凍結保存 ………………●
男性不妊　●連携施設あり
不育症 …………………●
妊婦健診○12～30週まで
2人目不妊通院配慮 …○
腹腔鏡検査 ……………●

漢方薬の扱い …………○
新薬の使用 ……………●
カウンセリング ………△
運動指導 ………………△
食事指導 ………………△
女性医師がいる ………×

料金目安
初診費用　ー
体外受精費用　30万～40万円
顕微授精費用　40万～50万円

東京都

男性不妊専門　エス・セットクリニック

千代田区

Tel.03-6262-0745　千代田区神田岩本町1-5 清水ビル7F　since 2012.9

医師6名　培養士0名
心理士0名
◆倫理・厳守宣言
医　師/する…■
培養士/する…■

診療日		月	火	水	木	金	土	日	祝祭日
	am						●	●	●
	pm	●	●	●	●	●	●	●	●

予約受付時間　8・9・10・11・12・13・14・15・16・17・18・19・20・21・22時

ブライダルチェック＝●　婦人科検診＝×
※完全予約制

夫婦での診療 …………●
患者への治療説明 ……●
使用医薬品の説明 ……●
治療費の詳細公開 ……●
治療費助成金扱い ……△
タイミング療法 ………×
人工授精 ………………×
人工授精（AID） ………×
体外受精 ………………×

顕微授精 ………………×
自然・低刺激周期採卵法 ×
刺激周期採卵法(FSH,hMG) ×
凍結保存 ………………●
男性不妊 ………………●
不育症 …………………×
妊婦健診 ………………×
2人目不妊通院配慮 …●
腹腔鏡検査 ……………×

漢方薬の扱い …………●
新薬の使用 ……………●
カウンセリング ………●
運動指導 ………………×
食事指導 ………………○
女性医師がいる ………×

料金目安
初診費用　5,400円～
体外受精費用　ー
顕微授精費用　ー

●Natural ART Clinic日本橋

港区

Tel.03-6262-5757　中央区日本橋2-7-1 東京日本橋タワー8F　since 2016.02

医師8名　培養士18名
心理士0名
◆倫理・厳守宣言
医　師/する…■
培養士/する…■

診療日		月	火	水	木	金	土	日	祝祭日
	am	●	●	●	●	●	●	●	●
	pm	●	●	●	●	●			

予約受付時間　8・9・10・11・12・13・14・15・16・17・18・19・20・21・22時

ブライダルチェック＝×　婦人科検診＝×

夫婦での診療 …………●
患者への治療説明 ……●
使用医薬品の説明 ……●
治療費の詳細公開 ……●
治療費助成金扱い …有り
タイミング療法 ………×
人工授精 ………………×
人工授精（AID） ………×
体外受精 ………………●

顕微授精 ………………●
自然・低刺激周期採卵法 ●
刺激周期採卵法(FSH,hMG) ×
凍結保存 ………………●
男性不妊 ………………●
不育症 …………………×
妊婦健診 ……○10週まで
2人目不妊通院配慮 …○
腹腔鏡検査 ……………×

漢方薬の扱い …………×
新薬の使用 ……………○
カウンセリング ………×
運動指導 ………………×
食事指導 ………………×
女性医師がいる ………○

料金目安
HPを参照
http://www.naturalart.or.jp

●新橋夢クリニック

港区

Tel.03-3593-2121　港区新橋2-5-1 EXCEL新橋　since 2007.04

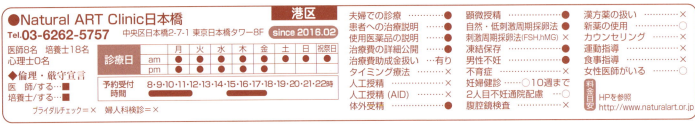

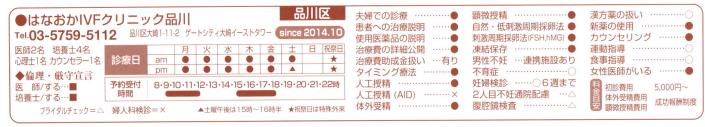

医師7名　培養士15名
心理士0名
◆倫理・厳守宣言
医　師/する…■
培養士/する…■

診療日		月	火	水	木	金	土	日	祝祭日
	am	●	●	●	●	●	●	●	●
	pm	●	●	●	●	●			

予約受付時間　8・9・10・11・12・13・14・15・16・17・18・19・20・21・22時

ブライダルチェック＝×　婦人科検診＝×

夫婦での診療 …………●
患者への治療説明 ……●
使用医薬品の説明 ……●
治療費の詳細公開 ……●
治療費助成金扱い …有り
タイミング療法 ………○
人工授精 ………………○
人工授精（AID） ………×
体外受精 ………………●

顕微授精 ………………●
自然・低刺激周期採卵法 ●
刺激周期採卵法(FSH,hMG) ×
凍結保存 ………………●
男性不妊 ………………●
不育症 …………………○
妊婦健診 ……○10週まで
2人目不妊通院配慮 …○
腹腔鏡検査 ……………×

漢方薬の扱い …………×
新薬の使用 ……………○
カウンセリング ………×
運動指導 ………………×
食事指導 ………………×
女性医師がいる ………○

料金目安
HPを参照
http://www.yumeclinic.net

●はなおかIVFクリニック品川

品川区

Tel.03-5759-5112　品川区大崎1-11-2　ゲートシティ大崎イーストタワー　since 2014.10

医師2名　培養士4名
心理士1名 カウンセラー1名
◆倫理・厳守宣言
医　師/する…■
培養士/する…■

診療日		月	火	水	木	金	土	日	祝祭日
	am	●	●	●	●	●	●		★
	pm	●	●	●	●	●	▲		★

予約受付時間　8・9・10・11・12・13・14・15・16・17・18・19・20・21・22時

ブライダルチェック＝△　婦人科検診＝×
▲土曜午後は15時～16時半　★祝祭日は特殊外来

夫婦での診療 …………●
患者への治療説明 ……●
使用医薬品の説明 ……●
治療費の詳細公開 ……●
治療費助成金扱い …有り
タイミング療法 ………●
人工授精 ………………●
人工授精（AID） ………×
体外受精 ………………●

顕微授精 ………………●
自然・低刺激周期採卵法 ●
刺激周期採卵法(FSH,hMG) ●
凍結保存 ………………●
男性不妊　…連携施設あり
不育症 …………………○
妊婦検診 ……○6週まで
2人目不妊通院配慮 …△
腹腔鏡検査 ……………△

漢方薬の扱い …………○
新薬の使用 ……………●
カウンセリング ………●
運動指導 ………………○
食事指導 ………………○
女性医師がいる ………●

料金目安
初診費用　5,000円～
体外受精費用
顕微授精費用
成功報酬制度

●はらメディカルクリニック

渋谷区

Tel.03-3356-4211　渋谷区千駄ヶ谷5-8-10　since1991.6

医師9名 培養士10名
心理士2名(内部)
◆倫理・厳守宣言
医　師/する…■
培養士/する…■

診療日		月	火	水	木	金	土	日	祝祭日
	am	●	●	●	●	●	●		●
	pm	●	●	●	●	●	●		

予約受付時間　8・9・10・11・12・13・14・15・16・17・18・19・20・21・22時

ブライダルチェック＝○　婦人科検診＝×

夫婦での診療 …………●
患者への治療説明 ……●
使用医薬品の説明 ……●
治療費の詳細公開 ……●
治療費助成金扱い …有り
タイミング療法 ………●
人工授精 ………………●
人工授精（AID） ………●
体外受精 ………………●

顕微授精 ………………●
自然・低刺激周期採卵法 ●
刺激周期採卵法(FSH,hMG) ●
凍結保存 ………………●
男性不妊 ………………●
不育症 …………………●
妊婦健診 ………………×
2人目不妊通院配慮 …×
腹腔鏡検査 ……………×

漢方薬の扱い …………●
新薬の使用 ……………●
カウンセリング ………●
運動指導 ………………●
食事指導 ………………●
女性医師がいる ………○

料金目安
初診費用　810円～
体外受精費用　173,250～40万円
顕微授精費用　193,250～50万円

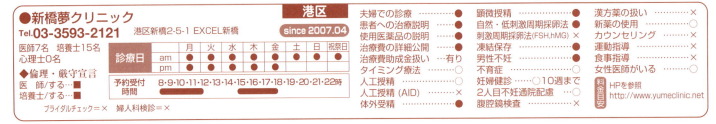

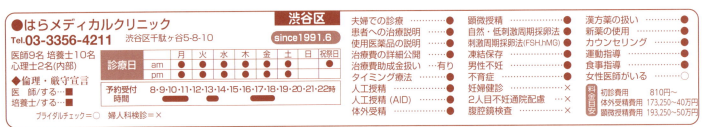

関東地区／ ピックアップ クリニックガイダンス PICK UP

●峯レディースクリニック（目黒区）

Tel.03-5731-8161　目黒区自由が丘2-10-4 ミルシェ自由が丘4F　since 2017.06

医師1名　培養士3名
心理士0名

◆倫理・厳守宣言
医　師/する…■
培養士/する…■

診療日	月	火	水	木	金	土	日	祝祭日
am	●	●	●	●	●	●		
pm	●	●	●	●				

予約受付時間　8・9・10・11・12・13・14・15・16・17・18・19・20・21・22時

ブライダルチェック＝●　婦人科検診＝●

- 夫婦での診療 …………●
- 患者への治療説明 ……●
- 使用医薬品の説明 ……●
- 治療費の詳細公開 ……●
- 治療費助成金扱い …有り
- タイミング療法 ………●
- 人工授精 ………………●
- 人工授精（AID） ………×
- 体外受精 ………………●
- 顕微授精 ………………●
- 自然・低刺激周期採卵法 ●
- 刺激周期採卵法(FSH,hMG) ●
- 凍結保存 ………………●
- 男性不妊 ………………●
- 不育症 …………………●
- 妊婦健診 ……○10週まで
- 2人目不妊通院配慮 …△
- 腹腔鏡検査 ……………×
- 漢方薬の扱い …………○
- 新薬の使用 ……………○
- カウンセリング ………○
- 運動指導 ………………×
- 食事指導 ………………×
- 女性医師がいる ………×

料金目安
- 初診費用　2660円～
- 体外受精費用　30万～40万円
- 顕微授精費用　35万～50万円

●三軒茶屋ウィメンズクリニック（世田谷区）

Tel.03-5779-7155　世田谷区太子堂1-12-34-2F　since2011.2

医師1名 培養士３名
心理士0名

◆倫理・厳守宣言
医　師/する…■
培養士/する…■

診療日	月	火	水	木	金	土	日	祝祭日
am	●	●	●	●	●	●		
pm	●	●	●		●			

予約受付時間　8・9・10・11・12・13・14・15・16・17・18・19・20・21・22時

ブライダルチェック＝○　婦人科検診＝○

- 夫婦での診療 …………●
- 患者への治療説明 ……●
- 使用医薬品の説明 ……●
- 治療費の詳細公開 ……●
- 治療費助成金扱い …有り
- タイミング療法 ………●
- 人工授精 ………………●
- 人工授精（AID） ………×
- 体外受精 ………………●
- 顕微授精 ………………●
- 自然・低刺激周期採卵法 ●
- 刺激周期採卵法(FSH,hMG) ●
- 凍結保存 ………………●
- 男性不妊　○連係施設あり
- 不育症 …………………○
- 妊婦健診 ………○8週まで
- 2人目不妊通院配慮 …△
- 腹腔鏡検査 ……………×
- 漢方薬の扱い …………○
- 新薬の使用 ……………○
- カウンセリング ………△
- 運動指導 ………………×
- 食事指導 ………………×
- 女性医師がいる ………×

料金目安
- 初診費用　2,500円～
- 体外受精費用　21万～28万円
- 顕微授精費用　26万～38万円

●荻窪病院 虹クリニック（杉並区）

Tel.03-5335-6577　杉並区荻窪4-32-2 東洋時計ビル8階/9階　since 2008.12

医師6名　培養士5名
心理士1名

◆倫理・厳守宣言
医　師/する…■
培養士/する…■

診療日	月	火	水	木	金	土	日	祝祭日
am	●	●	●	●	●	●		
pm	●	●	●	●	●			

診療受付時間　8・9・10・11・12・13・14・15・16・17・18・19・20・21・22時

ブライダルチェック＝×　婦人科検診＝×

- 夫婦での診療 …………●
- 患者への治療説明 ……●
- 使用医薬品の説明 ……●
- 治療費の詳細公開 ……●
- 治療費助成金扱い …有り
- タイミング療法 ………○
- 人工授精 ………………●
- 人工授精（AID） ………×
- 体外受精 ………………●
- 顕微授精 ………………●
- 自然・低刺激周期採卵法 ●
- 刺激周期採卵法(FSH,hMG) ●
- 凍結保存 ………………●
- 男性不妊　○連携施設あり
- 不育症 …………………○
- 妊婦検診 ………………○
- 2人目不妊通院配慮 …△
- 腹腔鏡検査 ……………×
- 漢方薬の扱い …………○
- 新薬の使用 ……………●
- カウンセリング ………●
- 運動指導 ………………△
- 食事指導 ………………△
- 女性医師がいる ………○

料金目安
- 初診費用　6,000円～
- 体外受精費用　40万～50万円
- 顕微授精費用　40万～60万円

●明大前アートクリニック（杉並区）

Tel.03-3325-1155　杉並区和泉2-7-1 甘酒屋ビル2F　since 2017.12

医師1名 培養士3名
心理士1名

◆倫理・厳守宣言
医　師/する…■
培養士/する…■

診療日	月	火	水	木	金	土	日	祝祭日
am	●	●	●	●	●	●		
pm	●	●	●	●	●	●		

診療受付時間　8・9・10・11・12・13・14・15・16・17・18・19・20・21・22時

ブライダルチェック＝○　婦人科検診＝×

- 夫婦での診療 …………●
- 患者への治療説明 ……●
- 使用医薬品の説明 ……●
- 治療費の詳細公開 ……●
- 治療費助成金扱い …有り
- タイミング療法 ………○
- 人工授精 ………………●
- 人工授精（AID） ………×
- 体外受精 ………………●
- 顕微授精 ………………●
- 自然・低刺激周期採卵法 ●
- 刺激周期採卵法(FSH,hMG) ●
- 凍結保存 ………………●
- 男性不妊　○連携施設あり
- 不育症 …………………○
- 妊婦検診 ………○8週まで
- 2人目不妊通院配慮 …△
- 腹腔鏡検査 ……………×
- 漢方薬の扱い …………○
- 新薬の使用 ……………●
- カウンセリング ………●
- 運動指導 ………………△
- 食事指導 ………………△
- 女性医師がいる ………×

料金目安
- 初診費用　9,000円～
- 体外受精費用　30万～50万円
- 顕微授精費用　40万～60万円

●松本レディースクリニック 不妊センター（豊島区）

Tel.03-5958-5633　豊島区東池袋2-60-3　グレイスロータリービル1F　since1999.12

医師11名 培養士6名
心理士1名

◆倫理・厳守宣言
医　師/する…■
培養士/する…■

診療日	月	火	水	木	金	土	日	祝祭日
am	●	●	●	●	●	■	▲	▲
pm	●	●		●	●	■		

予約受付時間　8・9・10・11・12・13・14・15・16・17・18・19・20・21・22時

ブライダルチェック＝●　婦人科検診＝●

■土曜は8:00～11:30、13:45～16:00
▲日・祝日は8:00～11:30

- 夫婦での診療 …………●
- 患者への治療説明 ……●
- 使用医薬品の説明 ……●
- 治療費の詳細公開 ……●
- 治療費助成金扱い …有り
- タイミング療法 ………●
- 人工授精 ………………●
- 人工授精（AID） ………×
- 体外受精 ………………●
- 顕微授精 ………………●
- 自然・低刺激周期採卵法 ●
- 刺激周期採卵法(FSH,hMG) ●
- 凍結保存 ………………●
- 男性不妊 ………………●
- 不育症 …………………○
- 妊婦健診 ………………×
- 2人目不妊通院配慮 …○
- 腹腔鏡検査 ……………×
- 漢方薬の扱い …………●
- 新薬の使用 ……………△
- カウンセリング ………○
- 運動指導 ………………×
- 食事指導 ………………×
- 女性医師がいる ………●

料金目安
- 初診費用　3,000円～
- 体外受精費用　27万円～
- 顕微授精費用　29万円～

●幸町IVFクリニック（府中市）

Tel.042-365-0341　府中市府中町1-18-17 コンテント府中1F・2F　since 1990.4

医師３名　培養士3名
心理士０名

◆倫理・厳守宣言
医　師/する…■
培養士/する…■

診療日	月	火	水	木	金	土	日	祝祭日
am		●	●	●	●	●	●	
pm		●	●	●	●	▲	▲	

予約受付時間　8・9・10・11・12・13・14・15・16・17・18・19・20・21・22時

ブライダルチェック＝×　婦人科検診＝○

▲土日の受付時間は15:00～16:00

- 夫婦での診療 …………●
- 患者への治療説明 ……●
- 使用医薬品の説明 ……●
- 治療費の詳細公開 ……○
- 治療費助成金扱い …有り
- タイミング療法 ………×
- 人工授精 ………………×
- 人工授精（AID） ………×
- 体外受精 ………………●
- 顕微授精 ………………●
- 自然・低刺激周期採卵法 ●
- 刺激周期採卵法(FSH,hMG) ●
- 凍結保存 ………………●
- 男性不妊　●連携施設あり
- 不育症 …………………○
- 妊婦健診 ……○10週まで
- 2人目不妊通院配慮 …△
- 腹腔鏡検査 ……………×
- 漢方薬の扱い …………○
- 新薬の使用 ……………●
- カウンセリング ………△
- 運動指導 ………………△
- 食事指導 ………………△
- 女性医師がいる ………×

料金目安
- 初診費用　850円～
- 体外受精費用　33万～36万円
- 顕微授精費用　39万～55万円

神奈川県

●みなとみらい夢クリニック（横浜市）

Tel.045-228-3131　横浜市西区みなとみらい3-6-3　MMパークビル2F　since 2008.2

医師5名　培養士20名
心理士0名

◆倫理・厳守宣言
医　師/する…■
培養士/する…■

診療日	月	火	水	木	金	土	日	祝祭日
am	●	●	●	□	●	●	★	□
pm	●	■	●		●	■		

予約受付時間※　8・9・10・11・12・13・14・15・16・17・18・19・20・21・22時

ブライダルチェック＝×　婦人科検診＝×

■火曜・土曜午後は14:30～16:30　★指定患者様のみ
□木曜・祝日は8:30～13:00　※診療時間に準ずる

- 夫婦での診療 …………●
- 患者への治療説明 ……●
- 使用医薬品の説明 ……●
- 治療費の詳細公開 ……●
- 治療費助成金扱い …有り
- タイミング療法 ………●
- 人工授精 ………………●
- 人工授精（AID） ………×
- 体外受精 ………………●
- 顕微授精 ………………●
- 自然・低刺激周期採卵法 ●
- 刺激周期採卵法(FSH,hMG) ×
- 凍結保存 ………………●
- 男性不妊 ………………●
- 不育症 …………………●
- 妊婦検診 …………9週まで
- 2人目不妊通院配慮 …●
- 腹腔鏡検査 ……………×
- 漢方薬の扱い …………○
- 新薬の使用 ……………○
- カウンセリング ………○
- 運動指導 ………………×
- 食事指導 ………………×
- 女性医師がいる ………●

料金目安
- 初診費用　4,000円～
- 体外受精費用　34.5万円～
- 顕微授精費用　上記+3,2万～

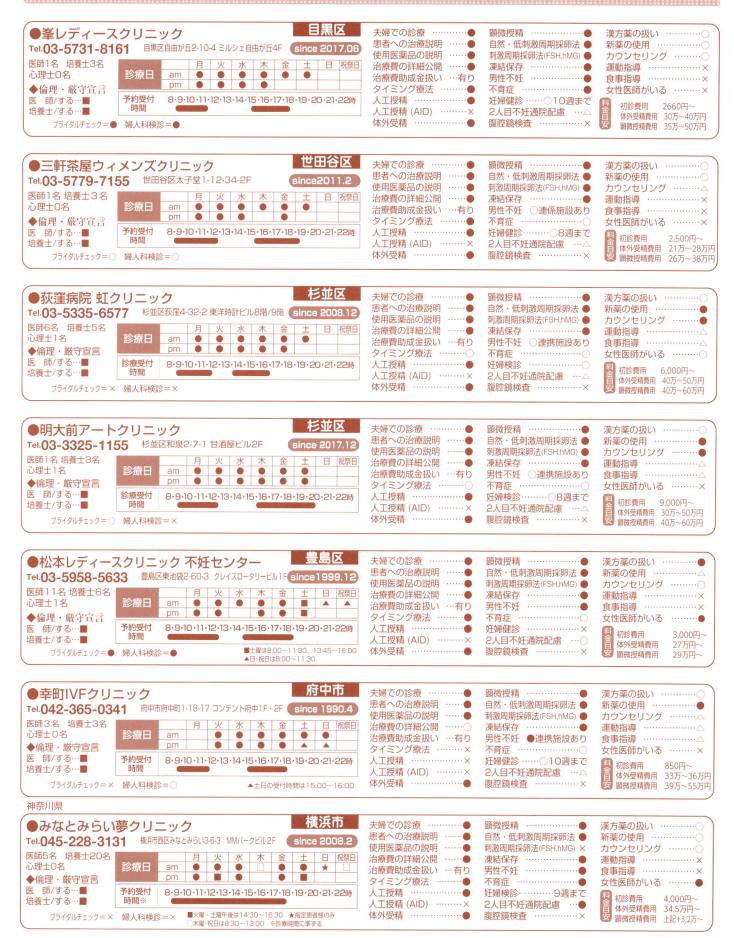

神奈川県

●神奈川レディースクリニック

横浜市

Tel.045-290-8666　横浜市神奈川区西神奈川1-11-5 ARTVISTA横浜ビル　since 2003.6

医師5名　培養士20名
心理士1名
◆倫理・厳守宣言
医　師/する…■
培養士/する…■

診療日		月	火	水	木	金	土	日	祝祭日
	am	●	●	●	△	●	●	●	●
	pm	●	●	●	△	●			

診療受付時間　8・9・10・11・12・13・14・15・16・17・18・19・20・21・22時

ブライダルチェック＝×　婦人科検診＝○　※受付順番システム導入（携帯で順番確認可能）△予約制

夫婦での診療 …………●
患者への治療説明 ……●
使用医薬品の説明 ……●
治療費の詳細公開 ……●
治療費助成金扱い …有り
タイミング療法 ………●
人工授精 ………………●
人工授精 (AID) ………×
体外受精 ………………●
顕微授精 ………………●
自然・低刺激周期採卵法 ●
刺激周期採卵法(FSH,hMG) ●
凍結保存 ………………●
男性不妊　●連携施設あり
不育症 …………………●
妊婦健診 ………………×
2人目不妊通院配慮 …●
腹腔鏡検査 ……………×
漢方薬の扱い …………●
新薬の使用 ……………●
カウンセリング ………●
運動指導 ………………○
食事指導 ………………○
女性医師がいる ………×

料金目安
初診費用　6,000～ 2万円
体外受精費用　28万～38万円
顕微授精費用　32万～45万円

●馬車道レディスクリニック

横浜市

Tel.045-228-1680　横浜市中区相生町4-65-3 馬車道メディカルスクエア　since 2001.4

医師2名　培養士5名
心理士0名
◆倫理・厳守宣言
医　師/する…■
培養士/する…■

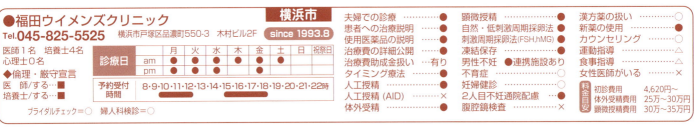

診療日		月	火	水	木	金	土	日	祝祭日
	am	●		●	●	●	●	●	
	pm	●		●	●	●			

予約受付時間　8・9・10・11・12・13・14・15・16・17・18・19・20・21・22時

ブライダルチェック＝○　婦人科検診＝×　※予約受付は24時間対応

夫婦での診療 …………●
患者への治療説明 ……●
使用医薬品の説明 ……●
治療費の詳細公開 ……●
治療費助成金扱い …有り
タイミング療法 ………●
人工授精 ………………●
人工授精 (AID) ………×
体外受精 ………………●
顕微授精 ………………●
自然・低刺激周期採卵法 ●
刺激周期採卵法(FSH,hMG) ●
凍結保存 ………………●
男性不妊　○連携施設あり
不育症 …………………×
妊婦健診 ……○10週まで
2人目不妊通院配慮 …●
腹腔鏡検査 ……………×
漢方薬の扱い …………○
新薬の使用 ……………●
カウンセリング ………△
運動指導 ………………△
食事指導 ………………△
女性医師がいる ………○

料金目安
初診費用　5,000円～
体外受精費用　25万～30万円
顕微授精費用　32万～37万円

●福田ウイメンズクリニック

横浜市

Tel.045-825-5525　横浜市戸塚区品濃町550-3　木村ビル2F　since 1993.8

医師1名　培養士4名
心理士0名
◆倫理・厳守宣言
医　師/する…■
培養士/する…■

診療日		月	火	水	木	金	土	日	祝祭日
	am	●	●	●	●	●	●		
	pm	●	●	●		●			

予約受付時間　8・9・10・11・12・13・14・15・16・17・18・19・20・21・22時

ブライダルチェック＝○　婦人科検診＝○

夫婦での診療 …………●
患者への治療説明 ……●
使用医薬品の説明 ……●
治療費の詳細公開 ……●
治療費助成金扱い …有り
タイミング療法 ………●
人工授精 ………………●
人工授精 (AID) ………×
体外受精 ………………●
顕微授精 ………………●
自然・低刺激周期採卵法 ●
刺激周期採卵法(FSH,hMG) ●
凍結保存 ………………●
男性不妊　●連携施設あり
不育症 …………………○
妊婦健診 ………………○
2人目不妊通院配慮 …●
腹腔鏡検査 ……………×
漢方薬の扱い …………○
新薬の使用 ……………●
カウンセリング ………○
運動指導 ………………△
食事指導 ………………△
女性医師がいる ………×

料金目安
初診費用　4,620円～
体外受精費用　25万～30万円
顕微授精費用　30万～35万円

●湘南レディースクリニック

藤沢市

Tel.0466-55-5066　藤沢市鵠沼花沢町1-12 第5相澤ビル5・6F　since 2007.9

医師3名　培養士6名
心理士0名
◆倫理・厳守宣言
医　師/する…■
培養士/する…■

診療日		月	火	水	木	金	土	日	祝祭日
	am	●	●	●	●	●	●	●	
	pm	●	●	●	●	●			

予約受付時間　8・9・10・11・12・13・14・15・16・17・18・19・20・21・22時

ブライダルチェック＝○　婦人科検診＝●　※再診受付はWEBにて24時間対応

夫婦での診療 …………●
患者への治療説明 ……●
使用医薬品の説明 ……●
治療費の詳細公開 ……●
治療費助成金扱い …有り
タイミング療法 ………●
人工授精 ………………●
人工授精 (AID) ………×
体外受精 ………………●
顕微授精 ………………●
自然・低刺激周期採卵法 ●
刺激周期採卵法(FSH,hMG) ●
凍結保存 ………………●
男性不妊　○連携施設あり
不育症 …………………●
妊婦健診 ………32週まで
2人目不妊通院配慮 …●
腹腔鏡検査 ……………×
漢方薬の扱い …………●
新薬の使用 ……………●
カウンセリング ………●
運動指導 ………………○
食事指導 ………………○
女性医師がいる ………○

料金目安
初診費用　5,000円～
体外受精費用　15万～29万円
顕微授精費用　19万～35万円

厚生連高岡病院
Tel.0766-21-3930　高岡市永楽町

黒部市民病院
Tel.0765-54-2211　黒部市三日市

● あわの産婦人科医院
Tel.0765-72-0588　下新川郡入善町

津田産婦人科医院
Tel.0763-33-3035　砺波市寿町

石川

● 石川県立中央病院
Tel.076-237-8211　金沢市鞍月東

吉澤レディースクリニック
Tel.076-266-8155　金沢市稚日野町

金沢大学附属病院
Tel.076-265-2000　金沢市宝町

金沢医療センター
Tel.076-262-4161　金沢市石引

● 金沢たまごクリニック
Tel.076-237-3300　金沢市諸江町

うきた産婦人科医院
Tel.076-291-2277　金沢市新神田

● 鈴木レディスホスピタル
Tel.076-242-3155　金沢市寺町

金沢医科大学病院
Tel.076-286-2211　河北郡内灘町

荒川レディースクリニック
Tel.025-672-2785　新潟市西蒲区

● レディスクリニック石黒
Tel.0256-33-0150　三条市荒町

● 関塚医院
Tel.0254-26-1405　新発田市小舟町

富山

かみいち総合病院
Tel.076-472-1212　中新川郡上市町

● 富山赤十字病院
Tel.076-433-2222　富山市牛島本町

● 小嶋ウィメンズクリニック
Tel.076-432-1788　富山市五福

● 富山県立中央病院
Tel.0764-24-1531　富山市西長江

● 女性クリニックWe! TOYAMA
Tel.076-493-5533　富山市根塚町

富山市民病院
Tel.0764-22-1112　富山市今泉北部町

高岡市民病院
Tel.0766-23-0204　高岡市宝町

● あいARTクリニック
Tel.0766-27-3311　高岡市下伏間江

済生会高岡病院
Tel.0766-21-0570　高岡市二塚

新潟

● 立川綜合病院不妊体外受精センター
Tel.0258-33-3111　長岡市神田町

● 長岡レディースクリニック
Tel.0258-22-7780　長岡市新保

セントポーリアウイメンズクリニック
Tel.0258-21-0800　長岡市南七日町

● 大島クリニック
Tel.025-522-2000　上越市鴨島

● 菅谷ウィメンズクリニック
Tel.025-546-7660　上越市新光町

● 源川産婦人科クリニック
Tel.025-272-5252　新潟市東区

● 木戸病院
Tel.025-273-2151　新潟市東区上木戸

● 新津産科婦人科クリニック
Tel.025-384-4103　新潟市江南区

● 産科・婦人科ロイヤルハートクリニック
Tel.025-244-1122　新潟市中央区天神尾

● 新潟大学医歯学総合病院
Tel.025-227-2460　新潟市中央区旭町通

● ART女性クリニック白山
Tel.025-378-3065　新潟市中央区白山

● 済生会新潟第二病院
Tel.025-233-6161　新潟市西区寺地

つつじが丘ウイメンズクリニック
Tel.0532-66-5550　豊橋市つつじが丘

竹内産婦人科　ARTセンター
Tel.0532-52-3463　豊橋市新本町

藤澤フラウエンクリニク
Tel.0533-84-1180　豊川市四ツ谷町

豊川市民病院
Tel.0533-86-1111　豊川市光明町

エンジェルベルホスピタル
Tel.0564-66-0050　岡崎市錦町

ARTクリニックみらい
Tel.0564-24-9293　岡崎市大樹寺

稲垣レディスクリニック
Tel.0563-54-1188　西尾市横手町

八千代病院
Tel.0566-97-8111　安城市住吉町

G&Oレディスクリニック
Tel.0566-27-4103　刈谷市泉田町

セントソフィアクリニック婦人科
Tel.052-551-1595　名古屋市中村区

ダイヤビルレディースクリニック
Tel.052-561-1881　名古屋市中村区

浅田レディース名古屋駅前クリニック
Tel.052-551-2203　名古屋市中村区

かとうのりこレディースクリニック
Tel.052-587-2888　名古屋市中村区

レディースクリニックミュウ
Tel.052-551-7111　名古屋市中村区

かなくらレディスクリニック
Tel.052-587-3111　名古屋市中村区

名古屋第一赤十字病院
Tel.052-481-5111　名古屋市中村区

川合産婦人科
Tel.052-502-1501　名古屋市西区

野崎クリニック
Tel.052-303-3811　名古屋市中川区

金山レディースクリニック
Tel.052-681-2241　名古屋市熱田区

山口レディスクリニック
Tel.052-823-2121　名古屋市南区

名古屋市立緑市民病院
Tel.052-892-1331　名古屋市緑区

ロイヤルベルクリニック 不妊センター
Tel.052-879-6660　名古屋市緑区

おち夢クリニック名古屋
Tel.052-968-2203　名古屋市中区

飯田レディースクリニック
Tel.052-241-0512　名古屋市中区

いくたウィメンズクリニック
Tel.052-263-1250　名古屋市中区

可世木婦人科ARTクリニック
Tel.052-251-8801　名古屋市中区

成田病院
Tel.052-221-1595　名古屋市中区

おかだウィメンズクリニック
Tel.052-683-0018　名古屋市中区

名古屋逓信病院
Tel.052-932-7128　名古屋市東区

上野レディスクリニック
Tel.052-981-1184　名古屋市北区

平田レディースクリニック
Tel.052-914-7277　名古屋市北区

稲垣婦人科
Tel.052-910-5550　名古屋市北区

星ケ丘マタニティ病院
Tel.052-782-6211　名古屋市千種区

咲江レディスクリニック
Tel.052-757-0222　名古屋市千種区

名古屋市立東市民病院
Tel.052-721-7171　名古屋市千種区

さわだウイメンズクリニック
Tel.052-788-3588　名古屋市千種区

フラワーベルARTクリニック
Tel.0120-822-229　名古屋市千種区

レディースクリニック山原
Tel.052-731-8181　名古屋市千種区

若葉台クリニック
Tel.052-777-2888　名古屋市名東区

あいこ女性クリニック
Tel.052-777-8080　名古屋市名東区

名古屋大学医学部附属病院
Tel.052-741-2111　名古屋市昭和区

名古屋市立大学病院
Tel.052-851-5511　名古屋市瑞穂区

石原産婦人科
Tel.058-241-3535　岐阜市芥見嵯峨

操レディスホスピタル
Tel.058-233-8811　岐阜市津島町

おおのレディースクリニック
Tel.058-233-0201　岐阜市光町

花林レディースクリニック
Tel.058-393-1122　羽島市竹鼻町

もりレディースクラブクリニック
Tel.0584-74-1888　大垣市河間町

クリニックママ
Tel.0584-73-5111　大垣市今宿

大垣市民病院
Tel.0584-81-3341　大垣市南頬町

東海中央病院
Tel.058-382-3101　各務原市蘇原東島町

久美愛厚生病院
Tel.0577-32-1115　高山市中切町

中西ウィメンズクリニック
Tel.0572-25-8882　多治見市大正町

とまつレディースクリニック
Tel.0574-61-1138　可児市広見

松波総合病院
Tel.058-388-0111　羽島郡笠松町

静岡

小島レディースクリニック
Tel.055-952-1133　沼津市大岡

いながきレディースクリニック
Tel.055-926-1709　沼津市宮前町

沼津市立病院
Tel.055-924-5100　沼津市東椎路

岩端医院
Tel.055-962-1368　沼津市大手町

かぬき岩端医院
Tel.055-932-8189　沼津市下香貫前原

聖隷沼津病院
Tel.0559-52-1000　沼津市本字松下

こまきウィメンズクリニック
Tel.055-972-1057　三島市西若町

三島レディースクリニック
Tel.055-991-0770　三島市南本町

富士市立中央病院
Tel.0545-52-1131　富士市高島町

望月産婦人科医院
Tel.0545-34-0445　富士市比奈

宮崎クリニック
Tel.0545-66-3731　富士市松岡

静岡赤十字病院
Tel.054-254-4311　静岡市葵区

静岡市立静岡病院
Tel.054-253-3125　静岡市葵区

レディースクリニック古川
Tel.054-249-3733　静岡市葵区

静岡レディースクリニック
Tel.054-251-0770　静岡市葵区

俵IVFクリニック
Tel.054-288-2882　静岡市駿河区

静岡市立清水病院
Tel.054-336-1111　静岡市清水区

焼津市立総合病院
Tel.054-623-3111　焼津市道原

浜松医科大学病院
Tel.053-435-2309　浜松市東区

アクトタワークリニック
Tel.053-413-1124　浜松市東区

聖隷浜松病院
Tel.053-474-2222　浜松市中区

西村ウイメンズクリニック
Tel.053-479-0222　浜松市中区

聖隷三方原病院リプロダクションセンター
Tel.053-436-1251　浜松市北区

可睡の杜レディースクリニック
Tel.0538-49-5656　袋井市可睡の杜

西垣ARTクリニック
Tel.0538-33-4455　磐田市中泉

愛知

豊橋市民病院 総合生殖医療センター
Tel.0532-33-6111　豊橋市青竹町

やまぎしレディスクリニック
Tel.076-287-6066　野々市市藤平田

永遠幸レディスクリニック
Tel.0761-23-1555　小松市小島町

荒木病院
Tel.0761-22-0301　小松市若杉町

川北レイクサイドクリニック
Tel.0761-22-0232　小松市今江町

恵寿総合病院
Tel.0767-52-3211　七尾市富岡町

深江レディースクリニック
Tel.076-294-3336　野々市市郷町

福井

本多レディースクリニック
Tel.0776-24-6800　福井市宝永

福井県立病院
Tel.0776-54-5151　福井市四ツ井

大月産婦人科クリニック
Tel.0776-35-3035　福井市足羽

西ウイミンズクリニック
Tel.0776-33-3663　福井市木田

公立丹南病院
Tel.0778-51-2260　鯖江市三六町

中山クリニック
Tel.0770-56-5588　小浜市多田

福井大学医学部附属病院
Tel.0776-61-3111　吉田郡永平寺町

山梨

薬袋レディースクリニック
Tel.055-226-3711　甲府市飯田

吉田婦人クリニック
Tel.055-226-5566　中巨摩郡昭和町

山梨大学医学部附属病院
Tel.055-273-1111　中央市下河東

長野

吉澤産婦人科医院
Tel.026-226-8475　長野市七瀬中町

長野赤十字病院
Tel.026-226-4131　長野市若里

長野市民病院
Tel.026-295-1199　長野市富竹

南長野医療センター篠ノ井総合病院
Tel.026-292-2261　長野市篠ノ井会

佐久市立国保浅間総合病院
Tel.0267-67-2295　佐久市岩村田

佐久平エンゼルクリニック
Tel.0267-67-5816　佐久市長土呂

三浦産婦人科
Tel.0268-22-0350　上田市中央

西澤病院
Tel.0265-24-3800　飯田市本町

わかばレディス＆マタニティクリニック
Tel.0263-45-0103　松本市浅間温泉

信州大学医学部附属病院
Tel.0263-35-4600　松本市旭

北原レディースクリニック
Tel.0263-48-3186　松本市島立

菜の花マタニティクリニック
Tel.0265-76-7087　伊那市日影

平岡産婦人科
Tel.0266-72-6133　茅野市ちの

諏訪マタニティークリニック
Tel.0266-28-6100　諏訪郡下諏訪町

ひろおか　さくらレディースウィメンズクリニック
Tel.0263-85-0013　塩尻市広丘吉田

岐阜

高橋産婦人科
Tel.058-263-5726　岐阜市梅ケ枝町

古田産科婦人科クリニック
Tel.058-265-2395　岐阜市金町

岐阜大学医学部附属病院
Tel.058-230-6000　岐阜市柳戸

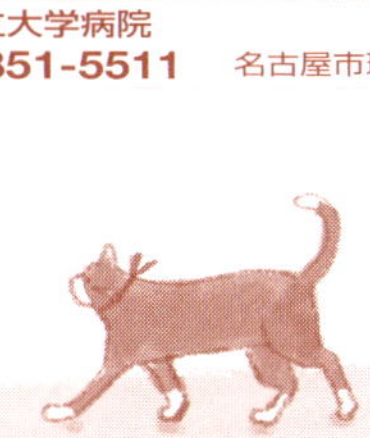

- みのうらレディースクリニック Tel.059-380-0018 鈴鹿市磯山
- ヨナハ産婦人科小児科病院 Tel.0594-27-1703 桑名市大字和泉
- 金丸産婦人科 Tel.059-229-5722 津市観音寺町
- 三重大学病院 Tel.059-232-1111 津市江戸橋
- 西山産婦人科 Tel.059-232-0123 津市栗真中山町
- 山本産婦人科 Tel.059-235-2118 津市雲出本郷町
- 済生会松阪総合病院 Tel.0598-51-2626 松阪市朝日町
- 本橋産婦人科 Tel.0596-23-4103 伊勢市一之木
- 武田産婦人科 Tel.0595-64-7655 名張市鴻之台
- 森川病院 Tel.0595-21-2425 伊賀市上野忍町
- 小牧市民病院 Tel.0568-76-4131 小牧市常普請
- 浅田レディース勝川クリニック Tel.0568-35-2203 春日井市松新町
- 公立陶生病院 Tel.0561-82-5101 瀬戸市西追分町
- 中原クリニック Tel.0561-88-0311 瀬戸市山手町
- 一宮市立市民病院 Tel.0586-71-1911 一宮市文京
- つかはらレディースクリニック Tel.0586-81-8000 一宮市浅野居森野
- 可世木レディスクリニック Tel.0586-47-7333 一宮市平和

三重

- こうのとりWOMAN'S CAREクリニック Tel.059-355-5577 四日市市諏訪栄町
- 慈芳産婦人科 Tel.059-353-0508 四日市市ときわ

愛知

- 八事レディースクリニック Tel.052-834-1060 名古屋市天白区
- 平針北クリニック Tel.052-803-1103 日進市赤池町
- 森脇レディースクリニック Tel.0561-33-5512 みよし市三好町
- 藤田保健衛生大学病院 Tel.0562-93-2111 豊明市沓掛町
- グリーンベルARTクリニック Tel.0120-822-229 豊田市喜多町
- トヨタ記念病院不妊センター ジョイファミリー Tel.0565-28-0100 豊田市平和町
- ふたばクリニック Tel.0569-20-5000 半田市吉田町
- 原田レディースクリニック Tel.0562-36-1103 知多市寺本新町
- 江南厚生病院 Tel.0587-51-3333 江南市高屋町

中部・東海地区／ ピックアップ クリニックガイダンス PICK UP

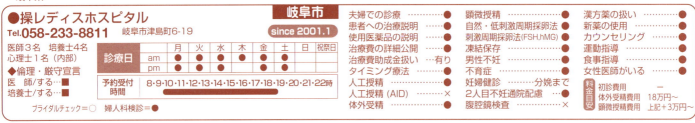

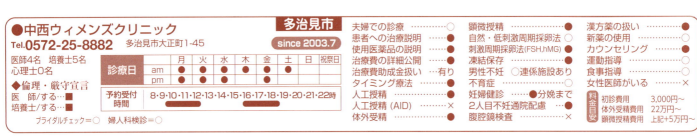

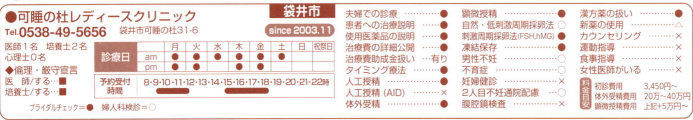

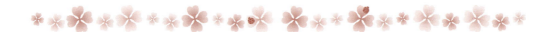

長野県

●吉澤産婦人科医院
長野市

Tel.026-226-8475 長野市七瀬中町96

since 1966.2

医師１名 培養士4名
不妊カウンセラー4名

◆倫理・厳守宣言
医 師/する…■
培養士/する…■

診療日		月	火	水	木	金	土	日	祝祭日
	am	●	●	●	●	●	●		
	pm	●	●		●	●			

予約受付時間 8・9・10・11・12・13・14・15・16・17・18・19・20・21・22時

ブライダルチェック＝○ 婦人科検診＝○

夫婦での診療 …………○
患者への治療説明 ……○
使用医薬品の説明 ……○
治療費の詳細公開 ……○
治療費助成金扱い …有り
タイミング療法 ………○
人工授精 ………………●
人工授精 (AID) ………×
体外受精 ………………●
顕微授精 ………………●
自然・低刺激周期採卵法 ×
刺激周期採卵法(FSH,hMG) ○
凍結保存 ………………●
男性不妊 ………………○
不育症 …………………○
妊婦健診 ………………×
2人目不妊通院配慮 …○
腹腔鏡検査 ……………×
漢方薬の扱い …………○
新薬の使用 ……………○
カウンセリング ………●
運動指導 ………………×
食事指導 ………………×
女性医師がいる ………×

料金目安
初診費用 －
体外受精費用 25万円～
顕微授精費用 30万円～

岐阜県

●操レディスホスピタル
岐阜市

Tel.058-233-8811 岐阜市津島町6-19

since 2001.1

医師３名 培養士4名
心理士１名（内部）

◆倫理・厳守宣言
医 師/する…■
培養士/する…■

診療日		月	火	水	木	金	土	日	祝祭日
	am	●	●	●	●	●	●		
	pm	●	●	●		●	●		

予約受付時間 8・9・10・11・12・13・14・15・16・17・18・19・20・21・22時

ブライダルチェック＝○ 婦人科検診＝●

夫婦での診療 …………●
患者への治療説明 ……●
使用医薬品の説明 ……●
治療費の詳細公開 ……●
治療費助成金扱い …有り
タイミング療法 ………●
人工授精 ………………●
人工授精 (AID) ………×
体外受精 ………………●
顕微授精 ………………●
自然・低刺激周期採卵法 ●
刺激周期採卵法(FSH,hMG) ●
凍結保存 ………………●
男性不妊 ………………●
不育症 …………………●
妊婦健診 ………分娩まで
2人目不妊通院配慮 …●
腹腔鏡検査 ……………×
漢方薬の扱い …………●
新薬の使用 ……………●
カウンセリング ………●
運動指導 ………………●
食事指導 ………………●
女性医師がいる ………●

料金目安
初診費用 －
体外受精費用 18万円～
顕微授精費用 上記＋3万円～

●中西ウィメンズクリニック
多治見市

Tel.0572-25-8882 多治見市大正町1-45

since 2003.7

医師4名 培養士5名
心理士0名

◆倫理・厳守宣言
医 師/する…■
培養士/する…■

診療日		月	火	水	木	金	土	日	祝祭日
	am	●	●	●	●	●	●		
	pm	●	●	●		●			

予約受付時間 8・9・10・11・12・13・14・15・16・17・18・19・20・21・22時

ブライダルチェック＝○ 婦人科検診＝○

夫婦での診療 …………○
患者への治療説明 ……●
使用医薬品の説明 ……●
治療費の詳細公開 ……●
治療費助成金扱い …有り
タイミング療法 ………●
人工授精 ………………●
人工授精 (AID) ………×
体外受精 ………………●
顕微授精 ………………●
自然・低刺激周期採卵法 ○
刺激周期採卵法(FSH,hMG) ●
凍結保存 ………………●
男性不妊 ○連係施設あり
不育症 …………………○
妊婦健診 ……●分娩まで
2人目不妊通院配慮 …●
腹腔鏡検査 ……………×
漢方薬の扱い …………●
新薬の使用 ……………○
カウンセリング ………●
運動指導 ………………○
食事指導 ………………○
女性医師がいる ………×

料金目安
初診費用 3,000円～
体外受精費用 22万円～
顕微授精費用 上記+5万円～

静岡県

●可睡の杜レディースクリニック
袋井市

Tel.0538-49-5656 袋井市可睡の杜31-6

since 2003.11

医師１名 培養士２名
心理士０名

◆倫理・厳守宣言
医 師/する…■
培養士/する…■

診療日		月	火	水	木	金	土	日	祝祭日
	am	●	●	●	●	●	●		
	pm	●	●		●	●			

予約受付時間 8・9・10・11・12・13・14・15・16・17・18・19・20・21・22時

ブライダルチェック＝● 婦人科検診＝○

夫婦での診療 …………●
患者への治療説明 ……●
使用医薬品の説明 ……●
治療費の詳細公開 ……●
治療費助成金扱い …有り
タイミング療法 ………●
人工授精 ………………●
人工授精 (AID) ………×
体外受精 ………………●
顕微授精 ………………●
自然・低刺激周期採卵法 ○
刺激周期採卵法(FSH,hMG) ●
凍結保存 ………………●
男性不妊 ………………○
不育症 …………………○
妊婦健診 ………………×
2人目不妊通院配慮 …○
腹腔鏡検査 ……………×
漢方薬の扱い …………●
新薬の使用 ……………△
カウンセリング ………×
運動指導 ………………×
食事指導 ………………×
女性医師がいる ………×

料金目安
初診費用 3,450円～
体外受精費用 20万～40万円
顕微授精費用 上記+5万円～

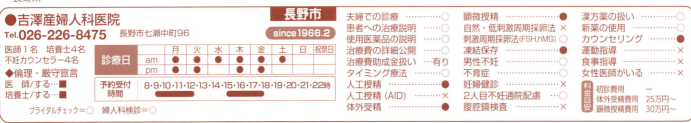

東海地区／ ピックアップ クリニックガイダンス PICK UP

愛知県

●ダイヤビルレディースクリニック　名古屋市

Tel.052-561-1881　名古屋市中村区名駅3-15-1 名古屋ダイヤビルディング2号館1F　since 2004.04

医師5名　培養士3名
心理士1名（外部）

◆倫理・厳守宣言
医　師/する…■
培養士/する…■

診療日		月	火	水	木	金	土	日	祝祭日
	am	●	●	●	●	●	●		
	pm	●	●	●	●	●			

予約受付時間　8・9・10・11・12・13・14・15・16・17・18・19・20・21・22時

ブライダルチェック＝○　婦人科検診＝○

夫婦での診療 …………○
患者への治療説明 ……●
使用医薬品の説明 ……○
治療費の詳細公開 ……○
治療費助成金扱い …有り
タイミング療法 ………○
人工授精 ………………○
人工授精（AID） ………×
体外受精 ………………●
顕微授精 ………………●
自然・低刺激周期採卵法 ○
刺激周期採卵法(FSH,hMG) ○
凍結保存 ………………●
男性不妊　○連係施設あり
不育症 …………………●
妊婦健診 ……○33週まで
2人目不妊通院配慮 …○
腹腔鏡検査 ……………○
漢方薬の扱い …………○
新薬の使用 ……………○
カウンセリング ………○
運動指導 ………………○
食事指導 ………………○
女性医師がいる ………○

料金目安
初診費用　3千円～
体外受精費用　11万～32万円
顕微授精費用　14万～35万円

●おち夢クリニック名古屋　名古屋市

Tel.052-968-2203　名古屋市中区丸の内3-19-12 久屋パークサイドビル8F　since 2004.5

医師6名　培養士17名
心理士１名（外部）

◆倫理・厳守宣言
医　師/する…■
培養士/する…■

診療日		月	火	水	木	金	土	日	祝祭日
	am	●	●	●	●	△	●	△	●
	pm	●	△	●	●				

予約受付時間　8・9・10・11・12・13・14・15・16・17・18・19・20・21・22時

ブライダルチェック＝×　婦人科検診＝×　△指定患者のみ

夫婦での診療 …………●
患者への治療説明 ……●
使用医薬品の説明 ……●
治療費の詳細公開 ……●
治療費助成金扱い …有り
タイミング療法 ………○
人工授精 ………………○
人工授精（AID） ………×
体外受精 ………………●
顕微授精 ………………●
自然・低刺激周期採卵法 ●
刺激周期採卵法(FSH,hMG) ×
凍結保存 ………………●
男性不妊　●連携施設あり
不育症 …………………○
妊婦健診…………8週まで
2人目不妊通院配慮 …○
腹腔鏡検査 ……………×
漢方薬の扱い …………○
新薬の使用 ……………●
カウンセリング ………●
運動指導 ………………○
食事指導 ………………○
女性医師がいる ………●

料金目安
初診費用　2万円～
完全自然周期体外受精 16万円～
自然周期体外受精 346,500円～
顕微授精費用 上記＋3万～＋8万円

●おかだウィメンズクリニック　名古屋市

Tel.052-683-0018　名古屋市中区正木4-8-7 れんが橋ビル3F　since 2014.4

医師1名　培養士2名
心理士０名

◆倫理・厳守宣言
医　師/する…■
培養士/する…■

診療日		月	火	水	木	金	土	日	祝祭日
	am	●	●	●	●	●	●		
	pm	●	●		●	●			

予約受付時間　8・9・10・11・12・13・14・15・16・17・18・19・20・21・22時

ブライダルチェック＝○　婦人科検診＝○

夫婦での診療 …………●
患者への治療説明 ……●
使用医薬品の説明 ……●
治療費の詳細公開 ……○
治療費助成金扱い …有り
タイミング療法 ………●
人工授精 ………………●
人工授精（AID） ………×
体外受精 ………………●
顕微授精 ………………●
自然・低刺激周期採卵法 ●
刺激周期採卵法(FSH,hMG) ●
凍結保存 ………………●
男性不妊　○連携施設あり
不育症 …………………○
妊婦検診 ……○24週まで
2人目不妊通院配慮 …○
腹腔鏡検査 ……………×
漢方薬の扱い …………○
新薬の使用 ……………○
カウンセリング ………△
運動指導 ………………○
食事指導 ………………○
女性医師がいる ………×

料金目安
初診費用　2,500円～
体外受精費用　25万～35万円
顕微授精費用　30万～40万円

●さわだウィメンズクリニック 名古屋不妊センター　名古屋市

Tel.052-788-3588　名古屋市千種区四谷通1-18-1　since 2001.4

医師２名　培養士5名
心理士０名

◆倫理・厳守宣言
医　師/する…■
培養士/する…■

診療日		月	火	水	木	金	土	日	祝祭日
	am	●	●	●	●	●	●		
	pm	●	●		●	●			

予約受付時間　8・9・10・11・12・13・14・15・16・17・18・19・20・21・22時

ブライダルチェック＝○　婦人科検診＝○

夫婦での診療 …………○
患者への治療説明 ……●
使用医薬品の説明 ……●
治療費の詳細公開 ……○
治療費助成金扱い …有り
タイミング療法 ………○
人工授精 ………………●
人工授精（AID） ………×
体外受精 ………………●
顕微授精 ………………●
自然・低刺激周期採卵法 ●
刺激周期採卵法(FSH,hMG) ●
凍結保存 ………………●
男性不妊　○連携施設あり
不育症 …………………●
妊婦健診 ………10週まで
2人目不妊通院配慮 …△
腹腔鏡検査 ……紹介あり
漢方薬の扱い …………●
新薬の使用 ……………●
カウンセリング ………●
運動指導 ………………○
食事指導 ………………○
女性医師がいる ………●

料金目安
初診費用　7千～8千円
体外受精費用　～30万円
顕微授精費用 上記＋5万～7万

日本バプテスト病院
Tel.075-781-5191　京都市左京区

● 京都大学医学部附属病院
Tel.075-751-3712　京都市左京区

● IDAクリニック
Tel.075-583-6515　京都市山科区

細田クリニック
Tel.075-322-0311　京都市右京区

● 身原病院
Tel.075-392-3111　京都市西京区

田村産婦人科医院
Tel.0771-24-3151　亀岡市安町

大阪

● 大阪New ARTクリニック
Tel.06-6341-1556　大阪市北区

オーク梅田レディースクリニック
Tel.06-6348-1511　大阪市北区

● HORACグランフロント大阪クリニック
Tel.06-6377-8824　大阪市北区

● リプロダクションクリニック大阪
Tel.06-6136-3344　大阪市北区

● 越田クリニック
Tel.06-6316-6090　大阪市北区

南草津 野村病院
Tel.077-561-3788　草津市野路町

産科・婦人科ハピネスバースクリニック
Tel.077-564-3101　草津市矢橋町

橋場レディスクリニック
Tel.0749-63-5555　長浜市南高田町

京都

志馬クリニック四条烏丸
Tel.075-221-6821　京都市下京区

南部産婦人科
Tel.075-313-6000　京都市下京区

● 醍醐渡辺クリニック
Tel.075-571-0226　京都市伏見区

● 京都府立医科大学病院
Tel.075-251-5560　京都市上京区

● 田村秀子婦人科医院
Tel.075-213-0523　京都市中京区

● 足立病院
Tel.075-253-1382　京都市中京区

大野婦人科医院
Tel.075-253-2465　京都市中京区

京都第一赤十字病院
Tel.075-561-1121　京都市東山区

滋賀

● 木下レディースクリニック
Tel.077-526-1451　大津市打出浜

● 桂川レディースクリニック
Tel.077-511-4135　大津市御殿浜

● 竹林ウィメンズクリニック
Tel.077-547-3557　大津市大萱

● 滋賀医科大学医学部附属病院
Tel.077-548-2111　大津市瀬田月輪町

● 希望ヶ丘クリニック
Tel.077-586-4103　野洲市市三宅

甲西　野村産婦人科
Tel.0748-72-6633　湖南市鉗子袋

山崎クリニック
Tel.0748-42-1135　東近江市山路町

● 神野レディースクリニック
Tel.0749-22-6216　彦根市中央町

足立レディースクリニック
Tel.0749-22-2155　彦根市佐和町

● 草津レディースクリニック
Tel.077-566-7575　草津市渋川

● 清水産婦人科
Tel.077-562-4332　草津市野村

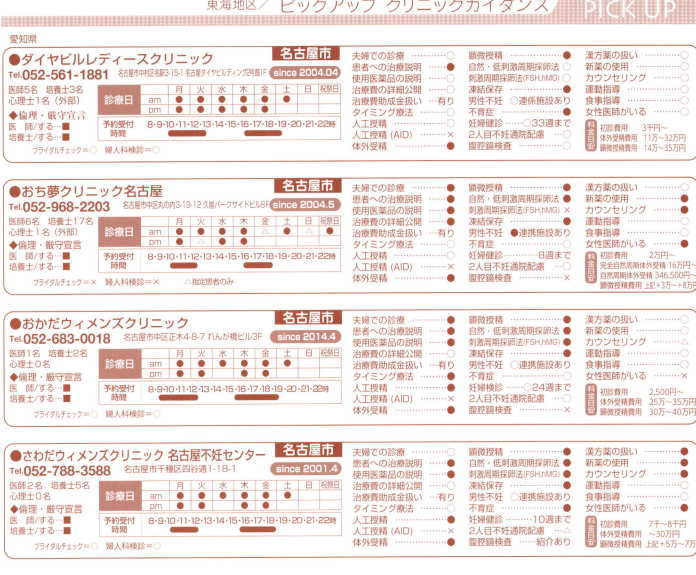

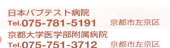

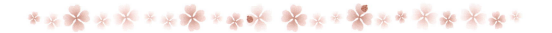

木内女性クリニック Tel.0798-63-2271 西宮市高松町
レディースクリニックTaya Tel.072-771-7717 伊丹市伊丹
近畿中央病院 Tel.072-781-3712 伊丹市車塚
小原ウイメンズクリニック Tel.0797-82-1211 宝塚市山本東
ベリタス病院 Tel.072-793-7890 川西市新田
シオタニレディースクリニック Tel.079-561-3500 三田市中央町
タマル産婦人科 Tel.079-590-1188 篠山市東吹
中林産婦人科クリニック Tel.079-282-6581 姫路市白国
Kobaレディースクリニック Tel.079-223-4924 姫路市北条口
西川産婦人科 Tel.079-253-2195 姫路市花田町
親愛産婦人科医院 Tel.079-271-6666 姫路市網干区
久保みずきレディースクリニック 明石診療所 Tel.078-913-9811 明石市本町
私立 二見レディースクリニック Tel.078-942-1783 明石市二見町
博愛産科婦人科 Tel.078-941-8803 明石市二見町
親愛レディースクリニック Tel.0794-21-5511 加古川市加古川町
ちくご・ひらまつ産婦人科 Tel.079-424-5163 加古川市加古川町
小野レディースクリニック Tel.0794-62-1103 小野市西本
福田産婦人科麻酔科 Tel.0791-43-5357 赤穂市加里屋
赤穂中央病院 Tel.0791-45-7290 赤穂市惣門町
公立神崎総合病院 Tel.0790-32-1331 神崎郡神河町

奈良

好川婦人科クリニック Tel.0743-75-8600 生駒市東新町
高山クリニック Tel.0742-35-3611 奈良市柏木町
ASKAレディース・クリニック Tel.0742-51-7717 奈良市北登美ヶ丘
すぎはら婦人科 Tel.0742-33-9080 奈良市中登美ヶ丘
久永婦人科クリニック Tel.0742-32-5505 奈良市西大寺東町
赤崎クリニック・高度生殖医療センター Tel.0744-43-2468 桜井市谷
桜井病院 Tel.0744-43-3541 桜井市大字桜井
SACRAレディースクリニック Tel.0744-23-1199 橿原市上品寺町
奈良県立医科大学病院 Tel.0744-22-3051 橿原市四条町
三橋仁美レディースクリニック Tel.0743-51-1135 大和郡山市矢田町

和歌山

日赤和歌山医療センター Tel.073-422-4171 和歌山市小松原通
うつのみやレディースクリニック Tel.073-423-1987 和歌山市美園町
和歌山県立医科大学付属病院周産期部 Tel.073-447-2300 和歌山市紀三井寺
岩橋産科婦人科 Tel.073-444-4060 和歌山市関戸
いくこレディースクリニック Tel.073-482-0399 海南市日方
榎本産婦人科 Tel.0739-22-0019 田辺市湊
奥村レディースクリニック Tel.0736-32-8511 橋本市東家

IVF大阪クリニック Tel.06-6747-8824 東大阪市長田東
なかじまレディースクリニック Tel.072-929-0506 八尾市東本町
平松産婦人科クリニック Tel.072-955-8881 藤井寺市藤井寺
船内クリニック Tel.072-955-0678 藤井寺市藤井寺
てらにしレディースクリニック Tel.072-367-0666 大阪狭山市池尻自由丘
近畿大学医学部附属病院 Tel.0723-66-0221 大阪狭山市大野東
ルナレディースクリニック 不妊・更年期センター Tel.0120-776-778 堺市堺区
いしかわクリニック Tel.072-232-8751 堺市堺区
KAWAレディースクリニック Tel.072-297-2700 堺市南区
小野産婦人科 Tel.072-285-8110 堺市東区
しんやしき産婦人科 Tel.072-239-5571 堺市東区
徳川レディースクリニック Tel.072-266-3636 堺市西区
石橋レディスクリニック Tel.0722-79-1152 堺市中区
老木レディスクリニック Tel.0725-55-4567 和泉市いぶき野
府中のぞみクリニック Tel.0725-40-5033 和泉市府中町
谷口病院 Tel.0724-63-3232 泉佐野市大西
レオゲートタワーレディースクリニック Tel.072-460-2800 泉佐野市りんくう往来北

兵庫

神戸大学医学部附属病院 Tel.078-382-5111 神戸市中央区
英ウィメンズクリニック さんのみや Tel.078-392-8723 神戸市中央区
神戸元町夢クリニック Tel.078-325-2121 神戸市中央区
山下レディースクリニック Tel.078-265-6475 神戸市中央区
神戸ARTレディスクリニック Tel.078-261-3500 神戸市中央区
神戸アドベンチスト病院 Tel.078-981-0161 神戸市北区
中村レディースクリニック Tel.078-925-4103 神戸市西区
久保みずきレディースクリニック 菅原記念診療所 Tel.078-961-3333 神戸市西区
英ウィメンズクリニック たるみ Tel.078-704-5077 神戸市垂水区
くぼたレディースクリニック Tel.078-843-3261 神戸市東灘区
レディースクリニックごとう Tel.0799-45-1131 南あわじ市
ウィメンズクリニック布谷 Tel.0797-25-2520 芦屋市船戸町
オガタファミリークリニック Tel.0797-25-2213 芦屋市松ノ内町
吉田レディースクリニック Tel.06-6483-6111 尼崎市西大物町
武庫之荘レディースクリニック Tel.06-6435-0488 尼崎市南武庫之荘
産科・婦人科衣笠クリニック Tel.06-6494-0070 尼崎市若王寺
JUNレディースクリニック Tel.06-4960-8115 尼崎市潮江
サンタクルス ザ シュクガワ Tel.0798-75-1188 西宮市相生町
徐クリニック・ARTセンター Tel.0798-54-8551 西宮市松籟荘
スギモトレディースクリニック Tel.0798-63-0325 西宮市甲風園
すずきレディースクリニック Tel.0798-39-0555 西宮市田中町
兵庫医科大学病院 Tel.0798-45-6111 西宮市武庫川
山田産婦人科 Tel.0798-41-0272 西宮市甲子園町
明和病院 Tel.0798-47-1767 西宮市上鳴尾町

大阪

扇町ARTレディースクリニック Tel.06-6311-2511 大阪市北区
うめだファティリティークリニック Tel.06-6371-0363 大阪市北区
レディースクリニックかたかみ Tel.06-6100-2525 大阪市淀川区
かわばたレディスクリニック Tel.06-6308-7660 大阪市淀川区
小林産婦人科 Tel.06-6924-0934 大阪市都島区
レディースクリニック北浜 Tel.06-6202-8739 大阪市中央区
西川婦人科内科クリニック Tel.06-6201-0317 大阪市中央区
ウィメンズクリニック本町 Tel.06-6251-8686 大阪市中央区
春木レディースクリニック Tel.06-6281-3788 大阪市中央区
脇本産婦人科 Tel.06-6761-5537 大阪市天王寺区
大阪赤十字病院 Tel.06-6771-5131 大阪市天王寺区
聖バルナバ病院 Tel.06-6779-1600 大阪市天王寺区
おおつかレディースクリニック Tel.06-6776-8856 大阪市天王寺区
都竹産婦人科医院 Tel.06-6754-0333 大阪市生野区
SALAレディースクリニック Tel.06-6622-0221 大阪市阿部野区
大阪市立大学病院 Tel.06-6645-2121 大阪市阿倍野区
大阪鉄道病院 Tel.06-6628-2221 大阪市阿倍野区
小川産婦人科 Tel.06-6791-0567 大阪市平野区
IVFなんばクリニック Tel.06-6534-8824 大阪市西区
オークなんばレディースクリニック Tel.06-4396-7520 大阪市浪速区
オーク住吉産婦人科 Tel.06-4398-1000 大阪市西成区
岡本クリニック Tel.06-6696-0201 大阪市住吉区
沢井産婦人科医院 Tel.06-6694-1115 大阪市住吉区
たかせ産婦人科 Tel.06-6855-4135 豊中市上野東
園田桃代ARTクリニック Tel.06-6155-1511 豊中市新千里東町
たまごクリニック 内分泌センター Tel.06-4865-7017 豊中市曽根西町
松崎産婦人科クリニック Tel.072-750-2025 池田市菅原町
なかむらレディースクリニック Tel.06-6378-7333 吹田市豊津町
吉本婦人科クリニック Tel.06-6337-0260 吹田市片山町
市立吹田市民病院 Tel.06-6387-3311 吹田市片山町
廣田産婦人科 Tel.06-6380-0600 吹田市千里山西
大阪大学医学部附属病院 Tel.06-6879-5111 吹田市山田丘
奥田産婦人科 Tel.072-622-5253 茨木市竹橋町
サンタマリア病院 Tel.072-627-3459 茨木市新庄町
大阪医科大学附属病院 Tel.072-683-1221 高槻市大学町
後藤レディースクリニック Tel.072-683-8510 高槻市白梅町
イワサクリニック セント・マリー不妊センター Tel.072-831-1666 寝屋川市香里本通町
ひらかたARTクリニック Tel.072-804-4124 枚方市大垣内町
折野産婦人科 Tel.072-857-0243 枚方市楠葉朝日
関西医科大学附属病院 Tel.072-804-0101 枚方市新町
天の川レディースクリニック Tel.072-892-1124 交野市私部西

近畿地区／　ピックアップ クリニックガイダンス　PICK UP

大阪府

●園田桃代ARTクリニック　豊中市

Tel.06-6155-1511　豊中市新千里東町1-5-3 千里朝日阪急ビル3F　since 2010.9

医師3名 培養士11名
心理士0名
◆倫理・厳守宣言
医　師/する…■
培養士/する…■

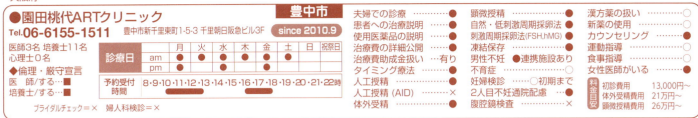

診療日	月	火	水	木	金	土	日	祝祭日
am	●	●	●	●	●	●		
pm	●		●		●			

予約受付時間　8・9・10・11・12・13・14・15・16・17・18・19・20・21・22時

ブライダルチェック＝×　婦人科検診＝×

夫婦での診療…●
患者への治療説明…●
使用医薬品の説明…●
治療費の詳細公開…●
治療費助成金扱い…有り
タイミング療法…●
人工授精…●
人工授精 (AID)…×
体外受精…●

顕微授精…●
自然・低刺激周期採卵法 ●
刺激周期採卵法(FSH,hMG) ●
凍結保存…●
男性不妊 ●連携施設あり
不育症…○
妊婦検診…○初期まで
2人目不妊通院配慮…●
腹腔鏡検査…×

漢方薬の扱い…○
新薬の使用…○
カウンセリング…●
運動指導…○
食事指導…○
女性医師がいる…●

料金目安
初診費用　13,000円～
体外受精費用　21万円～
顕微授精費用　26万円～

●岡本クリニック　大阪市

Tel.06-6696-0201　大阪市住吉区長居東3-4-28　since 1993.05

医師3名　培養士4名
心理士0名
◆倫理・厳守宣言
医　師／する　…■
培養士／する　…■

診療日	月	火	水	木	金	土	日	祝祭日
am	●	●	●	●	●	●		
pm	●		●		●			

予約受付時間　8・9・10・11・12・13・14・15・16・17・18・19・20・21・22時

ブライダルチェック＝○　婦人科検診＝○

夫婦での診療…●
患者への治療説明…●
使用医薬品の説明…●
治療費の詳細公開…●
治療費助成金扱い…有り
タイミング療法…●
人工授精…●
人工授精 (AID)…×
体外受精…●

顕微授精…●
自然・低刺激周期採卵法 ●
刺激周期採卵法(FSH,hMG) ●
凍結保存…●
男性不妊 ●連係施設あり
不育症…●
妊婦検診…○8週まで
2人目不妊通院配慮…○
腹腔鏡検査…×

漢方薬の扱い…●
新薬の使用…●
カウンセリング…○
運動指導…○
食事指導…○
女性医師がいる…○

料金目安
初診費用　千～
体外受精費用　22万～35万
顕微授精費用　27万～40万

兵庫県

●神戸元町夢クリニック　神戸市

Tel.078-325-2121　神戸市中央区明石町44 神戸御幸ビル3Ｆ　since 2008.11

医師9名　培養士12名
心理士0名
◆倫理・厳守宣言
医　師/する…■
培養士/する…■

診療日	月	火	水	木	金	土	日	祝祭日
am	●	●	●	●	●	●	●	●
pm	●	●	●	●	●		★	

予約受付時間　8・9・10・11・12・13・14・15・16・17・18・19・20・21・22時

ナチュブレチェック(妊娠ドック)＝●　婦人科検診＝×　★男性不妊外来 第2・4日曜15:00～17:00

夫婦での診療…●
患者への治療説明…●
使用医薬品の説明…●
治療費の詳細公開…●
治療費助成金扱い…有り
タイミング療法…○
人工授精…○
人工授精 (AID)…×
体外受精…●

顕微授精…●
自然・低刺激周期採卵法 ●
刺激周期採卵法(FSH,hMG) ×
凍結保存…●
男性不妊…●
不育症…○
妊婦健診…○10週まで
2人目不妊通院配慮…○
腹腔鏡検査…紹介施設あり

漢方薬の扱い 紹介施設あり
新薬の使用…○
カウンセリング…○
運動指導…×
食事指導…×
女性医師がいる…○

料金目安
HPを参照
http://www.yumeclinic.or.jp

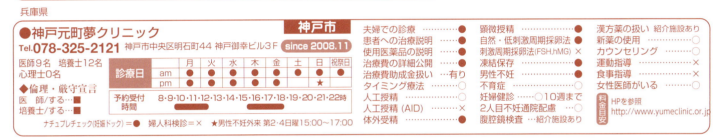

●Kobaレディースクリニック　姫路市

Tel.079-223-4924　姫路市北条口2-18　since2003.6

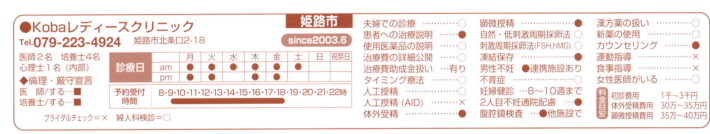

医師2名　培養士4名
心理士1名（内部）
◆倫理・厳守宣言
医　師/する…■
培養士/する…■

診療日	月	火	水	木	金	土	日	祝祭日
am	●	●	●	●	●	●		
pm	●	●		●	●			

予約受付時間　8・9・10・11・12・13・14・15・16・17・18・19・20・21・22時

ブライダルチェック＝×　婦人科検診＝○

夫婦での診療…○
患者への治療説明…●
使用医薬品の説明…○
治療費の詳細公開…○
治療費助成金扱い…有り
タイミング療法…○
人工授精…○
人工授精 (AID)…×
体外受精…●

顕微授精…●
自然・低刺激周期採卵法 ○
刺激周期採卵法(FSH,hMG) ○
凍結保存…●
男性不妊 ●連携施設あり
不育症…○
妊婦健診…8～10週まで
2人目不妊通院配慮…●
腹腔鏡検査…●他施設で

漢方薬の扱い…○
新薬の使用…○
カウンセリング…●
運動指導…×
食事指導…×
女性医師がいる…○

料金目安
初診費用　1千～3千円
体外受精費用　30万～35万円
顕微授精費用　35万～40万円

岡山愛育クリニック
Tel.086-276-8500　岡山市中区

● 赤堀病院
Tel.0868-24-1212　津山市山下

石井医院
Tel.0868-24-4333　津山市沼

● 倉敷中央病院
Tel.086-422-0210　倉敷市美和

● 倉敷成人病クリニック 体外受精センター
Tel.086-422-2111　倉敷市白樂町

落合病院
Tel.0867-52-1133　真庭市落合垂水

広島

まつなが産科婦人科
Tel.084-923-0145　福山市三吉町

● 幸の鳥レディスクリニック
Tel.084-940-1717　福山市春日町

● よしだレディースクリニック内科・小児科
Tel.084-954-0341　福山市新涯町

● 竹中産婦人科クリニック
Tel.082-502-8212　広島市中区

● 広島中央通り香月産婦人科
Tel.082-546-2555　広島市中区

● 島根大学医学部附属病院
Tel.0853-20-2389　出雲市塩冶町

● 島根県立中央病院
Tel.0853-22-5111　出雲市姫原

大田市立病院
Tel.0854-82-0330　太田市太田町

岡山

くにかたウィメンズクリニック
Tel.086-255-0080　岡山市北区

● 岡山大学病院
Tel.086-223-7151　岡山市北区

● 名越産婦人科リプロダクションセンター
Tel.086-293-0553　岡山市北区

● 岡山二人クリニック
Tel.086-256-7717　岡山市北区

さくらクリニック
Tel.086-241-8188　岡山市南区

● 三宅医院 生殖医療センター
Tel.086-282-5100　岡山市南区

● 岡南産婦人科医院
Tel.086-264-3366　岡山市南区

● ペリネイト母と子の病院
Tel.086-276-8811　岡山市中区

鳥取

● タグチIVFレディースクリニック
Tel.0857-39-2121　鳥取市覚寺

● 鳥取県立中央病院
Tel.0857-26-2271　鳥取市江津

● ミオ・ファティリティ・クリニック
Tel.0859-35-5211　米子市車尾南

● 鳥取大学医学部附属病院
Tel.0859-33-1111　米子市西町

● 彦名レディスライフクリニック
Tel.0859-29-0159　米子市彦名町

島根

● 内田クリニック
Tel.0852-55-2889　松江市浜乃木

森本産婦人科医院
Tel.0852-25-2250　松江市雑賀町

● 八重垣レディースクリニック
Tel.0852-52-7790　松江市東出雲町

家族・絆の吉岡医院
Tel.0854-22-2065　安来市安来町

高瀬第一医院
Tel.0875-72-3850　三豊市高瀬町

愛媛

● 梅岡レディースクリニック
Tel.089-943-2421　松山市竹原町

● 矢野産婦人科
Tel.089-921-6507　松山市昭和町

● 福井ウイメンズクリニック
Tel.089-969-0088　松山市星岡町

● つばきウイメンズクリニック
Tel.089-905-1122　松山市北土居

● ハートレディースクリニック
Tel.089-955-0082　東温市野田

● 愛媛大学医学部附属病院
Tel.089-964-5111　東温市志津川

● こにしクリニック
Tel.0897-33-1135　新居浜市庄内町

● 愛媛労災病院
Tel.0897-33-6191　新居浜市南小松原町

サカタ産婦人科
Tel.0897-55-1103　西条市下島山甲

県立今治病院
Tel.0898-32-7111　今治市石井町

高知

愛宕病院
Tel.088-823-3301　高知市愛宕町

● レディスクリニックコスモス
Tel.088-820-6700　高知市追手筋

● 高知医療センター
Tel.088-837-3000　高知市池

小林レディスクリニック
Tel.088-805-1777　高知市竹島町

北村産婦人科
Tel.0887-56-1013　香美郡野市町

● 高知大学医学部附属病院
Tel.088-886-5811　南国市岡豊町

なかむらレディースクリニック
Tel.0838-22-1557　荻市大字熊谷町

都志見病院
Tel.0838-22-2811　萩市江向

徳島

● 蕙愛レディースクリニック
Tel.088-653-1201　徳島市佐古三番町

● 徳島大学病院
Tel.088-631-3111　徳島市蔵本町

春名産婦人科
Tel.088-652-2538　徳島市南二軒屋町

徳島市民病院
Tel.088-622-5121　徳島市北常三島町

● 中山産婦人科
Tel.0886-92-0333　板野郡藍住町

徳島県鳴門病院
Tel.0886-85-2191　鳴門市撫養町

木下産婦人科内科
Tel.0884-23-3600　阿南市学原町

香川

● 高松市民病院
Tel.087-834-2181　高松市宮脇町

● よつばウィメンズクリニック
Tel.087-885-4103　高松市円座町

● 安藤レディースクリニック
Tel.087-815-2833　高松市多肥下町

香川大学医学部附属病院
Tel.087-898-5111　木田郡三木町

回生病院
Tel.0877-46-1011　坂出市室町

● 厚仁病院
Tel.0877-23-2525　丸亀市通町

● NHO 四国こどもとおとなの医療センター
Tel.0877-62-0885　善通寺市善通寺町

谷病院
Tel.0877-63-5800　善通寺市原田町

岡山

● 絹谷産婦人科クリニック
Tel.082-247-6399　広島市中区

● 広島HARTクリニック
Tel.082-244-3866　広島市南区

● IVFクリニックひろしま
Tel.082-264-1131　広島市南区

真田病院
Tel.082-253-1291　広島市南区

● 県立広島病院
Tel.082-254-1818　広島市南区

● 香月産婦人科
Tel.082-272-5588　広島市西区

● 笠岡レディースクリニック
Tel.0823-23-2828　呉市西中央

松田医院
Tel.0824-28-0019　東広島市八本松町

山口

周東総合病院
Tel.0820-22-3456　柳井市古開作

● 山下ウイメンズクリニック
Tel.0833-48-0211　下松市瑞穂町

● 徳山中央病院
Tel.0834-28-4411　周南市孝田町

● 山口県立総合医療センター
Tel.0835-22-4411　防府市大字大崎

● 関門医療センター
Tel.083-241-1199　下関市長府外浦町

● 済生会下関総合病院
Tel.083-262-2300　下関市安岡町

総合病院山口赤十字病院
Tel.083-923-0111　山口市八幡馬場

● 新山口こうのとりクリニック
Tel.083-902-8585　山口市小郡花園町

● 山口大学医学部付属病院
Tel.0836-22-2522　宇部市南小串

●印は日本産科婦人科学会のART登録施設で、体外受精の診療を行っている施設です（2018年10月現在）

中国・四国地区／ ピックアップ クリニックガイダンス　PICK UP

島根県

●内田クリニック

松江市

Tel.0120-58-2889　松江市浜乃木2-6-13

since 1997.4

医師1名　培養士5名
心理士1名（外部）

◆倫理・厳守宣言
医　師/する…■
培養士/する…■

診療日		月	火	水	木	金	土	日	祝祭日
	am	●	●	●		●	●		
	pm	●	●	●		●			

予約受付時間　8・9・10・11・12・13・14・15・16・17・18・19・20・21・22時

ブライダルチェック＝○　婦人科検診＝○

※不妊の初診は毎日予約受付（HPで確認）

夫婦での診療 …………●
患者への治療説明 ……●
使用医薬品の説明 ……●
治療費の詳細公開 ……●
治療費助成金扱い …有り
タイミング療法 ………●
人工授精 ………………●
人工授精（AID） ………×
体外受精 ………………●

顕微授精 ………………●
自然・低刺激周期採卵法 ●
刺激周期採卵法(FSH,hMG) ●
凍結保存 ………………●
男性不妊 ………………○
不育症 …………………○
妊婦健診 ………………×
2人目不妊通院配慮 …△
腹腔鏡検査 ……………×

漢方薬の扱い …………●
新薬の使用 ……………●
カウンセリング ………○
運動指導 ………………△
食事指導 ………………○
女性医師がいる ………×

料金目安
初診費用　2,510円～
体外受精費用　35万～40万円
顕微授精費用　40万～42万円

福岡

産婦人科麻酔科いわさクリニック
Tel.093-371-1131　北九州市門司区

● 石松ウイメンズクリニック
Tel.093-474-6700　北九州市小倉南区

● ほりたレディースクリニック
Tel.093-513-4122　北九州市小倉北区

● セントマザー産婦人科医院
Tel.093-601-2000　北九州市八幡西区

● 齊藤シーサイドレディースクリニック
Tel.093-701-8880　遠賀郡芦屋町

野崎ウイメンズクリニック
Tel.092-733-0002　福岡市中央区

● 井上 善レディースクリニック
Tel.092-406-5302　福岡市中央区

● アイブイエフ詠田クリニック
Tel.092-735-6655　福岡市中央区

● 古賀文敏ウイメンズクリニック
Tel.092-738-7711　福岡市中央区

● 中央レディスクリニック
Tel.092-736-3355　福岡市中央区

天神つじクリニック <男性不妊専門>
Tel.092-739-8688　福岡市中央区

ガーデンヒルズウィメンズクリニック
Tel.092-521-7500　福岡市中央区

さのウィメンズクリニック
Tel.092-739-1717　福岡市中央区

- 丸田病院 Tel.0986-23-7060 都城市八幡町
- 宮崎大学医学部附属病院 Tel.0985-85-1510 宮崎市清武町

鹿児島

- あかつきARTクリニック Tel.099-296-8177 鹿児島市中央町
- 中江産婦人科 Tel.099-255-9528 鹿児島市中央町
- 鹿児島大学病院　女性診療センター Tel.099-275-5111 鹿児島市桜ケ丘
- マミィクリニック伊集院 Tel.099-263-1153 鹿児島市中山町
- レディースクリニックあいいく Tel.099-260-8878 鹿児島市小松原
- 石塚レディースクリニック Tel.099-222-2509 鹿児島市新屋敷町
- 松田ウイメンズクリニック 不妊生殖医療センター Tel.099-224-4124 鹿児島市山之口町
- 中村(哲) 産婦人科内科 Tel.099-223-2236 鹿児島市樋之口町
- みつお産婦人科 Tel.0995-44-9339 霧島市隼人町
- フィオーレ第一病院 Tel.0995-63-2158 姶良市加治木町
- 竹内レディースクリニック附設高度生殖医療センター Tel.0995-65-2296 姶良市東餅田

沖縄

- ウイメンズクリニック糸数 Tel.098-869-8395 那覇市泊
- 産科・婦人科セントペアレント石間 Tel.098-858-0354 那覇市金城
- 豊見城中央病院 Tel.098-850-3811 豊見城市字上田
- 空の森クリニック Tel.098-998-0011 島尻郡八重瀬町
- Naoko女性クリニック Tel.098-988-9811 浦添市経塚
- うえむら病院 リプロ・センター Tel.098-895-3535 中頭郡中城村
- 琉球大学附属病院 Tel.098-895-3331 中頭郡西原町
- アドベンチストメディカルセンター産婦人科 Tel.098-946-2833 中頭郡西原町
- やびく産婦人科・小児科 Tel.098-936-6789 中頭郡北谷町

- 佐世保共済病院 Tel.0956-22-5136 佐世保市島地町

熊本

- 福田病院 Tel.096-322-2995 熊本市中央区
- 熊本大学医学部附属病院 Tel.096-344-2111 熊本市中央区
- ソフィアレディースクリニック水道町 Tel.096-322-2996 熊本市中央区
- 森川レディースクリニック Tel.096-381-4115 熊本市中央区
- ＡＲＴ女性クリニック Tel.096-360-3670 熊本市中央区
- 伊井産婦人科病院 Tel.096-364-4003 熊本市中央区
- 下川産婦人科病院 Tel.0968-73-3527 玉名市中
- 熊本労災病院 Tel.0965-33-4151 八代市竹原町
- 片岡レディスクリニック Tel.0965-32-2344 八代市本町
- 愛甲産婦人科ひふ科医院 Tel.0966-22-4020 人吉市駒井田町

大分

- セント・ルカ産婦人科 Tel.097-547-1234 大分市東大通
- 大川産婦人科・高砂 Tel.097-532-1135 大分市高砂町
- 別府医療センター Tel.0977-67-1111 別府市大字内竈
- みよしクリニック Tel.0973-24-1515 日田市三芳小渕町
- 大分大学附属病院 Tel.097-549-4411 由布市挾間町

宮崎

- 古賀総合病院 Tel.0985-39-8888 宮崎市池内町
- ゆげレディスクリニック Tel.0985-77-8288 宮崎市橘通東
- とえだウィメンズクリニック Tel.0985-32-0511 宮崎市高千穂通り
- 渡辺病院 Tel.0982-57-1011 日向市平岩
- 野田産婦人科医院 Tel.0986-24-8553 都城市蔵原町

- 浜の町病院 Tel.092-721-0831 福岡市中央区
- よしみつ婦人科クリニック Tel.092-414-5224 福岡市博多区
- 蔵本ウイメンズクリニック Tel.092-482-5558 福岡市博多区
- 原三信病院 Tel.092-291-3434 福岡市博多区
- 九州大学病院 Tel.092-641-1151 福岡市東区
- 福岡山王病院 Tel.092-832-1100 福岡市早良区
- 福岡大学病院 Tel.092-801-1011 福岡市城南区
- すみい婦人科クリニック Tel.092-534-2301 福岡市南区
- 婦人科永田おさむクリニック Tel.092-938-2209 糟屋郡粕屋町
- 福岡東医療センター Tel.092-943-2331 古賀市千鳥
- 久留米大学病院 Tel.0942-35-3311 久留米市旭町
- いでウィメンズクリニック Tel.0942-33-1114 久留米市天神町
- 高木病院 Tel.0944-87-0001 大川市酒見
- メディカルキューブ平井外科産婦人科 Tel.0944-54-3228 大牟田市明治町

佐賀

- 谷口眼科婦人科 Tel.0954-23-3130 武雄市武雄町
- おおくま産婦人科 Tel.0952-31-6117 佐賀市高木瀬西

長崎

- 岡本ウーマンズクリニック Tel.095-820-2864 長崎市江戸町
- 長崎大学病院 Tel.095-849-7200 長崎市坂本町
- みやむら女性のクリニック Tel.095-849-5507 長崎市川口町
- 杉田レディースクリニック Tel.095-849-3040 長崎市松山町
- まつお産科・婦人科クリニック Tel.095-845-1721 長崎市石神町
- 山崎産婦人科医院 Tel.0957-64-1103 島原市湊町
- レディースクリニックしげまつ Tel.0957-54-9200 大村市古町

九州地区／ ピックアップ クリニックガイダンス　PICK UP

福岡県

●アイブイエフ詠田クリニック　福岡市

Tel.092-735-6655　福岡市中央区天神1-12-1-6Ｆ　since1999.4

医師５名　培養士8名
心理士１名

◆倫理・厳守宣言
医　師/する…■
培養士/する…■

診療日		月	火	水	木	金	土	日	祝祭日
	am	●	●	●	●	●	●		
	pm	●	●		●		▲		

予約受付時間　8・9・10・11・12・13・14・15・16・17・18・19・20・21・22時

ブライダルチェック＝×　婦人科検診＝×　▲土曜日は9：00～15：00

- 夫婦での診療 …………●
- 患者への治療説明 ……●
- 使用医薬品の説明 ……●
- 治療費の詳細公開 ……●
- 治療費助成金扱い …有り
- タイミング療法 ………△
- 人工授精 ………………●
- 人工授精（AID） ………×
- 体外受精 ………………●
- 顕微授精 ………………●
- 自然・低刺激周期採卵法 ●
- 刺激周期採卵法(FSH,hMG) ●
- 凍結保存 ………………●
- 男性不妊 ●連携施設あり
- 不育症 …………………○
- 妊婦健診………○8週まで
- 2人目不妊通院配慮 …△
- 腹腔鏡検査 ……………×
- 漢方薬の扱い …………△
- 新薬の使用 ……………●
- カウンセリング ………●
- 運動指導 ………………●
- 食事指導 ………………○
- 女性医師がいる ………○

料金目安
- 初診費用　約5,000円～
- 体外受精費用　24万円～
- 顕微授精費用　32万円～

不妊に悩む方への特定治療費支援事業
問い合わせ窓口

＜各地区の助成金などの問合せ窓口です＞

太字は都道府県、政令指定都市、中核市です。

北海道・東北地区

北海道	子ども未来推進局 子育て支援課	tel：011-231-4111
札幌市	不妊専門相談センター	tel：011-622-4500
函館市	保健所健康づくり 母子保健課	tel：0138-32-1533
旭川市	子育て支援部 子育て相談課 母子保健係	tel：0166-26-2395
青森県	こどもみらい課 家庭支援グループ	tel：017-734-9303
青森市	保健所健康づくり推進課 健康支援室	tel：017-743-6111
八戸市	保健所健康づくり推進課	tel：0178-43-9061
岩手県	保健福祉部 子ども子育て支援課	tel：019-629-5459
盛岡市	保健所健康推進課 母子保健担当	tel：019-603-8303
宮城県	保健福祉部 子育て支援課 助成支援班	tel：022-211-2532
仙台市	子供未来局 子供保健福祉課	tel：022-214-8189
秋田県	健康推進課 母子・健康増進班	tel：018-860-1426
秋田市	子ども未来部子ども健康課	tel：018-883-1172
山形県	子ども家庭課 母子保健担当	tel：023-630-2260
山形市	保健センター 母子保健第一係	tel：023-647-2280
福島県	こども未来局 子育て支援課	tel：024-521-7174
福島市	こども未来部こども政策課	tel：024-525-7671
郡山市	子ども部 子ども支援課	tel：024-924-3691
いわき市	子ども家庭課 母子保健係	tel：0246-27-8597

関東地区

茨城県	子ども家庭課 児童育成・母子保健グループ	tel：029-301-3257
つくば市	健康増進課	tel：029-836-1111
栃木県	こども政策課	tel：028-623-3064
宇都宮市	子ども家庭課 子ども給付グループ	tel：028-632-2296
栃木市	保険医療課	tel：0282-21-2153
鹿沼市	保健福祉部 健康課	tel：0289-63-8311
小山市	こども課	tel：0285-22-9634
日光市	健康課	tel：0288-21-2756
群馬県	こども未来部 児童福祉課	tel：027-226-2606
前橋市	子育て支援課	tel：027-220-5703
高崎市	健康課	tel：027-381-6113
太田市	健康づくり課（太田市保健センター）	tel：0276-46-5115
埼玉県	保健医療部健康長寿課 母子保健担当	tel：048-830-3561
さいたま市	保健福祉局 保健所 地域保健支援課	tel：048-840-2218
川口市	保健所 地域保健センター	tel：048-256-2022
川越市	保健医療部 健康管理課	tel：049-229-4124
越谷市	保健医療部 市民健康課	tel：048-978-3511
熊谷市	健康づくり課	tel：048-528-0601
秩父市	福祉部 保健センター	tel：0494-22-0648
千葉県	児童家庭課 母子保健担当	tel：043-223-2332
千葉市	健康支援課	tel：043-238-9925
船橋市	保健所 地域保健課	tel：047-409-3274
柏市	保健所 地域健康づくり課	tel：04-7167-1256
東京都	家庭支援課 母子医療助成担当	tel：03-5320-4375
八王子市	健康部 保健対策課	tel：042-645-5162
神奈川県	保健医療部健康増進課	tel：045-210-4786
横浜市	こども家庭課 親子保健係 治療費助成担当	tel：045-671-3874
川崎市	市民・こども局こども本部 こども家庭課	tel：044-200-2450
相模原市	保健所 健康企画課	tel：042-769-8345
横須賀市	こども健康課	tel：046-824-7141
茅ヶ崎市	保健所 地域保健課 保健指導担当	tel：0467-38-3314
厚木市	こども家庭課	tel：046-225-2241
藤沢市	子ども青少年部 こども健康課	tel：0466-25-1111

中部・東海地区

新潟県	福祉保健部 健康対策課 母子保健係	tel：025-280-5197
新潟市	こども未来部こども家庭課	tel：025-226-1205
上越市	健康づくり推進課	tel：025-526-5111
長岡市	子ども家庭課	tel：0258-39-2300
富山県	厚生部 健康課	tel：076-444-3226
富山市	こども家庭部こども育成健康課	tel：076-443-2248
小矢部市	小矢部市総合保健福祉センター内 健康福祉課	tel：0766-67-8606
高岡市	児童育成課	tel：0766-20-1376
氷見市	氷見市いきいき元気館内 市民部健康課	tel：0766-74-8062
魚津市	魚津市健康センター	tel：0765-24-0415
南砺市	保健センター	tel：0763-52-1767
射水市	保健センター	tel：0766-52-7070
石川県	健康福祉部 少子化対策監室 子育て支援課	tel：076-225-1421
金沢市	健康総務課	tel：076-220-2233
〃	泉野福祉保健センター	tel：076-242-1131
〃	元町福祉健康センター	tel：076-251-0200
〃	駅西福祉健康センター	tel：076-234-5103
輪島市	健康推進課	tel：0768-23-1136
珠洲市	福祉課 健康増進センター	tel：0768-82-7742
加賀市	こども課	tel：0761-72-7856
かほく市	健康福祉課	tel：076-283-1117
白山市	健康増進課	tel：076-274-2155
福井県	健康福祉部 子ども家庭課	tel：0776-20-0341
福井市	福井市保健センター 母子保健係	tel：0776-28-1256
勝山市	健康長寿課 健康増進グループ	tel：0779-87-0888
敦賀市	健康管理センター	tel：0770-25-5311
山梨県	福祉保健部 健康増進課	tel：055-223-1493
甲府市	健康衛生課	tel：055-237-8950
大月市	福祉保健部 保健課	tel：0554-23-8038
韮崎市	保健福祉センター	tel：0551-23-4310
長野県	健康福祉部 保健疾病対策課	tel：026-235-7141
長野市	健康課	tel：026-226-9960
松本市	健康福祉部 健康づくり課	tel：0263-34-3217
須坂市	健康福祉部 健康づくり課	tel：026-248-1400
岡谷市	健康推進課	tel：0266-23-4811
中野市	健康づくり課	tel：0269-22-2111
千曲市	更埴保健センター	tel：026-273-1111
佐久市	健康づくり推進課	tel：0267-62-3189

中部・東海地区

岐阜県	健康福祉部 保健医療課	tel : 058-272-1111
岐阜市	岐阜市保健所 健康増進課	tel : 058-252-7193
飛騨市	市民福祉部 健康生きがい課	tel : 0577-73-7483
静岡県	健康福祉部こども未来局 こども家庭課	tel : 054-221-3759
静岡市	子ども未来部 子ども家庭課	tel : 054-221-1161
浜松市	健康福祉部 健康増進課	tel : 053-453-6117
富士宮市	保健センター 母子保健係	tel : 0544-22-2727
島田市	健康づくり課 健康指導係	tel : 0547-34-3281
富士市	健康対策課 母子保健担当	tel : 0545-64-8994
沼津市	保健センター 健康づくり課	tel : 055-951-3480
袋井市	浅羽保健センター	tel : 0538-23-9222
〃	袋井保健センター	tel : 0538-42-7275
焼津市	健康増進課	tel : 054-627-4111
掛川市	保健予防課 母子保健係	tel : 0537-23-8111
御殿場市	保健センター 健康推進課	tel : 0550-82-1111
磐田市	子育て支援課	tel : 0538-37-2012
愛知県	健康福祉部児童家庭課 母子保健グループ	tel : 052-954-6283
名古屋市	子ども青少年局 子育て支援課	tel : 052-972-2629
豊橋市	保健所 こども保健課	tel : 0532-39-9153
岡崎市	保健所 健康増進課 母子保健2班	tel : 0564-23-6180
豊田市	子ども部 子ども家庭課	tel : 0565-34-6636
一宮市	中保健センター	tel : 0586-72-1121
〃	西保健センター	tel : 0586-63-4833
〃	北保健センター	tel : 0586-86-1611
春日井市	青少年子ども部 子ども政策課	tel : 0568-85-6170
三重県	健康福祉部 こども家庭局 子育て支援課	tel : 059-224-2248
四日市市	福祉総務課	tel : 059-354-8163
桑名市	子ども家庭課	tel : 0594-24-1172
鈴鹿市	子ども政策部　子ども政策課	tel : 0593-82-7661

近畿地区

滋賀県	健康医療福祉部 健康寿命推進課	tel : 077-528-3653
大津市	大津市保健所　健康増進課	tel : 077-528-2748
京都府	福祉部 こども未来課	tel : 075-414-4581
京都市	子ども若者未来部 育成推進課	tel : 075-746-7610
府内全域	詳しくは各市町村へお尋ね下さい。	
奈良県	保健予防課 保健対策係	tel : 0742-27-8661
奈良市	健康増進課	tel : 0742-34-5129
和歌山県	健康推進課 母子保健班、各保健所	tel : 073-441-2642
和歌山市	和歌山市保健所 地域保健課	tel : 073-433-2261
大阪府	保健医療部 保健医療室 地域保健課	tel : 06-6944-6698
大阪市	子ども青少年局 子育て支援部	tel : 06-6208-9966
堺市	子ども青少年育成部 子ども育成課	tel : 072-228-7612
豊中市	保健所 健康増進課	tel : 06-6858-2800
高槻市	子ども部 子ども育成室 子ども保健課	tel : 072-661-1108
枚方市	保健予防課	tel : 072-807-7625
東大阪市	保健所 母子保健・感染症課	tel : 072-960-3805
八尾市	健康まちづくり部健康推進課	tel : 072-993-8600
兵庫県	健康福祉部健康局 健康増進課	tel : 078-341-7711
神戸市	こども企画育成部 こども家庭支援課	tel : 078-322-6513
姫路市	保健所 健康課	tel : 0792-89-1641
明石市	福祉局保健総務課	tel : 078-918-5414
尼崎市	保健所 健康増進担当	tel : 06-4869-3053
西宮市	健康増進グループ	tel : 0798-26-3667

中国・四国地区

鳥取県	子育て王国推進室 子育て応援課	tel : 0857-26-7148
鳥取市	中央保健センター 母子保健係	tel : 0857-20-3196
島根県	健康福祉部 健康推進課	tel : 0852-22-6130
松江市	子育て部 子育て支援課	tel : 0852-55-5326
岡山県	保健福祉部 健康推進課	tel : 086-226-7329
岡山市	保健所健康づくり課 母子歯科保健係	tel : 086-803-1264
倉敷市	健康づくり課 健康管理係	tel : 086-434-9820
呉市	呉市保健所 健康増進課	tel : 0823-25-3540
井原市	健康福祉部　健康医療課	tel : 0866-62-8224
新見市	福祉部 健康づくり課	tel : 0867-72-6129
真庭市	健康福祉部 健康推進課	tel : 0867-42-1050
広島県	健康福祉局子育て・少子化対策課	tel : 082-513-3175
広島市	こども家庭支援課	tel : 082-504-2623
福山市	福山市保健所健康推進課	tel : 084-928-3421
山口県	健康福祉部 こども政策課	tel : 083-933-2947
下関市	保健所　成人保健課	tel : 083-231-1446
県内全	詳しくは各健康福祉センターへお尋ね下さい。	
徳島県	保健福祉部 健康増進課	tel : 088-621-2220
香川県	子育て支援課	tel : 087-832-3285
高松市	保健センター	tel : 087-839-2363
三豊市	健康福祉部 子育て支援課	tel : 0875-73-3016
愛媛県	健康衛生局 健康増進課	tel : 089-912-2400
松山市	健康づくり推進課	tel : 089-911-1870
四国中央市	保健センター	tel : 0896-28-6054
高知県	健康政策部 健康対策課	tel : 088-823-9659
高知市	母子保健課	tel : 088-855-7795

九州・沖縄地区

福岡県	保健医療介護部 健康増進課	tel : 092-643-3307
北九州市	子ども家庭部 子育て支援課	tel : 093-582-2410
福岡市	こども未来局 子ども発達支援課	tel : 092-711-4178
	各区の保健福祉センター 健康課	
久留米市	保健所健康推進課	tel : 0942-30-9731
佐賀県	健康福祉部 男女参画・こども局 こども家庭課	tel : 0952-25-7056
長崎県	こども家庭課	tel : 095-895-2442
長崎市	こども健康課	tel : 095-829-1316
佐世保市	子ども未来部 子ども保健課	tel : 0956-24-1111
熊本県	子ども未来課	tel : 096-383-2209
熊本市	健康福祉局 子ども政策課	tel : 096-328-2156
大分県	福祉保健部 こども未来課	tel : 097-506-2712
大分市	大分市保健所 健康課	tel : 097-536-2562
臼杵市	子ども子育て課	tel : 0972-63-1111
竹田市	健康増進課	tel : 0974-63-4810
別府市	健康づくり推進課	tel : 0977-21-1117
宇佐市	子育て支援課 母子保健係	tel : 0978-32-1111
宮崎県	福祉保健部 健康増進課	tel : 0985-44-2621
宮崎市	宮崎市保健所 健康支援課	tel : 0985-29-5286
鹿児島県	保健福祉部 子ども福祉課	tel : 099-286-2775
鹿児島市	母子保健課	tel : 099-216-1485
霧島市	保健福祉部 健康増進課	tel : 0995-45-5111
沖縄県	保健医療部 健康長寿課	tel : 098-866-2209
那覇市	那覇市保健所 地域保健課	tel : 098-853-7962

全国の不妊専門相談センター一覧

都道府県、指定都市、中核市が設置している不妊専門相談センターでは、不妊に悩む夫婦に対し、不妊に関する医学的・専門的な相談や不妊による心の悩み等について医師・助産師等の専門家が相談に対応したり、診療機関ごとの不妊治療の実施状況などに関する情報提供を行っています。（各センターの受付は祝祭日と年末年始を除きます）

厚生労働省一覧より（2017年7月1日現在）

北海道・東北地区

北海道 ●開設場所／旭川医科大学医学部附属病院
（電話、面接方式）予約 **0166-68-2568**
電話及び面接相談日：毎週火曜日　11:00～16:00
面接予約受付：月～金曜日　10:00～16:00

札幌市 ○開設場所／札幌市不妊専門相談センター
（電話、面接方式）予約 **011-622-4500（専用）FAX：011-622-7221**
一般相談：電話・面接　月～金曜日　8:45～12:15　13:00～17:15
専門相談：面接相談（予約制）
医師による相談…毎月第1・3火曜日午後
不妊カウンセラーによる相談…毎月第2・4月曜日午後

青森県 ●開設場所／弘前大学医学部付属病院
（面接、Eメール方式）予約　各保健所相談窓口

東地方保健所	017-739-5421	五所川原保健所	0173-34-2108
弘前保健所	0172-33-8521	上十三保健所	0176-23-4261
八戸保健所	0178-27-5111	むつ保健所	0175-24-1231

相談日及び時間：金曜日　14:00～16:00
メール相談：サイトのメールフォームより

青森市 ○開設場所／青森市保健所
（面接方式）予約 **017-743-6111**　青森市保健所　健康づくり推進課
面接：月1回　産婦人科医師等による面接　※要予約

八戸市 ○開設場所／八戸市保健所
（面接方式）予約 **0178-43-2298**　八戸市保健所　健康づくり推進課
面接：月1回　産婦人科医師等による面接　※要予約

岩手県 ●開設場所／岩手医科大学付属病院
（電話、面接方式）予約：**019-653-6251**
相談予約：産婦人科外来　火・水曜日　14:30～16:30

宮城県 ●開設場所／東北大学病院
（電話、面接方式）予約 **022-728-5225**
電話相談：毎週木曜日　15:00～17:00
面接相談：事前に電話で相談の上予約　毎週木曜日　15:00～17:00

秋田県 ●開設場所／秋田大学医学部附属病院
（電話、面接方式）予約：**018-884-6234**
電話相談：毎週水・金曜日　12:00～14:00
面接相談：**018-884-6666(予約専用）** 月～金 9:00～17:00
医師・助産師・看護師による相談…
木曜日13:00～15:00　金曜日14:00～16:00
臨床心理士による相談…第1・3水曜日　14:00～16:00

山形県 ●開設場所／山形大学医学部附属病院
（電話、面接方式）予約 **023-628-5571**
電話相談：月・水・金 9:00～12:00
相談日　：火曜日　14:00～16:00

福島県 ●開設場所／各保健福祉事務所
（電話、面接方式）各保健福祉事務所

県北保健福祉事務所	024-534-4155	会津保健福祉事務所	0242-29-5278
県中保健福祉事務所	0248-75-7810	南会津保健福祉事務所	0241-63-0304
県南保健福祉事務所	0248-22-5647	相双保健福祉事務所	0244-26-1134

相談日時：月～金曜日 9:00～17:00

関東地区

茨城県 ●開設場所／県三の丸庁舎、県南生涯学習センター
（面接方式）予約 **029-241-1130**　茨城県産科婦人科医会
相談日及び時間：県三の丸庁舎　第1･4日曜日 14:00～17:00
第2･3木曜日 17:00～20:00
県南生涯学習センター　第1･3木曜日 18:00～21:00
第2･4日曜日 9:00～12:00
メール相談：http://www.ibaog.jp（サイトのメールフォームより）

栃木県 ●開設場所／とちぎ男女共同参画センター「パルティ」
（電話、面接、Eメール方式）予約 **028-665-8099**
電話相談：火～土曜日及び第4日曜日　10:00～12:30、13:30～16:00
面接相談：毎月1回　14:00～16:00
メール相談：funin.fuiku-soudan@parti.jp

群馬県 ●開設場所／不妊専門相談センター
（面接方式）予約 **027-269-9966**
面接相談：予約受付　月～金曜日 9:00～17:00
相談日　：第1・第３木曜日　10:00～15:00

埼玉県 ●開設場所／埼玉医科大学総合医療センター、埼玉県助産師会
（電話、面接方式）
相談日及び時間：埼玉医科大学総合医療センター　予約 **049-228-3410**
毎週火曜日・金曜日　16:00～17:00
埼玉県助産師会　予約 **048-799-3613**
毎週月曜日・金曜日　10:00～15:00
第1・第3土曜日　11:00～15:00、16:00～19:00

さいたま市 ○開設場所／さいたま市保健所
（電話、面接方式）　相談(予約)専用電話：**048-840-2233**
電話相談：　月・木・金曜日　10:00～16:00
カウンセラーによる面接相談：月1回　10:00～12:00（要予約)

川越市 ○開設場所／埼玉医科大学総合医療センター
（面接方式）　相談(予約)専用電話：**049-228-3674**
相談日：毎週火曜日 17:00～17:30

越谷市 ○開設場所／埼玉医科大学総合医療センター
（面接方式）　相談(予約)専用電話：**049-228-3674**
相談日：毎週金曜日　17:00～17:30

千葉県 ●開設場所／県内４健康福祉センター
松戸健康福祉センター **043-361-2138**、印旛健康福祉センター **043-483-1134**
長生健康福祉センター **0475-22-5167**、君津健康福祉センター **0438-22-3744**

関東地区

千葉市 ○開設場所／千葉市保健所
（電話方式）**043-238-9925**（健康支援課）
保健師による電話相談：月～金曜日　8:30～17:30
医師・助産師による面接相談：毎月1回水曜日午後（電話で要予約

東京都 ●開設場所／東京都不妊・不育ホットライン
（電話方式）**03-3235-7455**
相談日時：毎週火曜日　10:00～16:00

神奈川県 ●開設場所／ 不妊・不育専門相談センター（平塚保健福祉事務所内）
（電話、面接方式）
助産師電話相談専用電話番号：**0463-34-6717**（相談日のみ）
医師等面接相談予約電話番号：**045-210-4786**（月～金曜日8:30～17:15)
相談日　毎月2～3回　助産師電話相談： 9:00～11:30
医師等面接相談：14:00～16:00　(相談日は神奈川県ホームページ参照)

横浜市 ○開設場所／横浜市立大学附属市民総合医療センター
（面接方式）
予約電話番号：こども青少年局こども家庭課親子保健係 **045-671-3874**
（月～金曜日 8:45～17:00受付)
相談日：月2～3回　原則第1水曜日（奇数月）、第2水曜日、第4水曜日
16:00～17:00（年4回、原則第3水曜日 16:30～17:00 男性不妊専門相談日あり）

川崎市 ○開設場所／川崎市ナーシングセンター（川崎市不妊・不育専門相談センター）
（面接方式）**044-711-3995**
面接相談：毎月1回土曜日　9:30～11:30
専門医師や不妊症看護認定看護師による面接

相模原市 ○開設場所／ウェルネスさがみはら
（面接、電話方式）**042-769-8345**（相模原市健康企画課、面接予約兼用）
電話相談：月1回 相談日の午前9:00～11:30
面接相談：月1回 相談日の午後13:00～15:30（事前予約制）

中部・東海地区

新潟県 ●開設場所／新潟大学医歯学総合病院
（電話、面接、Eメール方式）　予約　**025-225-2184** (平日 10:00～16:00)
電話・面接相談：毎週火曜日　16:00～18:00（要予約）
メール相談：sodan@med.niigata-u.ac.jp

富山県 ●開設場所／富山県民共生センター「サンフォルテ」内
（電話、面接方式）　予約　**076-482-3033**
電話相談：火、木、土曜日　9:00～13:00　水、金曜日　14:00～18:00
面接相談：火、木、土曜日　14:00～18:00　水、金曜日　9:00～13:00（要予約）

石川県 ●開設場所／石川県医師会・日赤共同ビル1階
（電話、面接、Eメール方式）　予約 **076-237-1871**
面接相談：月～土曜日　9:30～12:30　火曜日　18:00～21:00　（要予約）
メール相談　funin@pref.ishikawa.lg.jp

福井県 ●開設場所／福井県看護協会会館、福井大学医学部附属病院、NHO敦賀医療センター
（電話、面接方式）　予約　**0776-54-0080**
電話相談：毎週月・水曜日、毎月第1・3土曜日、毎月第2・4日曜日 13:30～15:30
医師の面接相談（要予約）：福井大学医学部附属病院　毎週水曜日　14:00～16:00、NHO敦賀医療センター　毎月第２火曜日15:00～16:00

山梨県 ●開設場所／不妊専門相談センター ルピナス
（電話、面接方式）　予約 **055-223-2210**
電話相談：毎週水曜日　15:00～19:00　担当者：保健師
面接相談（要予約/電話相談日に受付）：第2、第3水曜日　15:00～19:00　担当者：医師、心理カウンセラー

長野県 ●開設場所／看護総合センターながの
（電話、面接、Eメール方式）　予約 **0263-35-1012**
電話相談：0263-35-1012（専用）　相談日時：毎週火・木曜日　10:00～16:00
面接相談（要予約/電話相談日に受付）　相談員：不妊相談コーディネーターの場合 毎週火・木曜日　10:00～16:00
産婦人科医師による場合　第4木曜日　13:30～16:00
メール相談 funin@nursen.or.jp　相談員：不妊相談コーディネーター(助産師)

長野市 ○開設場所／長野市保健所
（電話、面接方式）　予約 **026-226-9963**
電話相談：平日8:30～17:00、保健師による相談（随時）
面接相談：毎月第３水曜日の13:00～16:00
不妊カウンセラー（助産師又は保健師）による個別相談(予約制)

岐阜県 ●開設場所／岐阜県健康科学センター内、OKBふれあい会館内
（電話、面接、Eメール方式）　予約 **058-389-8258**
岐阜県健康科学センター
相談日及び時間：月・金曜日　10:00～12:00　13:00～16:00
OKBふれあい会館内（面接のみ）
相談日及び時間：木曜日　10:00～12:00　13:00～14:30
毎月第3土曜日　10:00～12:00（面接のみ）
メール相談：c11223a@pref.gifu.lg.jp

静岡県 ●開設場所／静岡県庁舎内
（電話、面接方式）予約 **054-204-0477**
電話相談：毎週火曜日 10:00～19:00、土曜日 10:00～15:00
面接相談（予約制）：月2回（第2、4土曜日）10:00～15:00

愛知県 ●開設場所／名古屋大学医学部附属病院
（電話、面接方式）予約 **052-741-7830**
電話相談：月曜日・木曜日 10:00～13:00、第1・3水曜日 17:00～20:00
面接相談：(医師)火曜日 16:00～17:00、19:00～19:30
(カウンセラー)第1・3月曜日、第2・4木曜日　13:30～14:30
メール相談：ホームページ上で受付

豊田市 ○開設場所／豊田市役所
（面接方式）　予約 **0565-34-6636**
相談日及び相談時間：広報とよた毎月１日号に日時を掲載
不妊症看護認定看護師による相談（１回の相談は45分以内）

三重県 ●開設場所／三重県立看護大学
（電話、面接方式）　予約 **059-211-0041**
電話相談：毎週火曜日　10:00～20:00
面接相談：毎週火曜日（要予約）

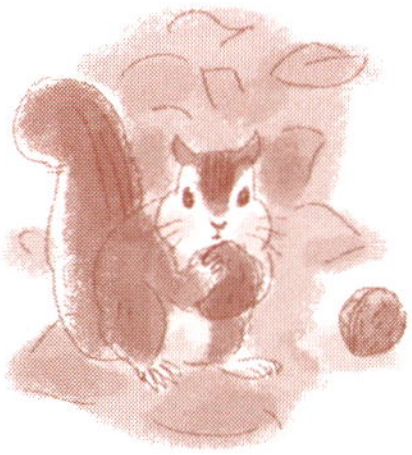

近畿地区

滋賀県 ●開設場所／滋賀医科大学医学部附属病院
（電話、面接、Eメール方式）　予約 **077-548-9083**
電話相談：月曜日～金曜日 9:00～16:00
面接相談：要予約
メール相談：http://www.sumsog.jp/（サイトメールフォームより）

大津市 ○開設場所／大津市総合保健センター内
（電話、面接方式）　予約 **077-528-2748**
電話相談：月曜～金曜日　10:00～16:00　（要予約）
面接相談：月曜～金曜日　10:00～16:00（１人45分まで。電話予約が必要）

京都府 ●開設場所／妊娠出産・不妊ホットコール（きょうと子育てピアサポートセンター内）
（電話、面接方式）予約 **075-692-3449**
電話相談：火、金曜日　9:15～13:15、14:00～16:00
面接相談：随時実施（要予約）

京都市 ○開設場所／京都府助産師会（京都府助産師会館）
（電話、面接方式）　予約 **075-841-1521**（月～金曜日　10:00～15:00）
相談日：第1，3木曜日　14:00～16:00（ただし，6,9,12,3月は第1木曜日のみ）

大阪府 ●開設場所／ドーンセンター(大阪府立女性総合センター)
（電話、面接方式）予約 **06-6910-8655**
電話相談：第1・第3水曜日 10:00～19:00　第2・第4水曜日 10:00～16:00
第4土曜日　13:00～16:00（第5水曜日、水曜日の祝日、年末年始を除く）
面接相談：予約・問合せ電話番号　**06-6910-1310**
面接相談予約受付時間：火曜日～金曜日 13:30～18:00　18:45～21:00
土曜日・日曜日 9:30～13:00　13:45～18:00

堺市 ○開設場所／不妊症・不育症相談　(堺市総合福祉会館など)
（面接方式）予約 各保健センター

堺保健センター	072-238-0123	西保健センター	072-271-2012
ちぬが丘保健センター	072-241-6484	南保健センター	072-293-1222
中保健センター	072-270-8100	北保健センター	072-258-6600
東保健センター	072-287-8120	美原保健センター	072-362-8681

面接相談：助産師（要予約）月１回（相談時間45分間）

兵庫県 ●開設場所／男女共同参画センター、兵庫医科大学病院内
（電話、面接方式）　電話 **078-360-1388**
電話相談：毎月第1、3土曜日　10:00～16:00
面接相談：男女共同参画センター(要予約）予約専用電話：**078-362-3250**
毎月第２土曜日 14:00～17:00 助産師
原則 第４水曜日 14:00～17:00 産婦人科医師
面接相談：兵庫医科大学病院内　毎月第1火曜日 14:00～15:00　産婦人科医師

男性不妊専門相談：神戸市内
電話相談：電話：**078-360-1388**　原則 第1,第3土曜日　10:00～16:00　助産師（不妊症看護認定看護師）
面接相談(完全予約）：予約専用電話：**078-362-3250**
原則 第1水曜日 14:00～17:00　泌尿器科医師

奈良県 ●開設場所／奈良県医師会館内
（電話、面接方式）　予約 **0744-22-0311**
電話相談：金曜日　13:00～16:00
面接相談：第2金曜日（要予約）13:00～16:00

和歌山県 ●開設場所／こうのとり相談：県内３保健所
（電話、面接方式）　予約 岩出保健所 **0736-61-0049**
湯浅保健所 **0737-64-1294**　田辺保健所 **0739-22-1200**
電話相談：月～金曜日 9:00～17:45（保健師）
面接相談：要予約（医師）
メール相談：e0412004@pref.wakayama.lg.jp

和歌山市 ○開設場所／和歌山市保健所　地域保健課
（電話、面接方式）予約 **073-488-5120**
保健師による電話相談:(月)～(金)8:30～17:15
医師による面接相談:毎月第1水曜日　13:00～15:15(予約制)

中国・四国地区

鳥取県 ●開設場所／鳥取県東部不妊専門相談センター（鳥取県立中央病院内）
鳥取県西部不妊専門相談センター（ミオ・ファティリティ・クリニック内）
（電話、面接、Eメール方式）
鳥取県立中央病院：電話番号**0857-26-2271**
電話・面接相談：毎週火・金曜日 13:00～17:00　第1・第3土曜日 8:30～17:00（要予約）
ＦＡＸ相談：0857-29-3227
メール相談：funinsoudan@pref.tottori.jp
ミオ・ファティリティ・クリニック：電話番号**0859-35-5223**
電話相談：月～水、金曜日　14:00～17:00
面談相談：木・土曜日　14:00～17:00　（要予約）
メール相談：seibufuninsoudan@mfc.or.jp

島根県 ●開設場所／島根県立中央病院
（電話、面接、Eメール方式）　予約 **0853-21-3584**
電話相談：月～金曜日 15:00～17:00
面接相談：予約により実施　担当：医師
メール相談：funinshimane@spch.izumo.shimane.jp

岡山県 ●開設場所／岡山大学病院内「不妊、不育とこころの相談室」
（電話、面接、Ｅメール方式）　予約 **:086-235-6542**(月･水･金 13:00～17:00)
メール相談：funin@okayama-u.ac.jp

広島県 ●開設場所／広島県不妊専門相談センター（広島県助産師会内）
（電話、面接、Eメール、FAX方式）電話・FAX番号：**082-870-5445**
電話相談：火・水・金曜日 15:00～17:30　木・土曜日　10:00～12:30
面接相談：要予約　金曜日15:00～17:00（助産師）　月1回　医師による相談は電話で確認の上
ＦＡＸ相談：電話相談時間以外に受付、原則１週間以内に返信
メール相談：広島県助産師会のホームページ中のメールフォームより

山口県 ●開設場所／山口県立総合医療センター
（電話、面接、Eメール方式)予約：**0835-22-8803**
電話相談：保健師又は助産師　毎日9:30～16:00
面接相談：要予約　臨床心理士　第1・第3月曜日　14:00～16:00（祝日の場合は他の曜日等に変更）
産婦人科医師　随時（予約後、相談日時を調整）
メール相談：nayam119@ymghp.jp（保健師、助産師）

下関市 ○開設場所／下関市立唐戸保健センター（下関市役所本庁舎新館３階）
（電話、面接方式）　不妊専門相談の開催日は、下関市ホームページ参照
予約・問い合わせ先：下関市保健部成人保健課　083-231-1446

徳島県 ●開設場所／不妊・不育相談室（徳島大学病院内）
（面接方式）　予約 **088-633-7227**
予約受付日：火曜日 9:30～12:00、月曜日、木曜日 13:30～17:00
相談日：不妊・不育相談日　毎週月・木曜日15:00～17:00

香川県 ●開設場所／不妊相談センター（香川県看護協会内）
（電話、面接、Ｅメール方式）　予約 **:087-816-1085**
電話相談：月・水・金曜日　13:30～16:30
面接相談：専門医による来所相談：月1回
心理カウンセラーによる来所相談：月2回　14:00～16:30
メール相談：サイトメールフォームより

愛媛県 ●開設場所／心と体の健康センター
（電話、面接方式）　予約: **089-927-7117**
予約受付日：毎週水曜日 13:00～16:00
電話相談：毎週水曜日 13:00～16:00
面接相談：毎週水曜日 13:00～16:00

高知県 ●開設場所／高知医療センター内『ここから相談室』
（電話、面接方式）　予約：tel：**070-5511-1679**
予約受付日：電話受付　毎週水曜日 13:00～16:00（メール受付有り）
電話相談：毎週水曜日、毎月第3土曜日 9:00～12:00
面接相談：毎月第1水曜日 13:00～16:20
(男性不妊専門相談有り）

九州・沖縄地区

福岡県 ●開設場所／県内３ヵ所の不妊専門相談センター・女性の健康支援センター
（電話、面接方式）宗像・遠賀保健福祉環境事務所　tel:**0940-37-4070** 、嘉穂・鞍手保健福祉環境事務所　tel:**0948-29-0277**、 北筑後保健福祉環境事務所　tel:**0946-22-4211**

北九州市 ●開設場所／小倉北区役所健康相談コーナー内（専門相談）
（電話、面接方式） 予約 **093-571-2305**
電話相談：月～金曜日　9:00～12:00、13:00～17:00
医師による面接相談：1回/月（要予約）

福岡市 ●開設場所／博多区保健福祉センター、各区保健福祉センター健康課
（電話、面接方式） 予約 **080-3986-8872**
電話相談：月、火、木曜日　10:00～18:00、水、金曜日　13:00～19:00、
第2・４土曜日　13:00～19:00
面接相談：一般相談　月、火、木曜日　10:00～18:00、水、金曜日　13:00～19:00、第2・４土曜日　13:00～17:00（予約優先）
専門相談　予約制（月１～２回）

佐賀県 ●開設場所／佐賀中部保健福祉事務所
（電話、面接方式） 予約 **0952-33-2298**
電話相談：月～金曜日　9:00～17:00
面接相談：月～金曜日　9:00～17:00（保健師 要予約）
第3水曜日　15:00～17:00　(専門医･カウンセラー 要予約)

長崎県 ●開設場所／県内8保健所
（電話、面接方式） 予約 各保健所

西彼保健所	095-856-5159	五島保健所	0959-72-3125
県央保健所	0957-26-3306	上五島保健所	0959-42-1121
県南保健所	0957-62-3289	壱岐保健所	0920-47-0260
県北保健所	0950-57-3933	対馬保健所	0920-52-0166

電話及び面接相談：月曜日～金曜日　9:00～17:45

熊本県 ●開設場所／熊本県女性相談センター（熊本県福祉総合相談所内）
（電話、面接方式） 予約 **096-381-4340**
電話相談：月～土　9:00～20:00
面接相談：月1回　14:00～16:00　担当：産婦人科医師

大分県 ●開設場所／大分県不妊専門相談センター（大分大学附属病院内）
（電話、面接、Eメール方式） 予約 **097-586-6368**
電話相談：火～金曜日　10:00～16:00
面接相談：生殖医療相談（生殖医療専門医）毎週金曜日 14:00～16:00 完全予約制
生殖心理相談（生殖心理カウンセラー、臨床心理士）毎月第１･３木曜日
14:00～16:00　完全予約制
メール相談：hopeful@oita-u.ac.jp　(随時受付)

宮崎県 ●開設場所／不妊専門相談センター「ウイング」
・中央保健所 tel：**0985-28-2668**・都城保健所 tel:**0986-23-4504**
・延岡保健所 tel:**0982-33-5373**
（電話、面接方式） 予約 保健所により実施日が異なります。 9:30～15:30

鹿児島県 ●開設場所／一般相談窓口・県内13保健所

指宿保健所	0993-23-3854	志布志保健所	099-472-1021
加世田保健所	0993-53-2315	鹿屋保健所	0994-52-2105
伊集院保健所	099-273-2332	西之表保健所	0997-22-0012
川薩保健所	0996-23-3165	屋久島保健所	0997-46-2024
出水保健所	0996-62-1636	名瀬保健所	0997-52-5411
大口保健所	0995-23-5103	徳之島保健所	0997-82-0149
姶良保健所	0995-44-7953		

専門相談窓口・鹿児島大学病院　電話番号：**099-275-6839**
電話相談：毎週月曜日・金曜日　15:00～17:00
メール相談：funin@pref.kagoshima.lg.jp

沖縄県 ●開設場所／不妊専門相談センター（沖縄県看護協会）
（電話、面接、Eメール方式） 予約 **098-888-1176**
電話相談：水･木･金曜日　13:30～16:30
面接相談：原則　第4金曜日（午後）　担当：産婦人科医師
メール相談：woman.h@oki-kango.or.jp

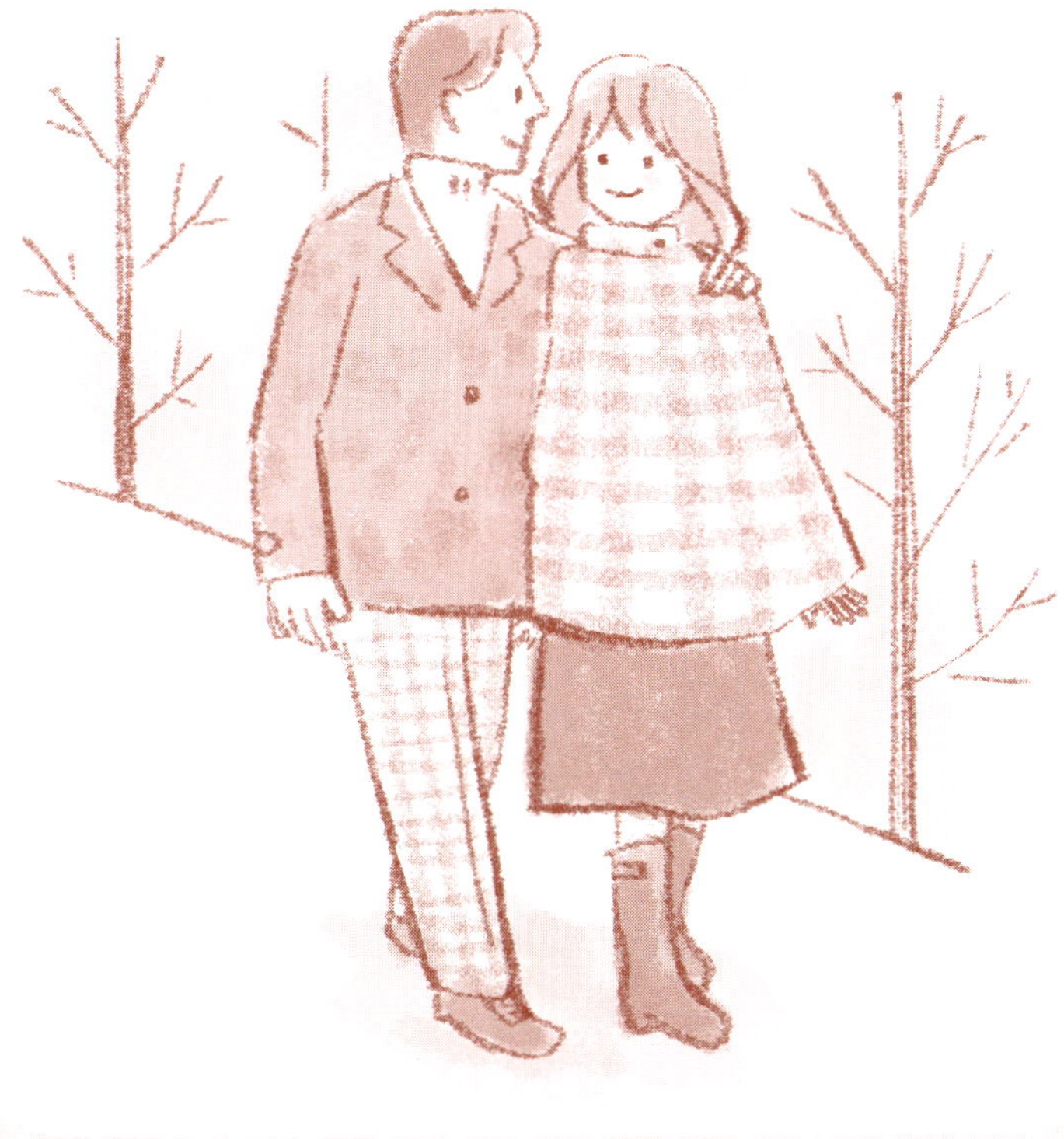

〔 編集後記 〕

20代30代40代。不妊治療を受ける患者さんの年齢層には幅があります。もちろん、20代30代40代と治療が区別されているわけではありませんが、人は年齢を重ねるに連れ、20歳（成人）になったとか、30歳になり三十路に突入したとか、40歳になれば熟年に達したと意識します。

そして、年齢とともに肉体的な衰えも出て来ます。スポーツの世界を見れば歴然とそれが分かります。そのため、カテゴリーを年齢で分けることもよくあります。

不妊治療ではどうでしょう？

年齢とともに何が違ってくるのでしょう？ そしてどのようなことに気をつけたらよいのでしょう？

それを探るために、今回の編集を進めました。お読み頂き、みなさまにはその違いとともに、どのように治療を受けていくのが良いか、今一度振り返ってみる機会となり、ご夫婦で治療の進展につながる参考にしていただければと願っております。

編集長　谷高 哲也

i-wish ママになりたい

男性不妊の検査と治療

次号予告　vol.54

〔 特 集 〕

不妊原因は、男性にもある！

★ 男性不妊の原因には何がある？
★ 精液検査と男性不妊の専門的な検査
★ 男性不妊の治療と不妊治療

〔 男性不妊治療 最前線 〕

★ ドクター・インタビュー

〔 そのほか 〕

★ イマドキ 妊活Life
★ 全国不妊治療施設一覧
★ 全国不妊相談センター一覧

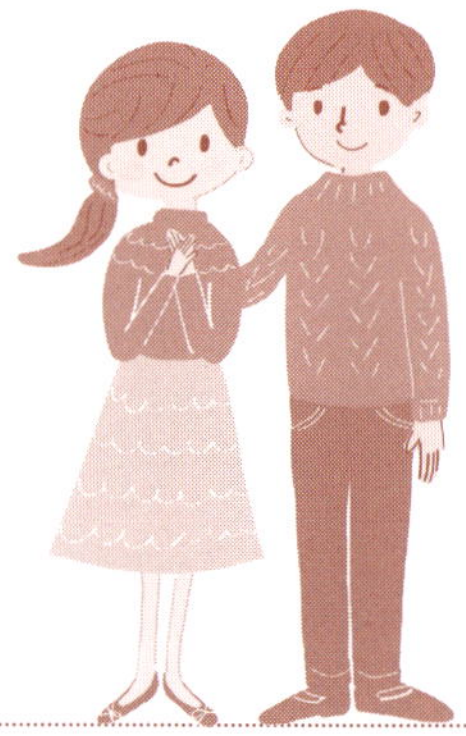

発売予定　　2019 年 1 月

内容は、変更になることがあります。

i-wish ママになりたい

20代・30代・40代の不妊治療

発 行 日 | 平成30年 11月 15日発行
発 行 人 | 谷高　哲也
構成&編集 | 不妊治療情報センター・funin.info
発 行 所 | 株式会社シオン　電話 03-3397-5877
〒167- 0042　東京都杉並区西荻北2-3-9
グランピア西荻窪 6 F
発 売 所 | 丸善出版株式会社　電話 03-3512-3256
〒101- 0051　東京都千代田区神田神保町2-17
神田神保町ビル 6F
印刷・製本 | シナノ印刷株式会社

ISBN978-4-903598-63-5